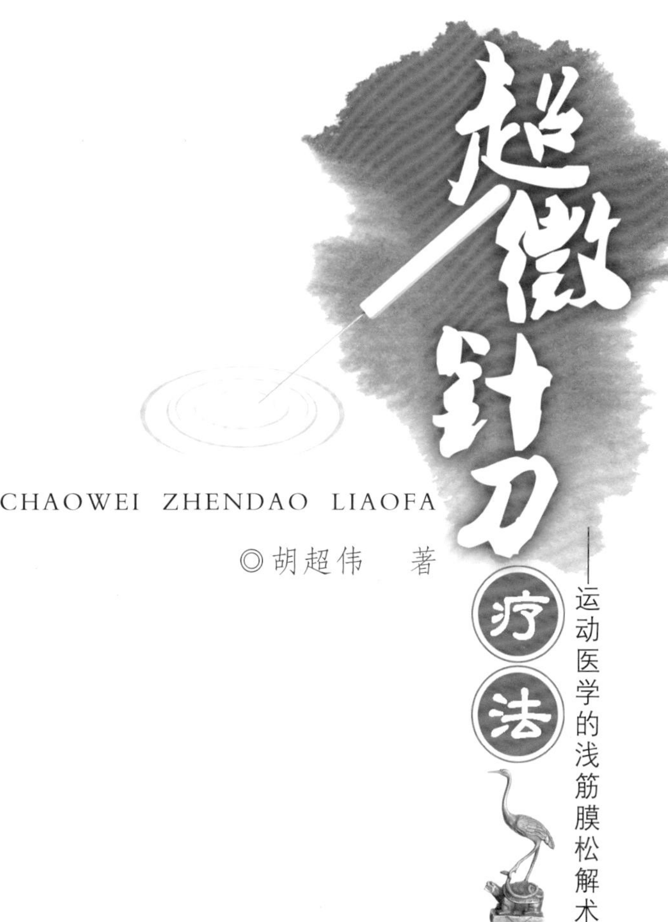

超微针刀疗法

——运动医学的浅筋膜松解术

CHAOWEI ZHENDAO LIAOFA

◎胡超伟 著

长江出版传媒
湖北科学技术出版社

内 容 简 介

本书是一部治疗软组织损伤浅筋膜松解的特效医疗方法的专著。作者通过分析引起患者疼痛的姿势或动作中的参与肌肉来确定其中受损的肌肉软组织，采用超微针刀松解，运用四大理论（杠杆理论、弓弦理论、拉杆理论、链条理论）将深层的病提到浅层松解，将危险部位的病症提到安全部位松解。进刀深度不超过 1cm，一般常规深度为 0.2 ~ 0.5cm，使针刀松解达到无风险。因其进刀深度浅，作者发明了超微针刀枪，使针刀医疗变得更加简单，极大地达到了减痛的目的。超微针刀疗法疗效立竿见影、当面见效，不用麻药和激素，是真正的绿色疗法。

作者简介

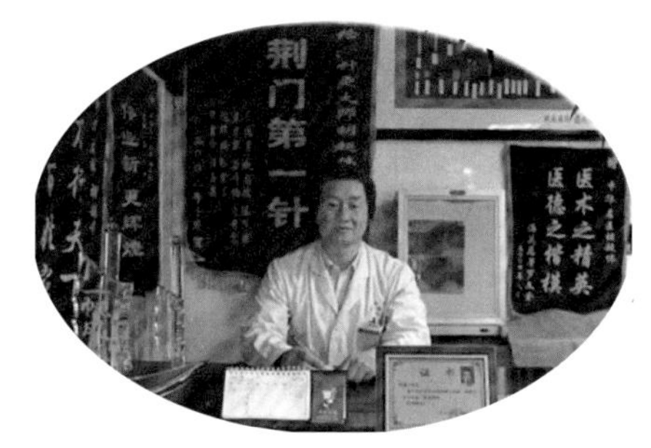

胡超伟，男，1971 年生，祖籍湖北咸宁。长期从事针灸临床工作。根据患者的功能障碍动作或姿势，运用解剖医学及运动医学知识来诊断和治疗软组织损伤。发明了“圆利针疗法”和“超微针刀疗法”，使临床治疗软组织损伤这一领域更加明确，疗程更加快速。疗效立竿见影，对麻木也是当面见效，打破了“疼轻、麻重、木难医”的医疗难题。其超微针刀进刀深度一般为 0.2~0.5cm，开创了刀法浅筋膜层松解治疗软组织损伤的先河。在内科慢性病的治疗方面也是独树一帜。对脉象诊断有其独创的见解，运用分经诊脉法将脉象诊断与穴位治疗有机地结合，创立了“脉法针灸”，开辟了全新的针灸诊断与治疗的方法，其疗效立竿见影。

其每日门诊量 90~100 人次，患者平均治疗次数 3~5 次。作者发表论文 10 余篇，2008 年获得“荆门市五一劳动奖章”，拥有“中国超微针刀网”。2011 年 5 月央视华人会客厅独家专题报道胡超伟“妙手仁心，医者本色”，对其给予了高度评价。

咨询电话：18910260006（晚上 19：00~20：00）
微信号：18910260006
企业微信号：hcw-zyzs

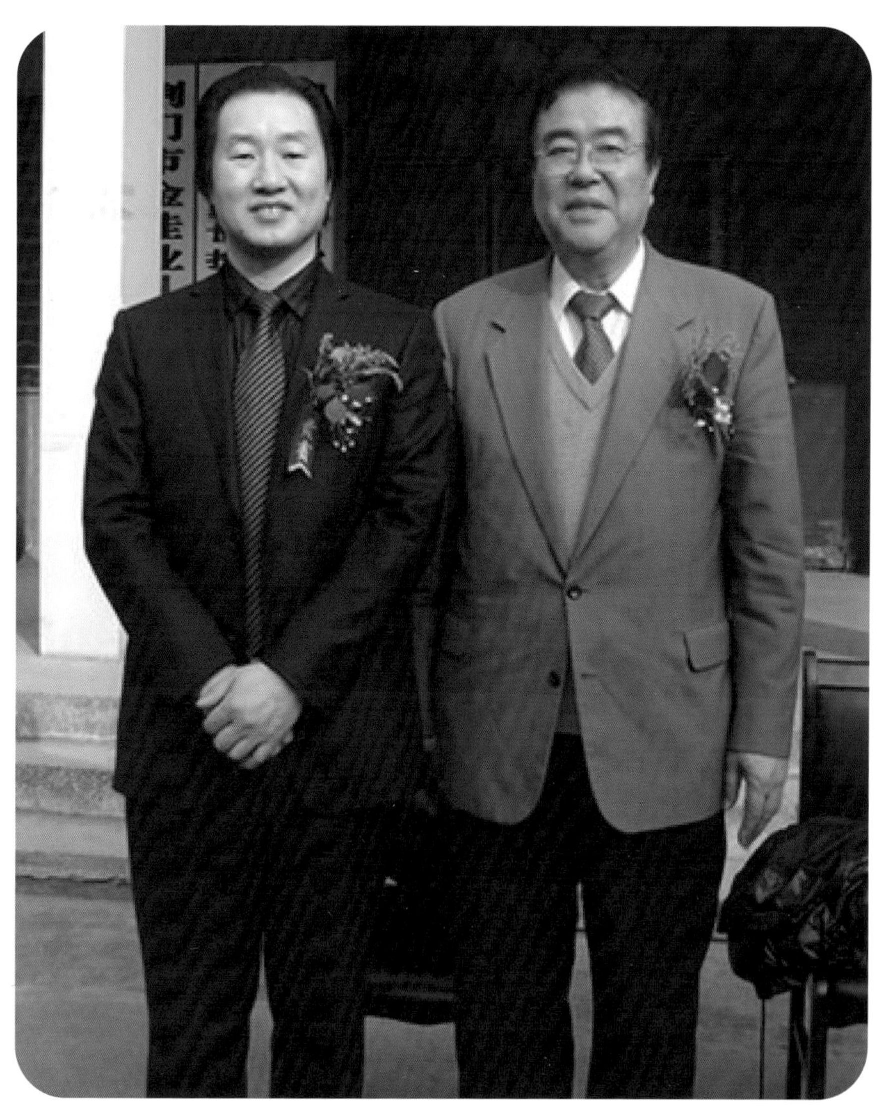

胡超伟(左)与世界针灸学会联合会秘书长沈志祥

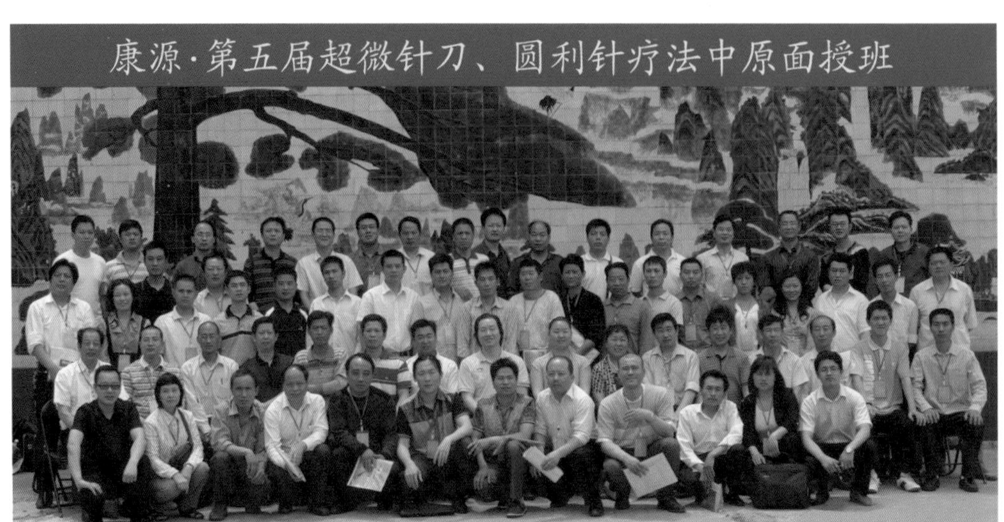
康源·第五届超微针刀、圆利针疗法中原面授班

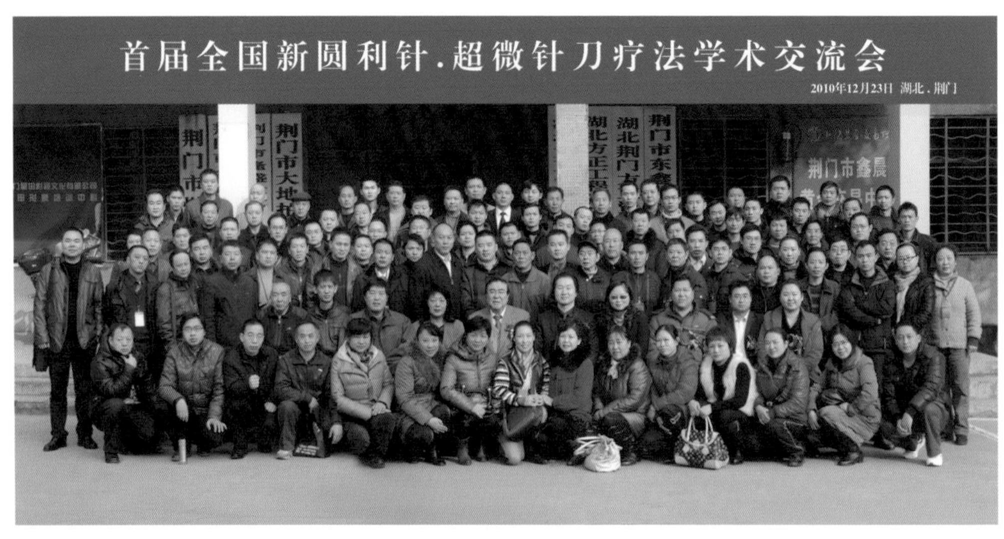
首届全国新圆利针.超微针刀疗法学术交流会
2010年12月23日 湖北．荆门
荆门市鑫晨

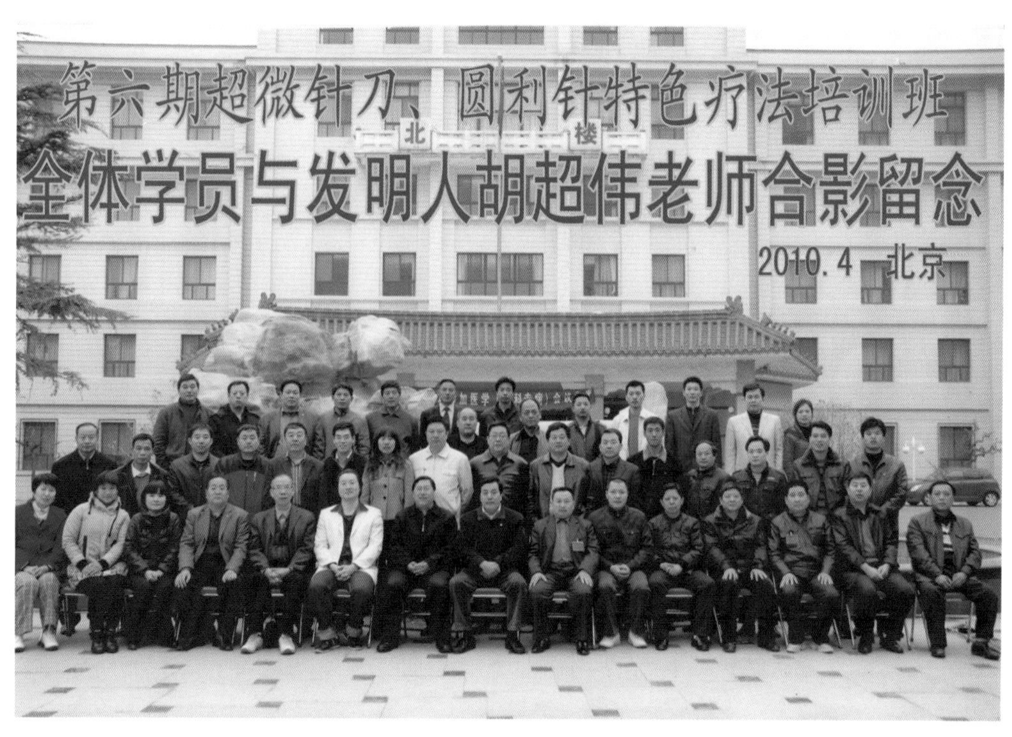
第六期超微针刀、圆利针特色疗法培训班
全体学员与发明人胡超伟老师合影留念
2010.4 北京

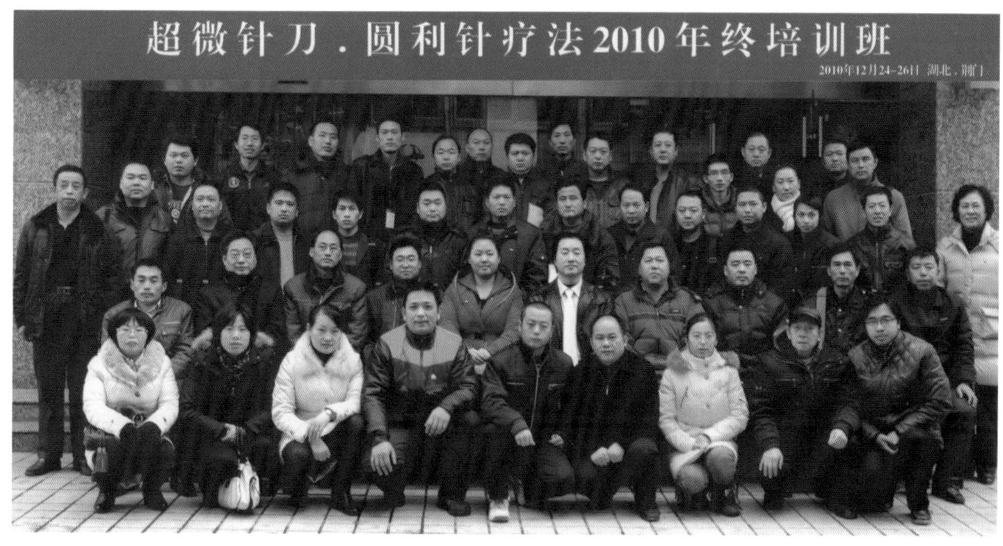
超微针刀．圆利针疗法2010年终培训班
2010年12月24–26日 湖北．荆门

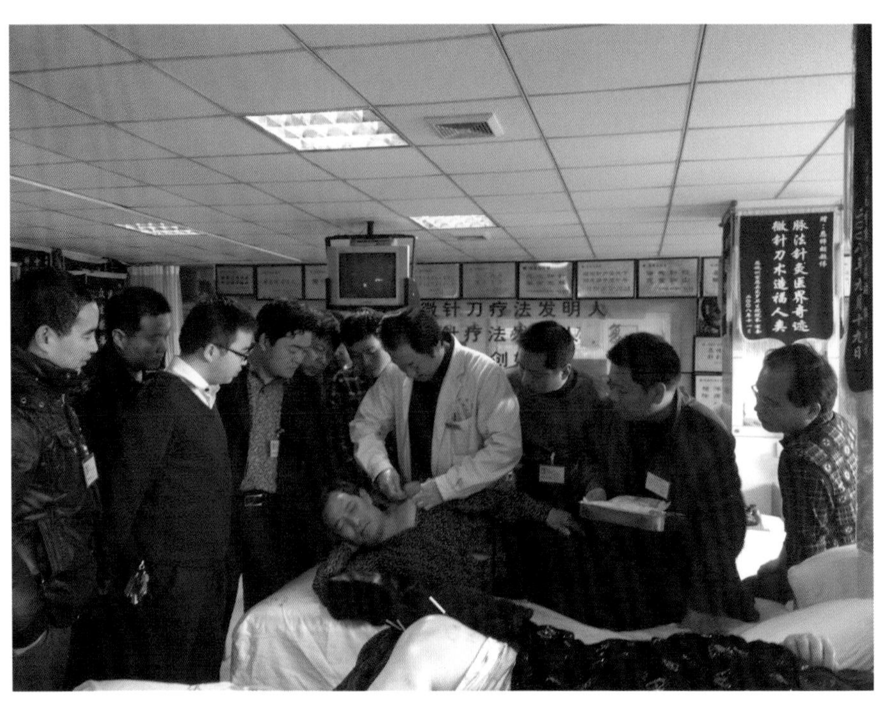
微针刀疗法发明人
脉法针灸医界奇迹
微针刀术造福人类

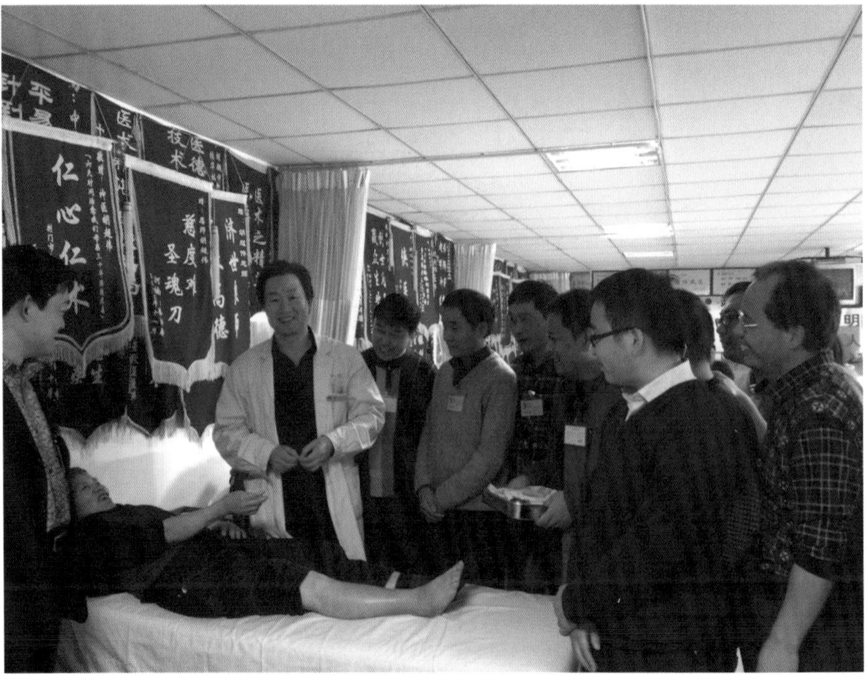

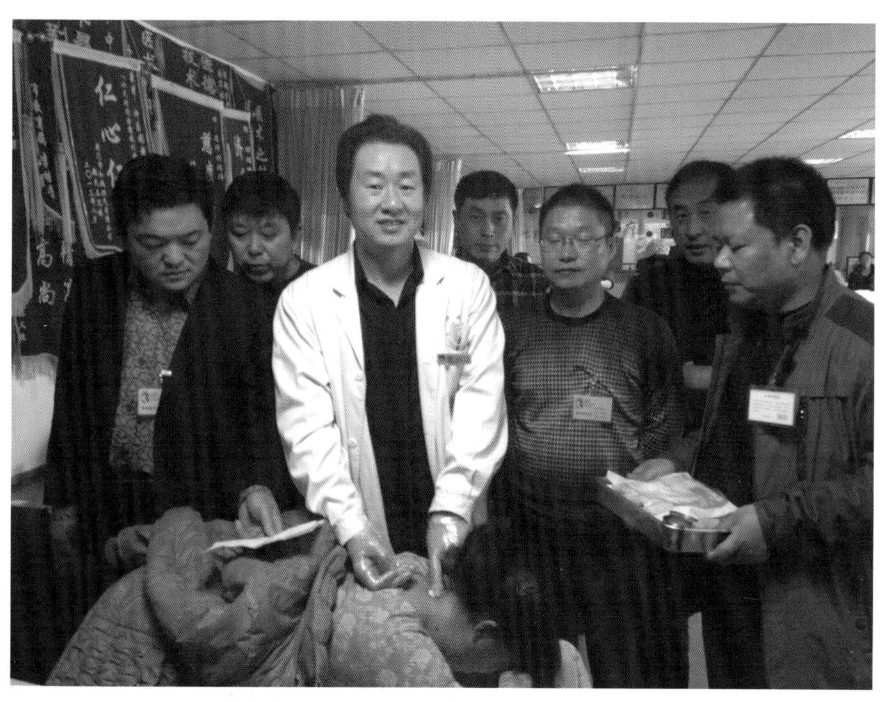
高尚

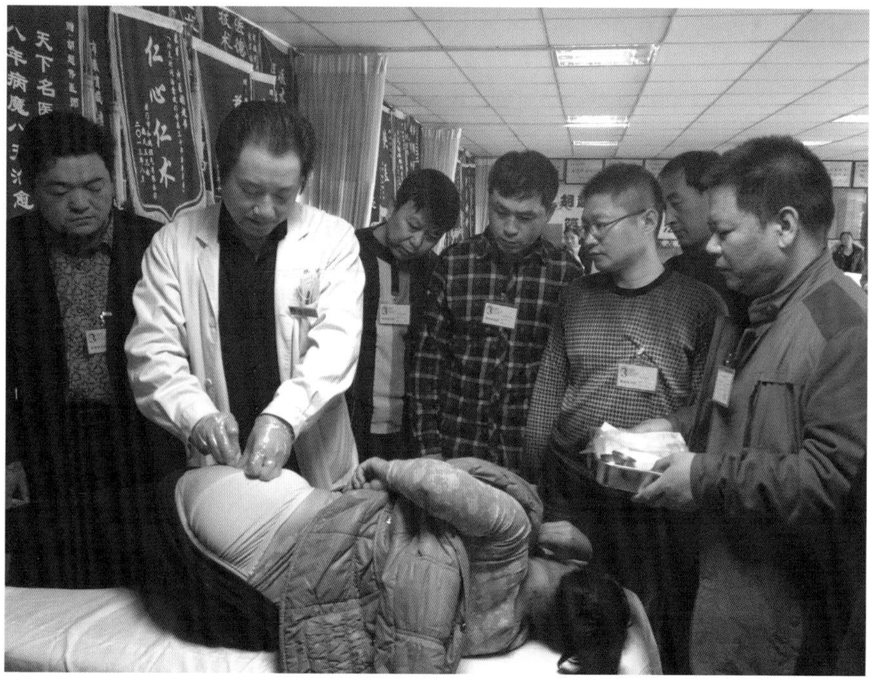
天下名医
仁心仁术

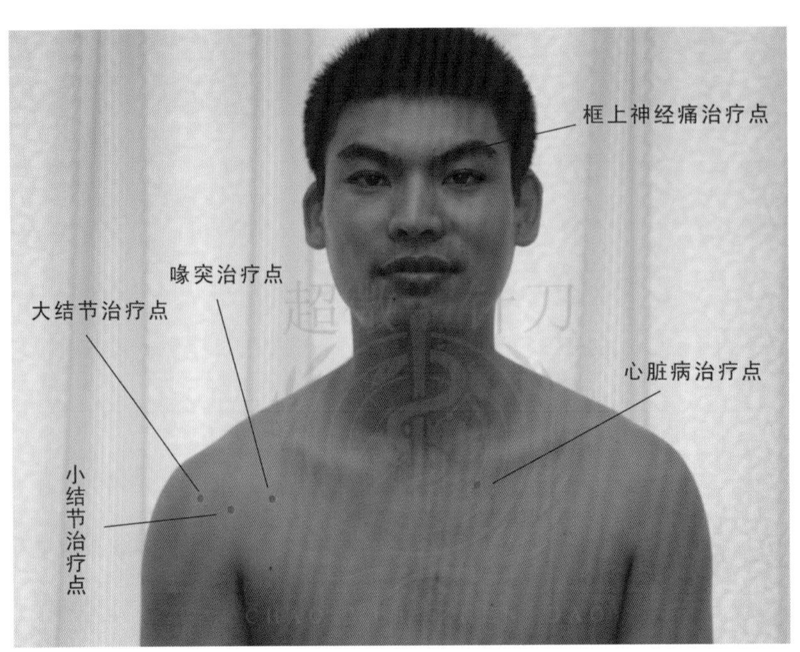
框上神经痛治疗点
喙突治疗点
大结节治疗点
心脏病治疗点
小结节治疗点

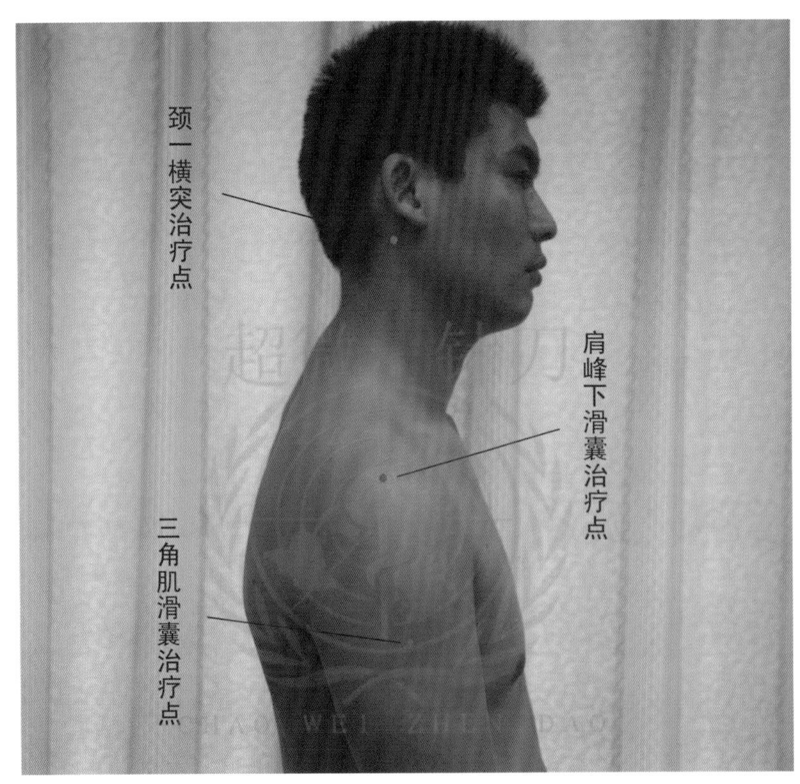
颈一横突治疗点
肩峰下滑囊治疗点
三角肌滑囊治疗点

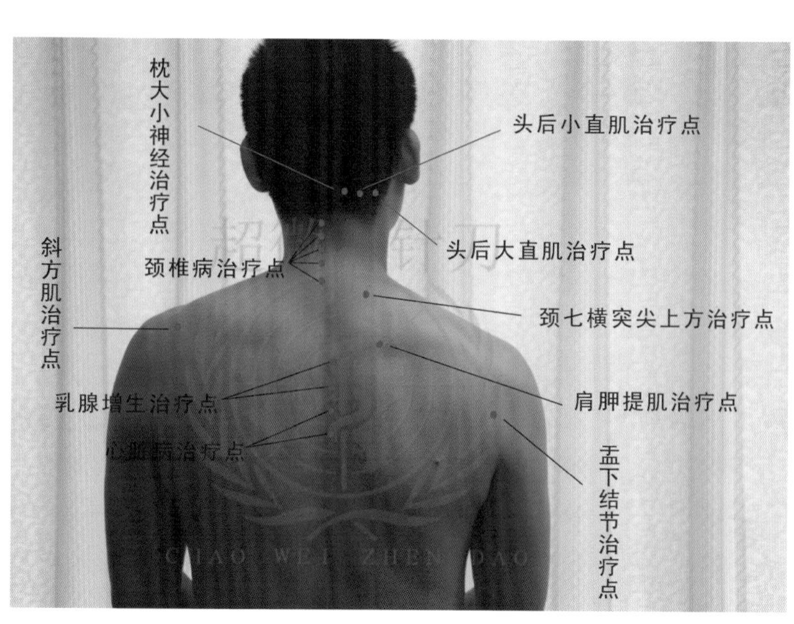
枕大小神经治疗点
头后小直肌治疗点
头后大直肌治疗点
斜方肌治疗点
颈椎病治疗点
颈七横突尖上方治疗点
肩胛提肌治疗点
乳腺增生治疗点
心脏病治疗点
盂下结节治疗点
CHAO WEI ZHEN DAO

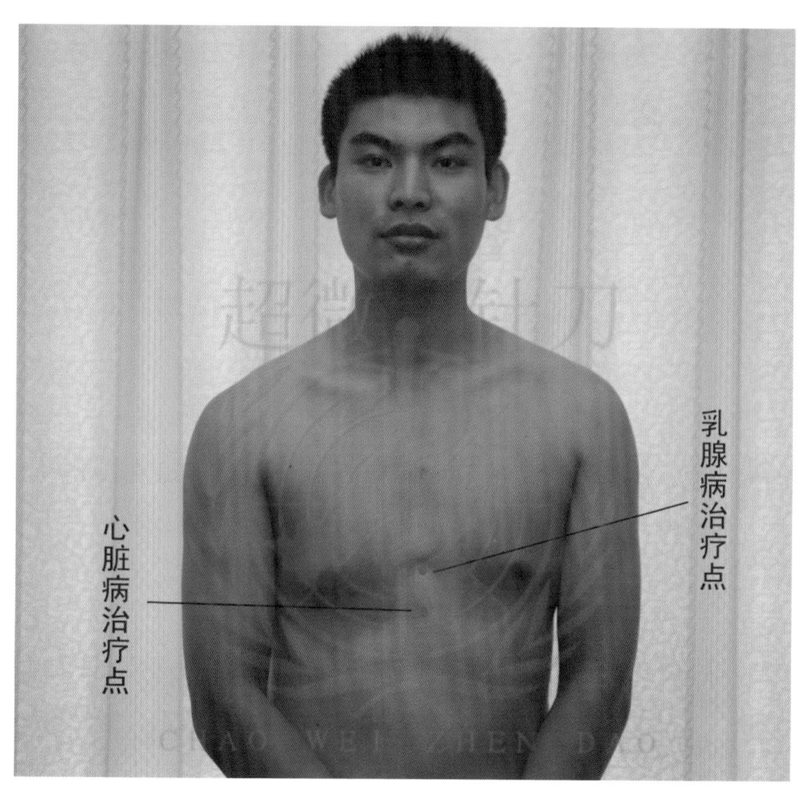
乳腺病治疗点
心脏病治疗点
CHAO WEI ZHEN DAO

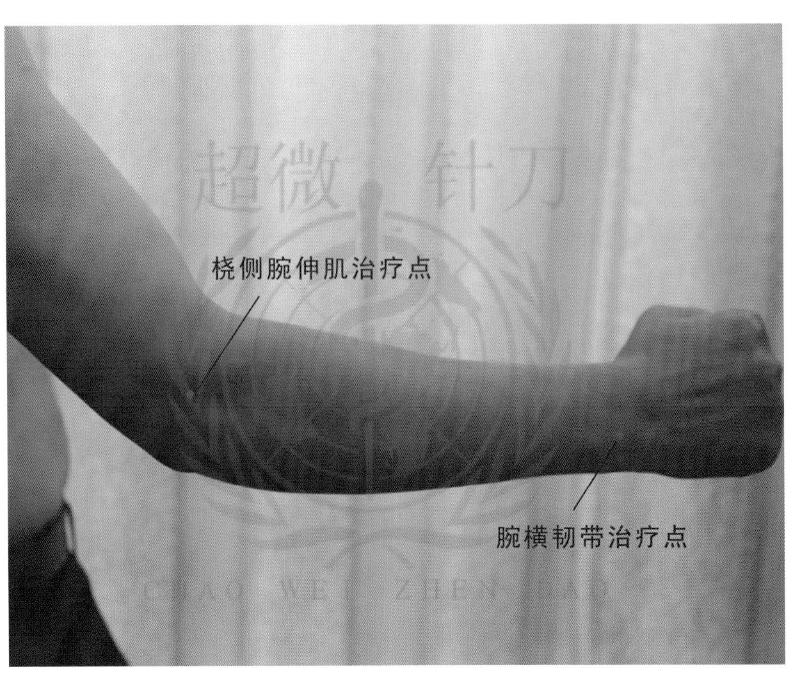
桡侧腕伸肌治疗点
腕横韧带治疗点

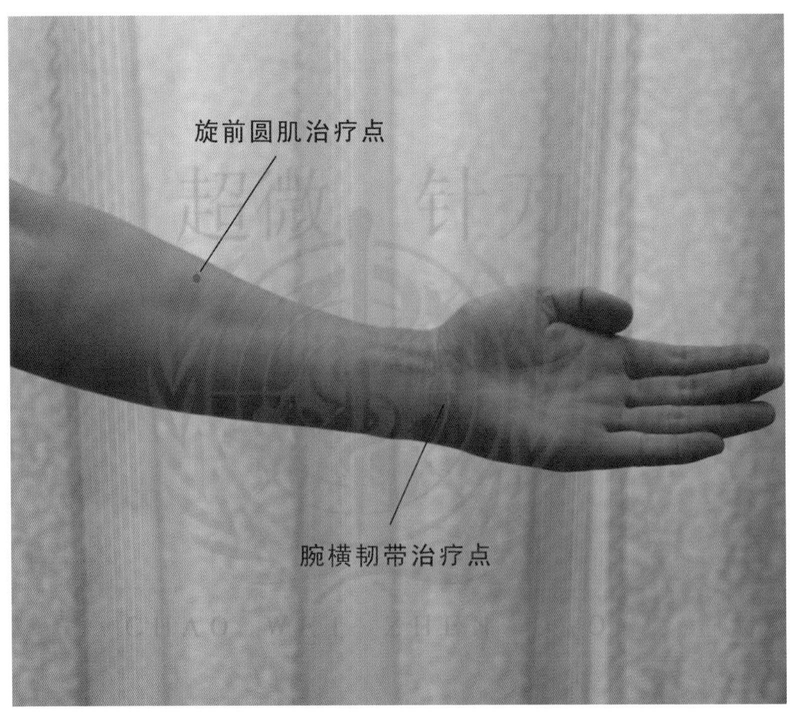
旋前圆肌治疗点
腕横韧带治疗点

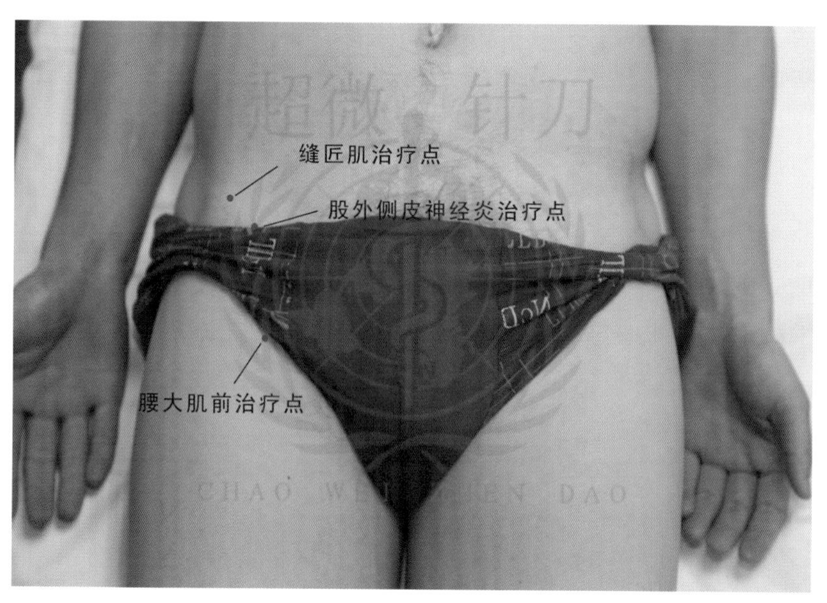
缝匠肌治疗点
股外侧皮神经炎治疗点
腰大肌前治疗点

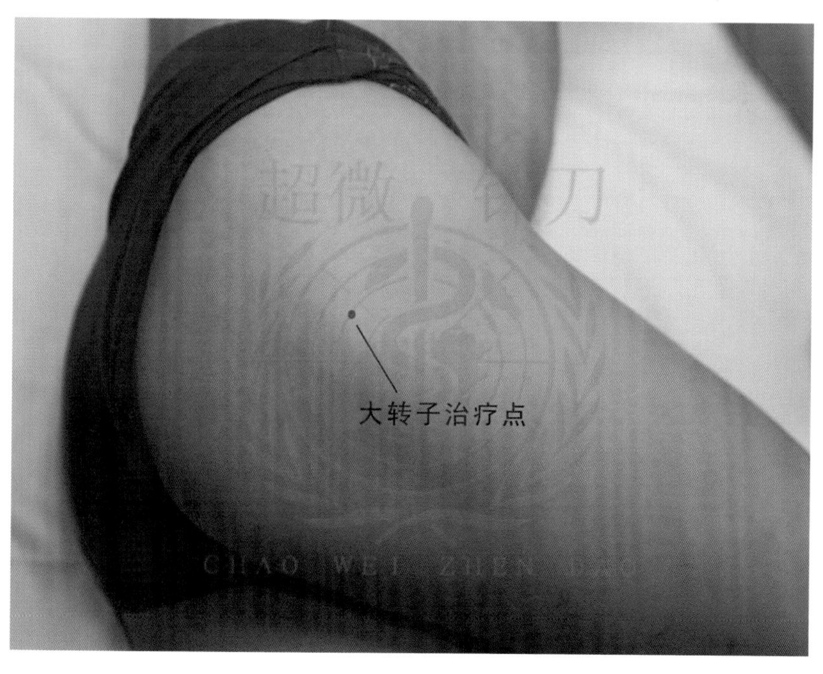
大转子治疗点

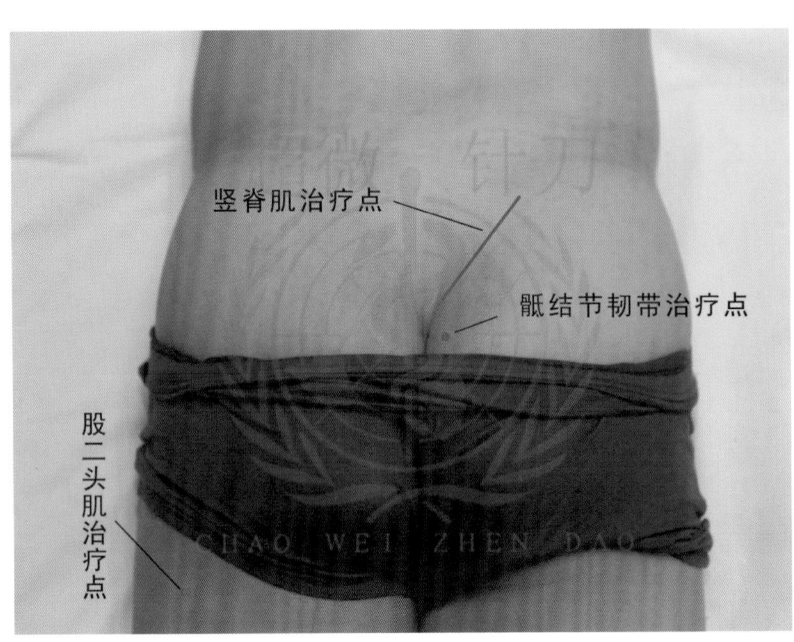
竖脊肌治疗点
骶结节韧带治疗点
股二头肌治疗点
CHAO WEI ZHEN DAO

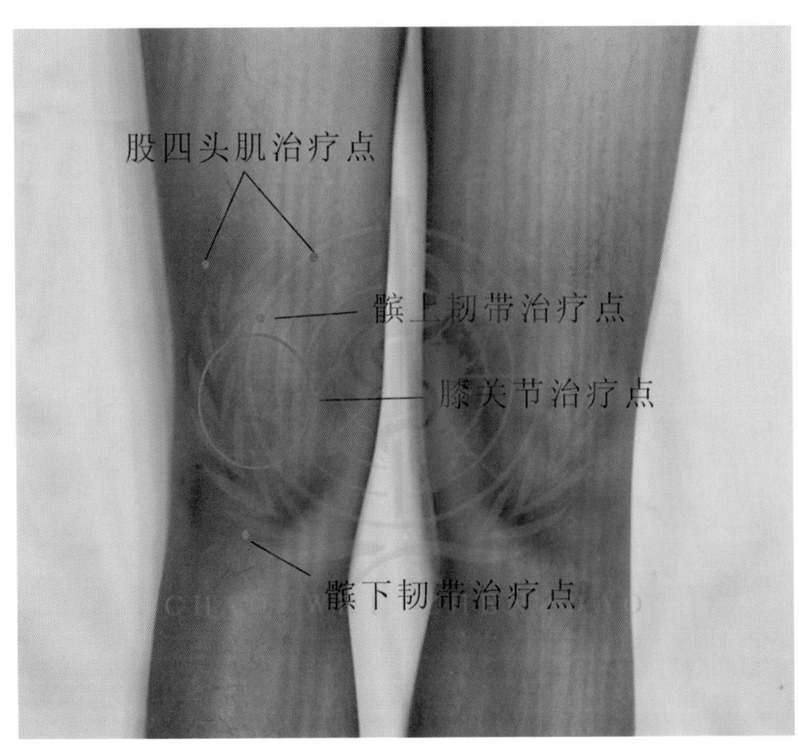
股四头肌治疗点
髌上韧带治疗点
膝关节治疗点
髌下韧带治疗点

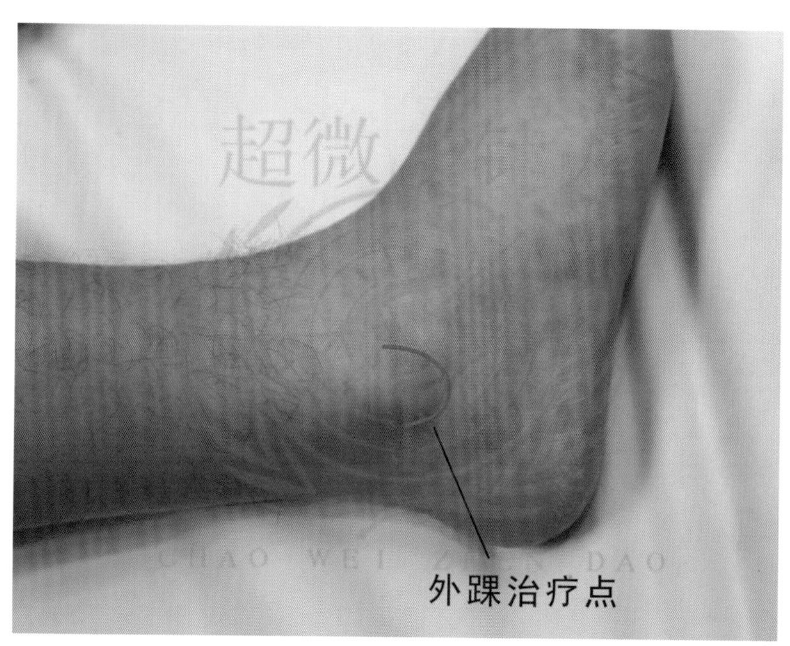
外踝治疗点

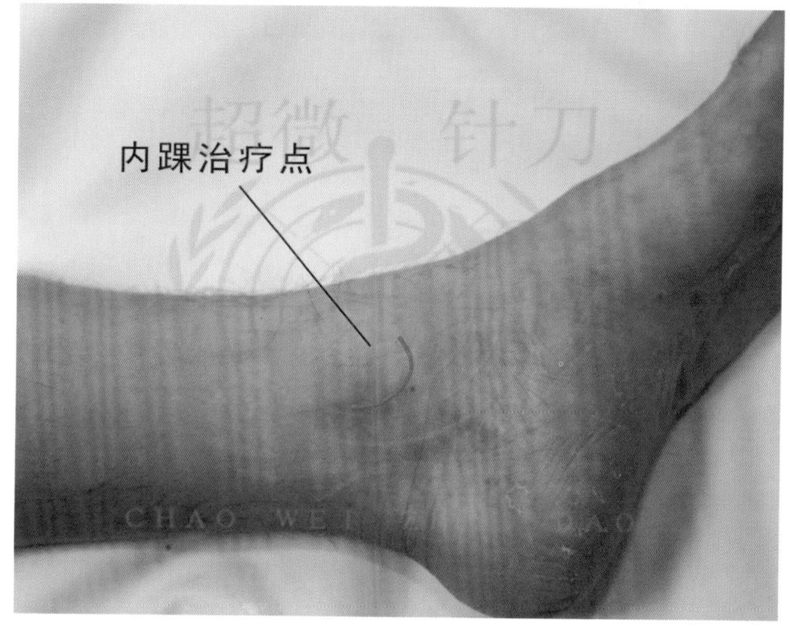
内踝治疗点

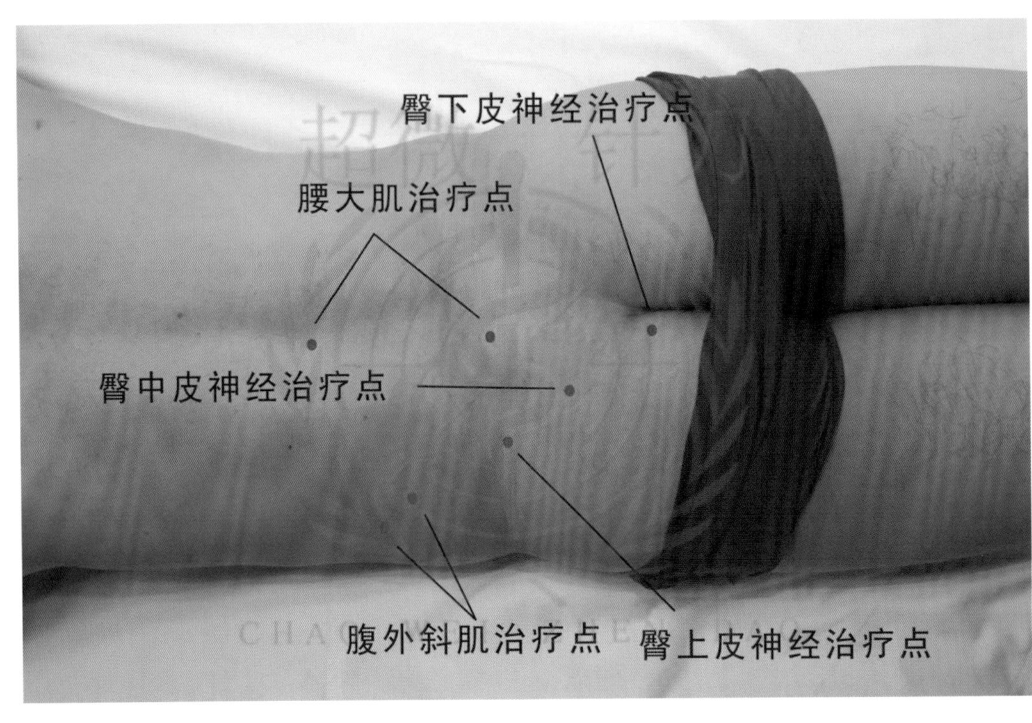
臀下皮神经治疗点
腰大肌治疗点
臀中皮神经治疗点
腹外斜肌治疗点
臀上皮神经治疗点

超微针刀枪简介

超微针刀的刀口小，进刀常规深度为0.3～0.5cm左右，不用麻药。虽然治疗时极大地缓解了疼痛，但还是有一定的痛苦。其疼痛主要表现在超微针刀通过皮肤时的瞬间，因皮肤上分布有痛觉伤害感受器，而皮下的筋膜只对牵拉引起的疼痛敏感，所以超微针刀操作时产生的疼痛矛盾主要表现在刀口透皮的技术上。如果手法熟练，会很大程度地减轻疼痛。就像检验科手指采血时人工手法采血产生的疼痛一样，如果换上采血笔采血，则疼痛就微小得多。超微针刀枪即是在此启发下创新的一种电动持刀器。

超微针刀枪不是像采血笔式的弹射装置。因其为电子产品，所以发挥稳定，并且进刀深度可根据部位调节。每次按下开关可连续快速切割2次，方便治疗部位筋膜的松解。

进刀的深度在超微针刀枪上可根据实际需要调节，有0.3cm、0.5cm、0.8cm、1.0cm 4个挡位可供选择。不同深度用不同的挡位，使治疗更加安全、更加方便，患者更加易于接受。

超微针刀枪的减痛原理：

人体皮肤在切割时会产生疼痛，其疼痛的机理为皮肤每平方厘米范围内有2 000个伤害感受器，治疗速度慢时会产生疼痛增加，而快速的刺入时疼痛会减少许多，人手的操作是无法与机械手相比的。超微针刀枪每一分钟可以达到1 500次的伸缩切割，可达到极快，所以可以极大地减少疼痛。

关于不借助超微针刀枪手法操作时如何减痛：

超微针刀虽然进入皮肤内部层的刀体两侧已被磨薄（斜刃的面有1mm的长度），但手法不熟练时还是会产生疼痛。为了减轻进刀时的疼痛，可做以下尝试，会对进刀疼痛有一定的帮助，这也是笔者临床工作的一点心得体会。

（1）指压减痛法：左手为诊断手，在前后左右分离结节，并固定结节时，适当地尽可能地在患者耐受的情况下用力按住结节，这样进刀时分散患者的注意力，使疼痛减轻。

（2）快速进刀减痛法：右手为持刀手，在进刀时，先将刀靠在左手拇指指甲缘，要干脆利落，以寸劲进刀，快速地发力，使切割的速度达到最大化，这样也是减痛的一个方法。

（3）甜味减痛法：在做超微针刀治疗时，嘱患者口含一颗糖块（当然患者不能有糖尿病），我们做超微针刀时嘱患者咀嚼糖块，这样做一方面患者的注意力得到部分转移而达到减痛的目的；另外，现代医学研究表明，甘甜之味能使人身心愉悦，忘记疼痛，可以减轻压力，所以这也不失为减痛的办法。

（4）分段松解减痛法：患病的部位较多，治疗时需做的刀数就多，这样疼痛也会增加。为了减轻患者的进刀疼痛，我们在一个部位不要切割太多刀。如果刀数在不可减少的情况下，最好在一处进二三刀，再换另一处必要的部位进行针刀松解，这样做使患者的注意面积增大，注意力不至于集中到一个部位，引起疼痛感的放大。比如我们做跟骨疼痛治疗时，如有颈椎的原因和腰部的原因，我们可先在颈部相应的治疗部位切割2～3刀，然后再在腰骶部相应的治疗部位切割2～3刀，然后再回到颈部将没有治疗完全的刀法做完，最后再做腰骶部的刀法，这样使患者的注意力不会只停留在颈部，它会有一个分散的过程。如果我们先做完颈部的治疗部位，再去做腰部的治疗部位，患者会有非常强烈的疼痛感。

（5）精确诊断减痛法：快速进刀可减痛以外，在应用超微针刀时疼痛的累加也会使痛感放大，或者说我们切割的刀数越少，患者的疼痛也会越少，尽量诊断精确，刀数做得尽量少，不做多余的刀法，使疗法更精练，这样也可以减痛。

（6）停顿减痛法：疼痛的累加也表现在同一切口的多个刀法。因超微针刀刀口较小，而浅筋膜比较大，切割时须在同一刀口下切割3～4刀才可能切断筋膜结节。如果我们在切割时每下一刀后都将刀提至皮下换一个角度再次下刀，其间保持4秒钟以上的停顿时间，使二次的切割时间有一间断，这样疼痛就不是一个连续的过程，两次的切割疼痛不能累加在一起。就像我们放电影一样，利用的是视觉暂留。疼痛也有痛觉暂留。停4秒就是打破痛觉暂留，使疼痛无法连续，会有明显的减痛效果。

序

针灸的发展　患者的福音

针灸是我国宝贵的传统医学和文化遗产之一，几千年来我国历代中医、针灸学专家在临床实践中不断总结经验，探索新技术，特别是新中国成立以来，中国针灸在学术、理论、诊疗技术方面都取得了新的发展。当前针灸学以其完整的理论、先进的诊疗技术、确切的临床疗效屹立于世界传统医学、世界医学之林，为中国人民和世界各国人民的医疗卫生事业不断发展作出贡献。

我是一名长期从事中医针灸临床、教学、科研工作的医生，又长期担任中医学的国际交流及合作工作。在工作中，我非常关注和敬佩针灸界有探索精神和发展临床技术的优秀针灸学者，并通过各个途径向国内外推广他们的学术思想和先进技术，使他们的新疗法更广泛地为民服务。湖北省胡超伟医师是我有幸认识的针灸界的一位优秀医师，我细细研读了胡超伟医师的著作，并实地考察、学习了他的超微针刀与圆利针技术的临床使用情况，印象深刻。首先，这一新技术是胡医师十多年来认真学习、钻研针灸学后的创新成果。他在中国九针基础上结合现代各种针刀技术，研制了新型圆利针具和超微针刀，在针灸经络理论基础上，结合人体解剖学等知识，探索、总结出了超微针刀、新圆利针疗法和一系列新的学术观点，这是非常了不起的成就。其次，胡医师的新针具为针刀系列的安全使用探索了一条新途径。胡医师的超微针刀只有0.4mm宽，进针刀部位安全，进入皮肤深度小于1cm，操作安全系数大，病人和操作医生的安全感大大提高。第三，胡医师的新疗法适应证范围大、安全、有效，操作可控，易教易学，便于推广，既适应基层也可广泛应用于城乡医院，深受民众欢迎，值得在国内外推广。

针灸具有悠久的发展历史，它为中国人民和世界各国人民的医疗健康事业作出了不可磨灭的贡献，为继承发扬针灸科学和针灸文化，2010年10月，联合国教科文组织批准将中国针灸列入世界人类非物质文化遗产。从此，中国针灸不仅是中国的，也是属于全人类的优秀文化和科学遗产。这是中国针灸界骄傲，也是中国人民的骄傲。同是，保护中国针灸这一人类的宝贵遗产的光荣使命也历史性地落在我国针灸界同仁的身上。按照联合国教科文组织保护非物质文化遗产的原则，既要继承更要发展，所以，为了传承和发展中国针灸，我们既要有广大针灸同仁认真学习、继承祖辈的经验，也要有像胡超伟一样的广大针灸医师，探索、创新针灸新理论、新技术，才能不辱保护人类非物质文化遗产的使命。

超微针刀、新圆利针疗法的出现是针灸发展的幸事，是患者的福音，是以为序。

沈志祥

世界针灸学会联合会秘书长

2011年9月15日

前　　言

超微针刀疗法的诞生，首先要感谢我们微创术中一代又一代前辈的努力。正因为有了前辈们针刀疗法的奠基，使我们从中吸取了针刀疗法的精髓，是前辈的微创理论给我们打开了一扇法门。我们并不是因为有了超微针刀疗法就可以否定其他针刀疗法。各种刀法均有其独到之处，各种刀法中只是各自的视角不同，不能简单地说某某刀法不行或某某刀法好。只要把握得好，什么刀法都是很好的。

《超微针刀疗法》是运用刀口只有0.5mm的极小的刀锋，切割人体劳损处的浅筋膜，或人体非固有的软组织支持结构系统，达到松解肌肉、肌腱、皮神经、交感神经、运动神经的目的，使人体恢复到正常状态的一种疗法。人体的筋膜或人体非固有支持系统，一般位于浅层或皮下。超微针刀松解时进刀深度最多0.3～0.5cm。将这些筋膜或肌腱的横行附着筋膜切断，刀口对肌腱来说只是切开并不切断，所以不影响其运动功能，对人体运动功能不会造成伤害。另外，重要的神经、血管一般都位于人体较深部位。1cm的切割深度不会对其造成威胁，所以刀法非常安全，极大地保证了患者及医生的安全。刀法中因为刀口小，治疗时无需打麻药。少了这一环节，也避免了因麻药过敏或麻药大量误入脑部血管造成病人死亡的风险。刀法起效的核心理论为改变软组织中力学平衡失调。提到力学平衡失调，首先我们必须了解人体对力学失调的自我调节。当软组织损伤在早期时，人体的自我感知为疼痛，此时医者用手触及病变部位时可扪及痉挛的肌肉软组织，手下有发紧、发硬的手感，此时人体在外观上并无异常改变；当软组织损伤发展到一定程度时，人体的自我感知除了疼痛还有轻度的活动障碍。医者用手触及病变部位时，可扪及痉挛的肌肉软组织外，还有轻度的骨偏移。比如棘突的向左、向右偏移。此时人体主要是通过一些骨性结构的改变来改变力矩，达到调节痉挛病变的肌肉软组织所产生的病态力学平衡，此时人体在外观上也没有异常的改变，只是关节活动度有些许的变小，患者活动时变得动作缓慢小心些；当软组织进一步加重，人体的自我感知除了疼痛，还有被迫体位的出现，比如当腰部软组织损伤时，患者臀部歪向一侧，当前斜角肌损伤时，患者上肢抬举而不能放下等异常动作。这一时期是因为损伤太重，肌肉痉挛时拉力太大，人体无法通过自我的骨性组织力矩改变来进行自我调节，只好采用一种被迫的有异于常态的动作来维持基本的生存活动，甚至于丧失活动。这些动作或异常姿势也可以说是一种病态的力学平衡。我根据患者的病态力学平衡很快就能分析出其中的痉挛软组织，根据我所创的四大理论，选定治疗部位，用超微针刀松解，很快就可恢复到常态的力学平衡。所以说改变人体力学平衡失调是该疗法的核心手段。

四大理论为杠杆理论、弓弦理论、拉杆理论和链条理论。

杠杆理论是通过人体的骨性杠杆作用或肌肉的力学传导及牵引作用，将人体深层的病变提到浅层来治疗；使治疗风险降到最低，同时治疗深度的改变，也极大地减轻了患者的痛苦。

弓弦理论是利用人体脊柱四大生理弯曲作为参照，骨性部位看成弓，软组织看成弦，将四大生理弯曲看成四副弓弦，根据弓弦之间的力学关系，结合人体生理弯曲异常的改变来判断受损软组织的力学依附点，进行超微针刀松解，使治疗点更加精确。

拉杆理论，将人体脊柱或骨性组织看成竖立的电线杆，其四周的肌肉看成牵拉固定电线杆的四条铁丝。这四条铁丝中只要有一条铁丝出现绷紧状态，其余三条铁丝也会处于绷紧状态。这一理论也就提示我们在治疗软组织损伤时，思维要全面，不要只看到痛点，要充分考虑与之相关联的其他四周的软组织。

链条理论是将人体的软组织之间的联系看成一个链条，也就是说，一个部位的损伤，通过相关联的肌肉软组织，将伤害刺激引起的软组织痉挛传得更远，这一点也是告诉医家，患者所描述的痛点，不一定是原发病的所在之处。

总之，超微针刀是通过对人体表浅部位即浅筋膜进行松解，达到四两拨千斤的作用，充分考虑人体的修复功能和自我调节功能，最大限度地调动了人体的自我调衡系统，从而达到治疗软组织损伤这一疾病的。

做手法的医生都知道，人体引起疼痛，是因为人体关节发生了错位或错缝；骨质增生或韧带钙化是因为软组织的劳损；椎间盘突出是其周围的支持系统劳损或因为局部的临近组织损伤痉挛牵拉所致。临床上我们手法将其错位或错缝关节复位，将劳损的肌肉进行修复性的治疗，对粘连的肌肉或肌腱进行松解就可以达到治疗目的。这一点我们无需怀疑。这是一种很直接的疗法，行之有效。超微针刀疗法不是将刀伸到肌肉或肌腱中去松解，而是通过四大理论，将深层的病提到浅层治疗，左侧的病可能在右侧松解，下部的病可能在上部松解。即使在局部治疗也只是松解劳损肌肉附着点处的浅层肌筋膜，缓解肌肉附着点的张力，通过力学传导作用达到缓解整条肌肉痉挛的目的，从而达到治疗目的的方法。该疗法具有痛苦小，风险小，操作简单，真正做到了简、便、效、廉的医法宗旨，为软组织损伤开辟了一条全新的浅层松解思路。

实践是检验真理的唯一标准。我的门诊量为每天 100 人次左右，最高峰为每天 140 人次。这一技法是我大量门诊的总结。欢迎同道与我商榷。只有相互推敲，技术才会更加明朗。书中当然也会有一些不当之处，加之本人才疏学浅，愿同道加以斧正。超微针刀还可治疗内科病。因相当多的内科病症是因为软组织损伤所引起。比如英国有一家杂志报道软组织损伤引起的交感神经症状有 120 多种。如乳腺增生，我们多数患者只需超微针刀在相关部位松解 1～3 次即可消失。关于这一技术我将另外著书阐述。即《超微针刀内科病治疗》。

我是一名针灸医生，因为在运用传统针灸技术治疗疼痛症没法与古书中记载的疗效相比，经多年研究发明并著写了《圆利针疗法》一书。该书对软组织损伤这一领域与古代针法相比（当然这只是我个人掌握的水平相比）大大地提高了疗效。

对传统针灸在治疗疑难病症方面，运用穴位及针法上，也有一些个人的见解。比如，中医可以根据脉象中的浮沉迟数虚实等脉象来开中药，那么我们针灸是否也可以通过病人的脉象来开针灸处方呢？经过实践答案是肯定的。我在临床中针灸技术就是按照脉象的改变通过特定的穴位进行针刺，然后又通过脉象验证，来调理机体的功能状态，使针灸刺激达到量化（即脉象平衡），从而达到治疗目的的。我称之为《脉法针灸》。古书中有记载，但并没有具体的选穴及实施方案，我根据传统的脉学，通过分经诊脉法，将传统穴位与传统脉法相结合。运用独特的针灸手法，通过穴位针刺后达到人体的阴阳平衡。这一技术我将在不久的将来，整理出来，奉献给大家。

目　　录

第一章　概　　论

第一节　超微针刀疗法的形成

针刀医学到现在已不再是一个新名词，广大医家及患者都不会陌生。它是一个新医学理论体系的代称，它所涵盖的内容很广。包含闭合性外科手术的理论；古代针刺疗法方面的理论；在骨伤方面，就包含了慢性软组织损伤的病理。它的出现，从理论上对医生在慢性疼痛方面的领域开了一个窗口（当然慢性疼痛的机理至今也没能完全地解开，至少针刀医学提出粘连、或无菌性炎症的理论已被广泛地应用于临床，并且事实证明是合理的、科学的）。对患者而言，将以往不治的疼痛变为可治，将不易治的疼痛变为易治，极大地提高了广大人民群众的生活质量。针刀医学可以说是治疗软组织损伤这一疾病中疗效最为突出的治疗方法。

我也是认真地学习了针刀医学，并将它运用到临床，其临床效果也是非常好。随着运用针刀治疗疾病日久，越来越害怕运用针刀治病。

其原因主要是以下几个方面：

第一，针刀治疗时需要打麻药，怕患者对麻药过敏，引起不必要的医疗纠纷。也听同道说因麻药误入血管导致死亡的病例。特别是治疗颈椎病时，更是心存芥蒂。不用麻药，患者因怕疼痛而接受程度就大打折扣；

第二，手术中毕竟是盲切，没有外科手术那么直观，对神经血管的判断很怕不精确（当然这些只是我个人的水平有限使然），害怕切坏了神经血管，造成医疗事故。往往在一些危险的部位下刀，就不如在其他浅表安全的部位下刀那样放松、那样坦然。给患者治疗后心中多少有一些忐忑。对一些危险部位行针刀治疗后，一听到患者的电话，心里就发毛，工作压力很大。

第三，患者在接受针刀治疗后，有的针刀后遗感很重，疼痛持续3～7天。还有的出现无力、疲劳感，有的患者不适感持续到一个月。相信很多的针刀医生也会有此感受。怎样才能消除以上的一些弊端，让自己很轻松、快乐地行医呢？

于是我先用直径为0.5毫米的刀做针刀治疗的尝试。发现在做深层病变的治疗时，因刀体太软没办法进行针刀中的摇动、转向等分离的刀法，对浅层病变运用的情况则比较好。于是我就这样想，如果将深层的病变，通过一个什么医疗理论在浅层做治疗，那不极大地避免了风险和减轻了患者的疼痛吗？于是我找了很多的软组织损伤的书及各家刀法的书来看，并没有发现可以直接沿用的理论。软组织损伤的患者，除了疼痛以外，还有功能障碍。我们除了从疼痛方面去诊断、治疗外，是否还可以从功能障碍的方向去诊断、去治疗呢？这就是我后面要给大家详细分析的运动医学诊断法，将运动医学与解剖医学相结合，从而找到快速诊断疼痛病的方法。我们知道，人体的每一个动作或姿势都由其相对应肌肉收缩所产生，也就是说功能动作或姿势不能完成，这其中必然是参与其功能动作或姿势的肌肉发生了病变。这样根据运动医学和解剖医学就将引起功能障碍动作或姿势的肌肉给确定下来了。下一步是如何去治疗这一引起功能障碍肌肉的方法了。思路决定出路，思路决定方法。诊断思路决定了治疗手段。以上这种思路我已写成了《圆利针疗法》一书。圆利针只是一种粗大的针灸工具，在治疗软组织损伤方面，治疗速度上已是大大地比毫针疗效快了很多。一般疗程要5～8次，有的还要更长一些，这种疗效是否还可以提高？于是结合针刀医学的切割松解方法，用0.5毫米的微型刀具试治，发现疗效确有一大飞跃。但深层的肌肉病变始终没法与圆利针疗法相比（刀身太软，没办法做出小针刀的手法来）。能否用针刀只在浅层松解，也能达到治疗目的呢？经过多年的努力，我逐渐从生活中得到感悟，提出了朴素的“拉杆理论”、“链条理论”、“弓弦理论”、“杠杆理论”（后文中有详细的介绍），通过以上理论，我们将深层的肌肉软组织病变提到浅层松解，将危险部位的刀法移到安全部位松解，将远处的疼痛在近处进行治疗。基本完善了超微针刀浅层治疗的理论体系，完全地避开了风险，达到了立竿见影的功效。而且超微针刀治疗后患者刀法后遗感明显减轻。可以说这一疗法的发明，让我们的职业压力减到零，不再担心夜间的电话，可以关掉手机睡安稳觉了。该疗法也极大地提高了我的门诊效率和门诊量（因为治疗一个病人只要1～2分钟）。极大地提高了自己的医疗水平，让我真正地做到快乐行医，轻松行医。

第二节　超微针刀疗法的靶点结构基础

超微针刀疗法主要切割的是肌筋膜，通过松解肌筋膜达到松解肌肉软组织的目的。通过对软组织附着的肌筋膜进行切割，使肌肉软组织内压减轻，肌肉痉挛也随之解除。软组织之间通过平衡调节作用，远处的痉挛的软组织同时也得到了放松，有一种“一通百通、一松百松”的意义。

一、肌的形态和构造

肌具有收缩的特性，是运动系统的动力部分。在神经系统的支配下，肌肉收缩，以关节为枢，牵动骨骼产生运动，协调一致，这类肌肉称骨骼肌。这种肌肉受意识控制，是容易引起疏松的肌肉，也是本书研究的主要对象。

骨骼肌全身约600块，占体重的40%左右，分布广泛。每块肌肉都有一定的形态构造，有丰富的血管、淋巴管，受一定的神经支配，有其特定的功能动作。当其受损或受牵制时，会出现疼痛或功能障碍。超微针刀疗法主要的诊断依据就是根据引起患者疼痛的功能障碍动作或姿势来分析参与的肌肉中最易受损的肌肉。只要调整了受损的肌肉软组织，那么其功能障碍也随之恢复，也就达到了治疗目的。

人体骨骼肌由红肌和白肌两种纤维组成。红肌纤维收缩速度较慢，但持续时间长。白肌纤维收缩速度快，但持续时间短。两种纤维在人体的不同部位分布是不同的。肢体浅部白肌纤维较多，深部红肌纤维较多。肌纤维的位置多变，主要取决于它们的作用。如速度型的肌肉的肌纤维是平行的、直接由一端走向另一端；力量型的肌纤维在某些角度看与其长轴成对角线。这种肌纤维看上去就像羽毛，或有时像从中间分开一条羽毛。另外根据肌肉的起点数目，可分为二头肌、三头肌、四头肌。再如腹部的腹直肌，横行走向的纤维结缔组织，将其分成几个部分。每块骨骼肌都是由中间的肌性部分肌腹和两端的腱性部分肌腱构成。整块肌的外面被结缔组织的肌外膜包裹。当肌肉痉挛，肌肉内压增高，肌肉肿胀时，则疼痛就产生。我们此时用超微针刀切开肌外膜，也可起到立即减张减压的目的。肌外膜借助肌腱附于骨上，肌腱不能收缩，十分坚韧，能抵抗强大的张力。长肌的肌腱多呈条索状，而阔肌的肌腱呈膜状，称腱膜。当肌组织劳损时，肌力减弱，此时人体为了增强该肌肌力而会引起肌外膜的增生，增生的肌外膜虽然在一定程度上增强了肌力，但限制了肌的活动空间，从而导致关节活动度减少，引起疼痛的产生。肌的外膜和腱膜是超微针刀常用的减张、减压的治疗部位。

二、骨骼肌正常状态的超微结构解剖

骨骼肌纤维呈圆柱状，直径为 10～100μm，长短不一，短的仅数毫米，长的可达数厘米。肌纤维有明暗相间的横纹，肌细胞核为扁椭圆形，每个肌纤维有许多细胞核，位于肌纤维的周边，紧靠肌膜的内表面。肌浆内有大量的肌原纤维，肌原纤维有明暗相间的带。每个肌纤维内，所有肌原纤维的明带、暗带对位整齐，在暗带的中央，有一窄的浅色区 H 带，H 带中央有一薄膜称“M”线。在明带中央有一薄膜叫“Z”线，两个“Z”线之间的一段结构为一个肌节，是肌原纤维的结构和功能单位，肌原纤维是由粗肌丝和细肌丝构成的束，粗肌丝直径约 10nm，位于肌节中央，粗肌丝的两端向周围伸出许多小突起称为横桥。细肌丝直径 5nm，位于肌节的两端，固定于“Z”膜上，细肌丝部分在明带，一部分插在粗肌丝之间，达到 H 带的边缘，每一个肌节是由半个明带、半个暗带、再加半个明带组成，在明带只有细肌丝，在暗带的两端有粗肌丝及其横桥和细肌丝，H 带只有粗肌丝。在明暗带交界处，由肌膜陷入肌纤维内形成横小管，在两个横小管之间，有些纵行小管，并有分支互相连接成网，形成肌质网，在横小管附近，纵小管的末端互相连接并膨大，形成终池。

三、骨骼肌病理状态下结构解剖

卢鼎厚教授做过超负荷运动后骨骼肌切片检查显示：骨骼肌超微结构中，即肌细胞中Z带扭曲、变宽、甚至消失，M线扭曲、模糊。细胞核散在分布于肌纤维中，排列紊乱。线粒体杂乱无章分布于肌节之间。

四、肌腱正常状态的结构解剖

肌腱分布于肌肉的起点或止点的两端，其内细胞数量少，分布稀疏，细胞间质多，细胞间质中有均质状态的基质和丝状纤维，其主要分布有成纤维细胞、巨噬细胞、肥大细胞、脂肪细胞、小血管，主要为成纤维细胞。其细胞间质分布有弹性纤维、胶原纤维，胶原纤维多而粗大，排列致密。

五、肌腱病理状态下的结构解剖

病理状态下细胞间质中基质排列不均匀，间质水肿，组织变性和纤维间质增多，纤维之间相互挤压，小血管充血，细胞浸润以淋巴细胞、红细胞、血小板渗出为主等炎性改变。

六、肌的起止点分布

肌通常以两端附于两块或两块以上的骨上，中间跨过一个或几个关节。像自行车链条一样，一环扣一环，将全身206块骨头进行有效的连接。也就是说当一块肌肉病变劳损时，因为肌肉痉挛会将其附着处的骨头拉离功能位，则该骨头上其他的肌肉因骨头偏离功能位而受牵制也会出现痉挛，继而出现疼痛，就好像是疼痛从一块肌肉通过骨头传给另一块肌肉，这就是临床上常见的疼痛的传导。

肌肉收缩时，一骨的位置相对固定，另一骨的位置相对移动，肌在固定骨上的附着点称为起点，移动骨上的附着点，称为止点；一般来说，靠近身体正中面或四肢近侧端的附着点称为起点，反之为止点，在一般情况下肌收缩时，止点向起点方向运动。躯干肌通常以靠近正中矢状面的附着点为起点，止点则距正中矢状面较远；四肢肌的起点多在四肢的近侧，止点多在四肢的远侧。每块骨骼肌的起点和止点是固定不变的，就其在运动中起点和止点来说，是可以随运动的改变而变化的。例如起于胸廓前面，止于肱骨上端的胸大肌收缩时，使上肢接近躯干。这时，它在胸廓前面的附着点是起点，肱骨上端的附着点为止点，但当上肢固定于上举位时，胸大肌收缩便可牵引躯干向上与上肢接近，这时胸大肌在肱骨上端的附着点是起点，而胸廓前面的附着点便成了止点。所以说肌在骨上的固定点、移动点是相对的，在一定条件下可以互换。

骨骼肌的配布与关节运动轴的关系密切，其规律是在一个运动轴相对的两侧有两个作用相反的肌或肌群，这两个互相对抗的肌或肌群称为拮抗肌。它们具有相互抑制规律，来维持动作以及保持某一特定的姿势。例如肘关节前方的屈肌群和后方的伸肌群，两者既互相拮抗，又互相依存，在神经系统支配下，彼此协调，使动作准确有序。在运动轴的同一侧作用相同的肌，称为协同肌，例如肘关节前面的各肌群在运动性损伤疾病中，最易劳损的是运动肌中肌块较小、肌力较弱的肌肉。当动作的主要肌受伤害时，其力量会减弱。此时的协同肌则发挥很大的作用，参与完成原有的动作。久而久之也会出现代偿损伤。临床上治疗也要充分考虑协同肌的治疗。

七、肌的辅助结构

（一）筋膜：分浅筋膜和深筋膜两种

（1）浅筋膜：位于真皮之下，亦称皮下筋膜，包被身体各部，由疏松结缔组织构成，内含浅动脉、浅静脉、皮神经、淋巴管和脂肪组织等。脂肪组织的多少，因部位、性别和营养状况的不同而有差异。它含有体内大约一半的脂肪。

（2）深筋膜：又称固有筋膜，位于浅筋膜的深面。由致密结缔组织构成，它包裹肌、肌群和体壁以及血管、神经等，遍布全身且互相连续。深筋膜包绕肌群形成筋膜鞘。包绕血管、神经形成血管神经鞘。在四周，深筋膜插入肌群之间，并附着于骨上，形成肌间隔。当软组织损伤时，组织间含水量增加形成水肿，加上受深筋膜的包裹作用，组织内的水肿不易消散使组织内压力增大，对临近的神经、血管形成压迫进一步加重了组织缺血缺氧，形成恶性循环。当出现关节功能障碍时，产生皮肤和浅筋膜、深筋膜及肌肉间的粘连，形成脂筋膜炎。我们压迫正常的脂肪组织没有疼痛，但压迫筋膜炎累及的组织则感疼痛，发生脂筋膜炎的筋膜是超微针刀的治疗部位。

当肌肉组织发生劳损时，身体会调集钙质堆积在肌肉软组织上，通过增加肌肉密度从而达到增强肌肉力量的目的；另一方面，肌肉上的筋膜也会增生，通过围紧肌纤维达到增强肌肉的目的，深筋膜的增生会通过筋膜之间的传导而传至浅层的筋膜，从而导致整个筋膜体系出现拉紧。当肌肉软组织因一系列的改变而恢复时，此时增生的筋膜和堆积的钙质会逐渐地吸收，但吸收的过程很长，其间会导致疼痛的产生和发生功能障碍。超微针刀即是松解这些劳损后增生的筋膜组织，使肌组织迅速地达到功能位的一种疗法。

（二）滑膜囊

滑膜囊为封闭的结缔组织小囊，形扁壁薄，内含滑液，多存在于腱与骨面接触处，以减少二者间的摩擦。

（三）腱鞘

腱鞘为一包裹在肌腱的表面，以保持肌腱的位置和减少运动时与骨面的摩擦。腱鞘分内、外两部分。外部是由致密结缔组织构成的肌纤维。内部分双套管状的滑膜层。一层紧贴在纤维层的内面，另一层包被在腱的表面。两层的移行部称腱系膜，供应腱的血管、神经由此通过。滑膜层内含有少量滑液，使腱在鞘内能自由滑动。

临床上当软组织因外伤或其他因素出现劳损时，深筋膜所包裹的肌肉、肌腱等软组织因血运障碍形成水肿，压迫浅筋膜，导致浅筋膜的血供也出现障碍，炎症也会波及浅筋膜，导致浅筋膜、深筋膜、肌包膜、腱膜出现粘连、结疤，在皮下形成条索结节。滑膜囊及腱鞘也会因软组织的损伤而出现滑液闭阻现象进而出现肿胀疼痛，所以以上的结构是超微针刀疗法的主要松解对象。

八、肌的命名

肌的名称是依据它们的某一或某些特征予以命名的，主要有 7 种：

（1）根据形态：如方肌、圆肌、三角肌和斜方肌等。

（2）根据构造：如半膜肌、半腱肌等。

（3）根据功能：如屈肌、伸肌、受肌、展肌等。

（4）根据所在位置：如冈上肌、冈下肌和肋间肌等。

（5）根据肌纤维方向：如横肌、斜肌和直肌等。

（6）根据组成部分：如二头肌、三头肌、二腹肌等。

（7）根据起止点：如胸锁乳突肌、喙肱肌、肱桡肌等。

人体的多数肌是综合上述几个方面的特征命名的，如肱二头肌、指浅屈肌、腹外斜肌、臀大肌。

第三节　疼痛的生理病理

一、祖国医学对疼痛的认识

疼痛是一种感觉，是人体接受体内外的刺激后而产生的一种痛苦的感觉反应，它既是人体一种必备的感觉机能，又是机体遭受伤害性刺激形成病理改变的一种表现，前者属于生理性痛觉，后者属于病理性痛觉，二者是一个事物的两种不同程度的反应，然而二者之间存在着一定的质的区别，对机体的影响是截然不同的。中医对疼痛早有认识，疼痛理论可以说是中医最早形成的几个临床理论之一。

《内经·举痛论》："寒气客于脉外则脉寒……热气留于小肠，肠中痛，瘅热焦竭则坚乾不得出，故痛而闭不通关。"以上可以看出《内经》对疼痛的病因认识偏重于寒邪，在它举出的十三条中，有十二条是由寒邪所致，只有一条为热邪引起，另外《内经》对疼痛病因认识的另一个特点是强调外邪，在它所举十三条中全部用"客"字，其意思是指邪从外来，客于体内。综上所述《内经》认为疼痛病理变化实质为气血运行障碍，它在分析各种疼痛的发病机理时，运用了"血泣"、"脉泣"、"气血乱"、"脉满"、"血不得散"、"脉不通"等词句，尤其是"血泣"出现多处，这些都说明了气血运行障碍。

晋、隋、唐、宋时代的医家对疼痛的认识基本是推崇和沿用了《内经》的理论。但他们根据六淫中其他邪气：风、湿、燥等都可使气血运行障碍产生疼痛，而寒邪也并非只有外来，也有内在的原因，所以只注意到外来之邪致痛，忽略了内生之邪，可以说只是原则地认识到疼痛的病因，所以各个时代的医家们在《内经》的总的原则下，对疼痛的病因加以完善和补充。如刘恒瑞提出了外感六淫、内伤七情及跌仆损伤皆可致痛，并且对疼痛的病机在《内经》所认识气血运行障碍的基础上，以虚实为纲，结合阴阳、气血进行分析。

我们常说的“通则不痛，痛则不通，不通则痛”，这就指出疼痛病的病理变化气血运行障碍，《经历杂论》中曰：“古人谓通则不痛，痛则不通。盖为实痛而言，若执此以治诸痛则谬矣。今将历治痛而得效者，为业医者备陈之。夫痛亦各病中之一证也，必详其所因而后治之，始无差谬也。”所以不论从理论上还是从实践意义上讲，只认识到这种程度还是不够的，仍须使其完善。《灵枢·本神》云：“所以任物者谓之心”。《素问·至真要大论》云：“诸痛痒疮，皆属于心。”这样把气血运行障碍引起疼痛，归为心的作用。所以临床上祖国医学在治疗疼痛时，往往辅以移神宁心通调血脉之法，可以提高治痛效果。

祖国医学对疼痛的认识如上所述，究其本质，疼痛的主要矛盾还是气血运行障碍，治法上以活血化淤、通调血脉为主，辅以移神宁心之法，以上方法一直是现代针灸临床的准绳。

二、西医学对疼痛的认识

1979 年，国际疼痛研究会（ISAP）对疼痛提出了科学的定义：“疼痛是一种令人不快的感觉和情绪上的感受，伴随着现有的或潜在的组织损伤，疼痛经常是主观的，每个人在生命的早期，就通过损伤的经历学会了表达疼痛的准确词汇。无疑这是身体局部状态或整体的感觉，而且也就是令人不愉快的情绪上的感觉。”

疼痛是一种原始感觉，具有保护机体避免伤害的作用，即痛觉可作为对于机体伤害的一种警告，引起机体发生一系列防御性保护性的反应。人体皮肤上布满了痛觉感受器，每平方厘米就有 200 个左右，当人体受到外界的劣性刺激伤害时，皮肤上的痛觉感受器立即采集疼痛信息并传导至中枢神经，引起中枢的反应，从而进行有效的防御，立即形成条件反射，从而避免或减轻各种伤害。人体某一部位软组织发生劳损性病变后，常在病变局部形成无菌性炎症，由于病变部位无菌性炎症产生的化学、物理因素的变化，对软组织内部的伤害感受器产生刺激而出现疼痛感觉。疼痛反过来可使疼痛部位的肌肉痉挛、收缩，加重了无菌性炎症程度，因而加重了伤害器周围的化学、物理等因素的变化，使疼痛更加严重，这时医者必须终止此类恶性循环，减轻患者痛苦。

疼痛还能及时反映疾病，也能协助诊断疼痛，一方面疼痛是疾病的报警信号，另一方面疼痛亦是医学诊断多种重要疾病不可缺少的依据。当然也有相当多的疾病，一开始时并不出现疼痛，对机体也起不到报警的作用，如恶性肿瘤早期病人并没有疼痛，当疼痛发生时多半肿瘤疾病已相当严重，临床上有 1/4 的病人以疼痛为主要症状来求医，而在我们针灸门诊的患者中以疼痛来就医的比例则还要高得多。疼痛的研究对我们针灸医务工作者具有十分重要的意义，临床上引起疼痛的原因很多，主要有以下四个方面：①周围神经本身损伤的病理冲动，例如灼性神经痛主要是周围神经损伤局部形成神经瘤、粘连或有异物炎症，往往使感觉神经或交感神经受刺激，这种刺激所引起的病理性冲动不断向各神经中枢传入，结果大脑皮质感觉区、丘脑以及脊髓侧角等则处于过度兴奋状态，从而可出现伤肢灼痛。②组织损伤、缺血、炎症使细胞损坏，释放致痛物质。组织缺血、炎症可使细胞坏死和细胞受到破坏，从而释放出 K^+、H^+、组胺、5－羟色胺、缓激肽等致痛物质，这些物质刺激游离的神经末梢，使之产生疼痛信号，通过脊髓传入中枢而引起疼痛。疼痛是中枢神经系统许多部位综合活动的结果，例如炎症，因发炎组织血管壁通透性增强、血浆与纤维蛋白渗出，导致局部充血、水肿、张力增高、紧张、粘连，感觉神经末梢因受渗出物肿胀压迫和粘连刺激而引起疼痛，另外发炎组织耗氧量增加，组织 H^+ 浓度增高，使细胞肿胀或脱水变性，进而出现细胞坏死溶解现象，炎性反应越明显，组织酸中毒越严重，此时组织中浓度增高，炎症肿胀加重，进而影响局部的血液循环，组织营养障碍，加速组织细胞变性、坏死，释放致痛物质，兴奋感觉神经末梢产生疼痛。③化学性刺激与物理性刺激。酸碱等化学性刺激及热冷电流等物理性刺激可成为一种伤害性刺激，这种伤害性刺激经感觉神经传入脊髓，然后往脊髓丘脑侧来上传至大脑皮质的中央后回的感觉区，从而产生疼痛，这种伤害性刺激在传往大脑皮质的途径中，在脊髓水平上已引起近处运动神经、交感神经的兴奋。这些神经的兴奋就变成疼痛，局部的刺激被传递，运动神经的兴奋使肌肉紧张度增强，交感神经的兴奋使血管收缩。结果使疼痛局部血流减少、供氧不足，使局部缺血、缺氧，由此产生致痛物质，这种致痛物质又变成为新的疼痛刺激，经感觉神经更加增加疼痛，如此形成恶性循环，使疼痛逐渐加重，造成顽固性疼痛。④对末梢神经的机械刺激，组织形成水肿，局部张力增高，可使感觉神经末梢因受肿胀压迫和刺激而引起疼痛。

另外，麻和痛不是相辅相成的一对症状，正常神经受压只产生麻的症状而不是痛，痛是炎症反应刺激而产生的症状，在慢性炎症的情况下，神经纤维有可能担负起感受器的作用，此时神经所受的压力或化学刺激就可产生支配区的疼痛，同时，粗纤维则产生触电异常，细纤维则产生疼痛。以上西方医学对疼痛的认识，从周围神经病变、组织损伤、缺血、发炎和化学性物理刺激以及机械刺激来分析疼痛的性质，但总的一条与祖国医学相似，西医认为血液循环障碍导致代谢产物及炎性物质的排泄发生障碍，代谢产物及炎性物质的排泄障碍反过来进一步刺激组织，加重疼痛，如此恶性循环使疼痛进一步加重。这一点与中医的理论——气血运行障碍相一致，达到殊途同归的目的。

三、疼痛产生的机理

（一）肌肉的过度超负荷工作

随着现代人的生活节奏加快，工作压力的增加以及不良的生活方式，如打麻将、长时间上网、长时间靠在床上看书或看电视等，持续处于一种不良姿势过久，会引起肌肉慢性紧张。长时间不活动肌肉僵直和无力。肌肉慢性超负荷工作而产生劳损，我们称之为“过度使用综合征”、“反复地运动损伤”、“反复的扭伤”、“累及创伤”和“职业性肌痛”。肌肉过度使用继而引起筋膜疼痛。

（二）肌肉受压

在物质生活极大丰富的今天，营养过剩已成为危害人体健康的一大主要原因。因摄入过多而导致的肥胖、超重、体型走样都会引起肌肉过度紧张而劳损；如人体每增加 1kg 的重量则膝关节在运动中增加 4kg 的受力。另外经常背负超重的物体也会导致肌肉的损伤。在中小学的学生调查中，因书包负荷过重导致脊柱弯曲变形的病例不在少数。长时间卧床的久病患者也会导致肌肉紧张而疼痛。祖国医学也有“久坐伤肉”的说法，肌肉长时间的受压会引起无菌性炎症产生水肿导致肌筋膜因牵拉而产生疼痛。

（三）外伤因素

肌肉当受到摔跤、碰撞以及突然扭伤时，肌肉会过度收缩或过度伸展，从而导致损伤。因为在软组织受到以上伤害时，常常伴有骨折、肌肉撕裂、扭伤和错位，这些会导致组织水肿而产生软组织内压升高而产生疼痛。

（四）医源性损因素

在外科使用的被背带、吊带、石膏固定等医疗措施，使机体常常处于不活动的状态，久而久之则形成了废用性肌萎缩，产生肌筋膜疼痛。臀肌注射，特别是臀小肌注射，因化学药物的刺激，患者会出现极度痛苦的坐骨神经痛，有时会持续长达数月；对关节疼痛的病人进行类固醇注射，尽管从表面上看病人得到了缓解，3～5 个月后由于病人还是继续不停地牵拉关节骨，最终导致病情进一步恶化而复发。类固醇本身如果过度使用的话会导致骨的结缔组织、肌肉、韧带和肌腱的严重退化，导致断裂；外科手术一般 3～5 年后会出现莫名的疼痛。抑郁、兴奋或高血压的药物会引起比你本身疾病更为严重的问题，比如治疗高血压的钙通道阻滞剂能加重你的疼痛。

（五）骨关节中的异常骨骼结构

骨骼结构的先天性异常，长、短腿、骨盆不对称、腰椎横突的左右长短不一致、上臂短和足的第二趾骨过长，这些情况都会使一部分肌肉持续收缩或舒张以弥补这种不平衡，从而导致相关的肌肉劳损。长、短腿会引起腿部、臀部、背部和颈部肌肉紧张，产生劳损。有时候机体的一侧比另一侧小，如一侧的骨盆比另一侧的骨盆小，这样会导致患者在坐位时出现骨盆倾斜，而引起脊柱异常的弯曲，会对腰大肌和其他后背肌造成额外负担，这种影响还会波及颈部的斜角肌和胸锁乳突肌。长期的双腿交叉，且总是同一条腿在上方，可能说明你在抵消骨盆的不对称，在骨盆较小的侧边放坐垫或较薄的软垫，这样坐着有助于改善这种不对称的疼痛。这一点也说明疼痛的产生不仅是局部的问题，其原因很可能是远处其他骨关节病变的牵拉作用所产生。在局部做一些治疗可能不管用，这一点也是很多医生治疗效果不佳的主要原因。当上臂短，在坐位时应该用肘部支撑加高肘部的扶手，如肘部没有支撑的话会引起斜方肌和肩胛提肌的持续劳损，并引起头痛和颈痛。

（六）重复的运动

许多工作有着很强的重复性。重复的运动会使肌肉超负荷工作，甚至是那些只需轻轻用力的运动。费力的运动，使人很容易感受到疲劳而注意休息，反而不会引起损伤。在不费力的重复运动中，身体其他的肌肉看似没有运动，其实它们是处于收缩状态来维持人体的静态平衡。时间一久也会导致损伤而产生疼痛。

（七）维生素和矿物质的缺乏

有学者认为在慢性疼痛治疗的患者中有半数发现还同时存在某种维生素和矿物质的缺乏。人体关键的营养素包括维生素 B_1、B_6、C 和叶酸。钙、铁、镁、钾这些矿物质也是非常重要的。在老年人、孕妇、感情抑郁以及患有严重疾病的人群，更是要注意及时补充。另外许多患者并非摄入维生素和矿物质的量不足，而是摄入了其他破坏它们吸收的东西，从而导致相对的不足。如吸烟会破坏维生素，饮用过量的水能促使维生素 B 的排泄。酒精、抗酸剂和茶内的鞣酸会影响维生素 B_1 的吸收。抗酸剂也会影响叶酸的吸收。口服避孕药会使维生素 B_6 缺乏。抗结核药和皮质类固醇药物也会使维生素 B_6 缺乏。另外过量摄取维生素 C 和叶酸会耗尽你的维生素 B_{12}。钙、铁、镁、钾这些矿物质，是维持肌肉正常功能所必需的元素。钙、铁交换直接参与了肌纤维的收缩和舒张。铁元素帮助肌肉利用随血流传输而来的营养素和氧气。铁元素还参与体温调节，缺铁的人总是觉得冷。但铁摄入过多，会导致皮肤变色、心脏病以及中风后恢复缓慢。钾缺乏会影响心肌和平滑肌的功能。镁有助于机体对钙的利用，低水平的镁与肌肉的过度兴奋和无力也密切相关。

（八）代谢异常因素

当体内化学元素或内分泌失调时，会导致疼痛的产生和增加治疗难度。如五十肩，它的产生与体内激素代谢有关。过了更年期，即使不用治疗，90%以上均可好转或痊愈。甲状腺功能不足会导致临床疼痛的缓解期缩短。甲状腺激素释放不足的典型症状包括肌肉痉挛、无力、僵硬和疼痛，还有慢性疲劳、怕冷、皮肤干燥和月经紊乱。锂元素可以降低甲状腺的分泌水平，而雌激素替换会提高这个水平，所以锂元素会间接地加重人体的疼痛，而雌激素会减轻疼痛。痛风是临床常见的慢性疼痛，它是嘌呤代谢紊乱和尿酸排泄障碍所致血尿酸增高的一组特异质性疾病。痛风时，尿酸盐结晶沉积在关节，导致局部红、肿、热、痛。食物中如过多的豆类、肉和过少的水可能会促进尿酸血症。服用维生素C可以缓解疼痛。

（九）心理因素

疼痛是一种心理感觉。紧张、焦虑和神经过敏会使疼痛加重。心理放松会使肌肉紧张度下降。肌肉放松虽然不可使疼痛缓解，但可以使医生的治疗取得好的效果。

（十）其他因素

许多因素会导致疼痛。慢性睡眠缺乏也是一个重要的原因，内脏的病变，也会产生疼痛，慢性感染也是导致疼痛的又一原因。

总之，诸多的因素会导致疼痛的产生。治疗时，除用超微针刀治疗外，还要根据其发生的原因加以调理，这样才能做到对因、对症治疗，可明显地缩短疗程。

第四节　软组织损伤的病理机制

一、动态平衡失调与静态平衡失调理论

人体在正常的情况下，躯干、四肢的活动在其功能范围内是自由的，可以完成它应当完成的动作称为动态平衡。

由于慢性软组织损伤，使躯干四肢的运动不能在其功能范围内自由

地完成它应当完成的动作则称为动态平衡失调。

人体是一个运动的整体，在日常工作和生活中人体的相关动作是由多块大小不一的肌肉以及相应的骨骼相互协调、相互支持而产生的。其肌肉的协调是由大脑的调节而完成的，人体在准备不充分或无准备状态下的肌肉运动极易造成相关肌肉的负荷过大，超过了其肌肉的抗阻能力，于是产生了损伤，出现渗出等炎性反应，导致该肌肉的力量减弱，破坏了某一动作的运动协调性，也就是该动作的平衡性被打破，产生疼痛，导致该动作的力学平衡性被破坏。另外肌肉损伤使其代偿肌肉负荷增加，久之也会出现劳损，产生渗出等炎性反应，而产生疼痛。这样形成了一个恶性循环，从而出现某一动作的疼痛，动态平衡失调是软组织损伤中最为常见的因素。

人体在正常情况下，关节正常活动度范围内的任意动作，维持固定不动称静态平衡。

由于慢性软组织损伤，人体关节正常活动度范围的某一动作不能维持固定不动称静态平衡失调。

当人体长期（有的数小时，有的长年累月）从事某一动作不变的情况下，即高度的精神集中肌肉处于持续紧张状态，就会使肌肉因过度劳累而出现损伤，产生渗出等炎性反应，使肌肉的顺应性降低，肌力减弱，肌肉出现静态性张力增高，弹性减弱，导致动作的协调性降低，如长期的上网，导致颈肌的劳损。这也是软组织损伤中常见的原因。因肌肉收缩时，肌内压增高，血管被压缩并阻断肌肉的血液循环，而收缩的肌肉仍在做功，代谢产物堆积，组织缺血缺氧，产生疼痛。

二、化学因素变化对感受器的刺激

软组织损伤，究其病因为无菌性炎症引起的，而炎症有变性、渗出和增生三种改变，它们引起局部血液循环障碍，组织通透性增高，代谢产物及炎性介质刺激伤害感受器。伤害感受器由感觉神经末梢构成，分布于全身，当然也分布于软组织内。病变软组织通过化学因素的变化，对其中感受器的刺激而引起疼痛症状。

对软组织损伤进行病理切片显示：其切片上存在着血细胞渗出，组织变性，纤维间质增多等炎症三大特征的病理变化。早期以血细胞渗出为主，因而可见病变软组织肿胀等特征，后期以组织变性及纤维间质增多为主，因此在病程长的软组织病变上有时可扪及条索状物。细菌性炎症的白细胞渗出是以粒性白细胞为主，软组织病变的渗出以淋巴细胞、红细胞、血小板为主。软组织的急慢性劳损及急性创伤性炎症、过敏性或免疫性炎症，在病理检查上均呈类似的表现，都属于无菌性炎症的范畴。当无菌性炎症发生时，组织中 H^+、K^+ 浓度的改变及释放的 5-HT、BK、组胺、儿茶酚胺等致病性化学物质对其中伤害感觉器的刺激，就是引起病人疼痛感受的原因。

三、组织内压的增高对感受器的刺激

病变的软组织因增生、渗出以及静态张力引起内压增高，压力变化对其中受到伤害的感受器的刺激可引起疼痛，由祖国医学的“不通则痛”而转化为“不松则痛”，认为病变的软组织处于紧张或痉挛状态。上海生理研究所对颈腰肢痛的病人进行肌电图检查发现：颈腰肢痛即使在全身肌肉放松状态时，病变部位肌肉受检时都有不同程度的紧张性电活动，而且这种紧张性电活动征象伴随疼痛而存在——痛和紧张性电活动常是同时存在于软组织病变的一侧。正常人在肌肉放松时是没有电活动存在的，即使偶尔有也是很小的，不超过 25μV。因病变部位软组织的紧张性增高，在两侧对比检查时，可发现病变部位常是僵硬的，比对侧是较隆起的，因此病变组织的内压是增高的，压力变化对其中受到伤害的感受器刺激就会产生疼痛。

四、类瘢痕化、纤维化、类骨质增生对感觉神经的刺激与压迫

何为类瘢痕化？它是软组织损伤病理中的一种类似瘢痕增生、粘连的病理现象。说它是粘连，其实不同于瘢痕粘连。有的学生问我，肩周炎患者我们为什么说 3～5 年其肩关节周围肌肉之间的粘连，90% 可以自我痊愈，不需要医疗的干预。是的，肩关节周围炎的粘连，不能与手术后或身上长痈后等形成的瘢痕粘连相提并论。这一种粘连是永久性的，没有自我修复能力。在临床软组织损伤中，有相当一部分的类瘢痕

粘连，在人体抵抗力增强、不良工作环境及不良生活习惯改善后是可以自我修复的。有的学者将肩周炎归属于更年期综合征一类病中，也是类瘢痕粘连的一个强有力的佐证。

何为类骨质增生：骨质增生其实是一种基因缺陷性疾病。它是人体骨质不明原因而增生的一种很少见的骨性疾病。而我们临床上所说的骨质增生，其准确的称法为“类骨质增生”。临床上我们常见的X线片中常常显示的项韧带钙化，以及肌腱的附骨区出现骨化或呈放射状透亮带，这是什么原因呢？我认为在软组织损伤疾病中，受损的肌肉软组织力量减弱，难以维系人体的力学平衡，机体为了增加受损肌肉的力量，调集人体的钙质堆积在受损的肌肉或肌腱上，通过增加受损肌肉或肌腱的硬度，从而达到增加力量的目的。这时我们在X线片中可以见到肌肉或肌腱因钙质沉着而显影，也就是肌肉的透亮度增加。在这一时期如果及时正确调理或医疗干预治疗，很快软组织就能恢复。如果没有得到及时调整，久而久之，钙质沉着越来越多，就会出现钙质堆积，尤其是类骨质增生。反而言之，类骨质增生是软组织损伤的一个佐证。只要见到类骨质增生，就说明其附着在骨面的肌肉或肌腱一定出现了劳损。它是人体的一种保护性反射调节，是集体的预警。一般的骨质增生不会压迫或刺激机体，只有当增生比较大，加之因受凉而出现无菌性炎症时，对走行其中或穿行而过的神经、血管产生压迫或嵌压，引起神经远端的脱髓鞘等病理变化而产生炎症，出现疼痛、麻木等症状。增生越大说明劳损越重。

五、筋膜间室内高压

各种劳损、力学平衡失调、化学因素刺激等因素引起筋膜间室内压增高。这种压力必然导致软组织摩擦、肿胀，以及体积增大，继而对其周围的神经末梢产生刺激。筋膜表面张力增高和筋膜间室内压的增高，均可对分布于其表面或穿过其间的皮神经产生牵拉或压迫，产生疼痛及感觉异常。超微针刀疗法主要是切开筋膜、腱膜、肌肉的外包膜，达到减张减压的目的。当压力解除后，软组织得以平复，痉挛一解除，邻近的血管及神经也得到了释放。其机理后文将做进一步讨论。

六、筋膜再生理论

关于骨质增生我们可以通过 X 线片很直观地发现。前文已提出过，换句话说，只要是看见了骨质增生，也就是附着在该骨头上的软组织发生了劳损。而人体的筋膜是软组织中的一种，很难像骨质增生那样很直观地观察到。其实当肌肉软组织损伤时，也会出现筋膜增生。举个例子，篮球运动员经常会出现中指的扭伤，因为中指为人体最长的手指，最易劳损和损伤。如果损伤后没有得到及时有效的治疗，或继续参与训练，久之中指指节会增大，从而导致其屈曲功能障碍。我就有这样的经历，中指损伤后没有治疗，过了一段时间，中指指间关节的疼痛已基本消失，但中指中节指间关节逐渐增大，以至影响到我的屈指功能，如强行屈指则会产生疼痛。医学上称之为滑膜增生，其机理是指间关节损伤后机体会自动地再生出一些筋膜附在关节周围，就像给指间关节上了一套软甲板一样起固定作用，以帮助关节的自我修复，随着损伤关节或软组织修复后（自我感觉的疼痛已消失），但筋膜的吸收消化过程很长，没来得及吸收（就像骨折后骨痂要 2～3 年消失一样），影响到了正常的活动功能位，也就是当握拳时关节产生疼痛。最后我中指中节指节完全自我修复在两年半后。从这一自身的病例我们可以感觉到，当肌肉软组织出现损伤后，肌纤维会散开，导致无力，机体会在其附着点处再生一些肌筋膜将其涣散的肌纤维捆扎起来，从而增强肌肉的抗拉力和肌力。也就是祖国医学所说的“肉之尽头之横络”。一般增生的筋膜与肌纤维垂直的捆扎关系，这种再生的肌筋膜是帮助修复受损的软组织，这和骨质增生是人体的一种保护性反射一样，久之则对肌肉的束缚过大过强，过久后会对其运动功能起到限制作用，甚至产生牵拉疼痛。

七、痹症学说

慢性软组织损伤性疾患，按中医分型属痹范畴。痹症的形成中医认为“风、寒、湿三气杂至，合而为痹。”前文也提到的受寒是痹症的主要原因。痹者，闭也，闭塞不通之义。外伤日久，再“寒温不时”，“则气血凝结，与故邪相袭”，闭而不通而为痹。

《素问·宣明五气篇》:"五劳所伤，久视伤血、久卧伤气、久坐伤肉、久立伤骨、久行伤筋是谓五劳所伤"。其中所谓：血、肉、筋都是指软组织，所谓"久"就是指长时间，即现代所说的劳损相符，亦即慢性软组织损伤。

当然祖国医学的痹不只是指软组织损伤疾患，它包括的范围较广，有筋痹、骨痹、皮痹、脉痹、肌痹等多种疾患。慢性软组织损伤只是其中痹症的一个类型。

《杂病源流犀烛》一书中对"痹"的说明更加清楚："痹者，闭也，三气杂至，壅蔽经络，血气不行不能随时祛散，故久而为痹。或遍身或四肢挛急而痛者，病久入深也。"

所以气血运行不畅导致筋肉挛急而痛，这也是软组织损伤原因的中医解释。

第五节　软组织损伤的特点

一、软组织损伤的临床表现

1. 疼痛

疼痛是软组织损伤患者的常见症状，如头部、颈部的软组织损伤会引起头痛；肩部软组织损伤会引起肩痛；腰臀部软组织损伤会引起腰部及下肢的疼痛；天气变化，特别是受寒可使软组织病变的疼痛加重，同时受寒也是软组织病变治愈后复发的主要因素，也是软组织损伤患者就诊的主要原因。

引起颈肩腰腿痛的原因，大体可分为 4 类：

（1）脊柱骨关节的创伤和疾病，如骨折、脱位、结核、骨髓炎、肿瘤、风湿和类风湿等。

（2）外源性颈腰肢痛，包括内脏疾病，感染性疾病（如上呼吸道感染引起头颈痛、周身痛等）及精神因素所致的颈腰肢痛。其中内脏疾病引起的颈腰肢痛尤要注意，在诊断中应排除内脏疾病引起的牵扯痛或感应痛，如胃溃疡后壁穿孔及胃窦部肿瘤可刺激腹后壁引起两肩胛骨之间的背痛；肝、胆疾病可引起右侧肩背部痛；肾结石可引起阴囊区或腰部疼痛；肺结核可引起背痛；肺尖部肿瘤当与胸壁粘连时，可直接刺激 T_1 神经根，产生沿臂丛下干的放射痛，直达前臂尺侧。

（3）椎管内疾病，如椎管狭窄、椎间盘突出、椎管内肿瘤等。

（4）软组织本身的病变。软组织分布全身，不同部位的软组织损伤都会引起无菌性炎症反应，阻碍了病变部位的血液循环，一方面新鲜的血液、营养物质不能进入病变软组织，另一方面产生的具有化学性刺激的代谢产物不能排出体外，积聚在病变软组织中引起组织肿胀，前者的物理性压迫或牵拉，刺激感觉神经末梢引起软组织痉挛产生疼痛，后者的化学性刺激感觉神经末梢引起软组织痉挛产生疼痛。

在某种意义上，疼痛的性质可大致反映疾病的性质。临床上经常遇到跳痛、灼痛、点击痛，这几种疼痛的性质比较接近，但其病变性质各异，若不加以区别，很易发生混淆。

（1）跳痛：跳动的发生常随动脉的搏动而短暂加剧。多发生于炎症后，因敏感的神经末梢所在组织膨胀压力而产生规律性或阵发性疼痛。疼痛剧烈难忍，以颈枕部最为常见，多由枕大、小神经或局部血管有炎症时产生，如常见的神经血管性头痛。

（2）灼痛：灼痛多因化学物质刺激感受器而产生。其疼痛部位较浅，有些类似于皮肤接触辣椒后的辣痛感。如皮肤烧伤、暴晒伤，局部软组织炎性渗出也会引起灼痛。此种疼痛多为皮神经受到伤害刺激所引起。

（3）点击痛：点击痛是根性痛的一种表现。神经根受刺激可产生，敏感的神经根受到硬脊膜摩擦、撞击或其周围组织短时间内压力升高，如咳嗽、喷嚏刺激均可引起点击痛。

传统中医对疼痛也有其分类法及与之相对应的病因、病理。按疼痛性质来辨，分刺痛、麻痛、跳脓样痛、裂痛、灼痛、钝痛、酸痛、抽掣痛、啄痛等。其中与软组织损伤临床较为密切的有刺痛、麻痛。刺痛多为血瘀，临床治疗多选用刺络放血的办法；麻痛多血虚，治疗多选用补益气血的方法来治疗。

2. 功能障碍

软组织病变除疼痛外，常常因软组织间的无菌性炎症反应而出现软组织之间或软组织与骨组织之间的粘连；或因局部的肿胀牵拉或压迫使原本的活动范围被限制；或因患者的个人痛阈值不同而通过制动来避免引发疼痛的保护性措施。

总之以上原因常常导致肢体的活动障碍，如肩关节周围软组织损伤会导致肩关节三个运动轴不同程度地出现运动功能障碍，如肩关节上举、背伸、搭肩等动作受限，膝关节软组织损伤会导致患者上下楼功能障碍，或下蹲、起立障碍。功能障碍的程度及功能障碍的范围，对临床也起到诊断作用，如冈上肌撕裂或肩袖完全撕裂，当肩外展时可看到三角肌用力收缩，但不能外展举起上臂，越用力肩越高耸，但只是在开始30°～60°有困难。患者往往因疼痛而功能受限，其余角度外展则正常。如果帮助病人外展到这个范围以外，三角肌便能完成外展动作。肩关节外展60°～90°时疼痛则是肩峰下滑囊炎的疼痛特点；肩关节外展90°～120°时疼痛是冈上肌损伤时的疼痛特点；肩关节外展120°以上时疼痛是背阔肌损伤的疼痛特点。功能障碍也是评价疗效的一个标准，如肩关节周围炎患者，肩关节周围软组织得到有效的治疗后，功能受限程度会随之逐渐减少，这也是评价疗效的一个重要标准。

功能障碍是我们临床诊断的一个法门。大家都知道，疗效的取得首要的因素是明确诊断。如何做到明确诊断呢？我们抓住“功能障碍”这一特征，只要我们解决了患者的功能障碍，那么软组织损伤也就是被我们治愈了。在运动医学中，每一个动作的产生是因其相对应的肌肉收缩来实现的。换句话说，只要找出功能障碍的动作或姿势，分析其动作的参与肌肉，根据运动学的原理就明确了受损的软组织，然后用超微针刀对其进行治疗，疗效立竿见影。比如，膝关节疼痛的患者就诊时，我们就会问患者是上楼痛还是下楼痛。如果是上楼时膝关节疼痛，根据运动医学，上楼股四头肌起主导作用，以治疗股四头肌为主；如果是下楼时膝痛，我们就会考虑是髌下脂肪垫劳损或者考虑腘绳肌损伤。例如，肘关节上方疼痛的患者就诊时，我们就会问患者是端物体时疼痛，还是提暖瓶倒开水或拧毛巾时疼痛、或者是扫地时疼痛。端物体时肘关节疼痛，我们治疗肱二头肌。因为此时肘关节为半屈状态。肱二头肌处于等长收缩，维持着静态平衡。扫地时疼痛我们治疗肱三头肌，其实扫地时，特别是反向扫地时，肘关节伸直动作，此时主要受力的是肱三头肌。提暖瓶倒开水和拧毛巾动作时疼痛，我们治疗桡侧伸腕肌。因为提暖瓶倒开水时手腕始终处于伸腕状态来对抗暖瓶的重量，拧毛巾的动作也是一个伸腕的复合动作。所以诊断疾病，一定要有一个思路，要明确我们要给患者解决什么。如果从疼痛这一领域来考虑，那面就太广了。前面我们列举了10条引起疼痛产生的机理及原因，分析起来就复杂得多，而“功能障碍”这一领域，通过运动医学知识，我们很容易得出结果。当然功能障碍还有其他复杂的原因，比如脑部病变导致了半边肢体的功能障碍或动作的异常。这也是我们在鉴别诊断中要加以考虑的因素。软组织损伤中，并不是说只有功能障碍诊断这一思路，比如有相当多的患者软组织损伤出现肢体麻木，并没有功能障碍，我们就得另开法门。如神经定位诊断法，分析是皮神经卡压，还是运动神经卡压，然后结合病因、病位、病理以及神经定位的解剖医学加以分析，作出明确的诊断。

3. 自主神经紊乱的症状

软组织损伤病变中因粘连、压迫或无菌性炎症的刺激，引起临近的自主神经产生相应的症状。

（1）头部软组织病变：可产生头皮增厚感、头闷胀、头困、头脑昏沉、记忆力下降等症状。

（2）颈部软组织病变：可产生眩晕、偏头痛、身体不稳、乘船感、视力模糊、视力下降、飞蚊症、复视、眼干、重听、耳鸣、耳根痛、耳部拉紧感、面颊部疼痛及心律失常、血压升高或降低等症状。

（3）背部软组织病变：可产生前胸痛、心慌、束胸感、呼吸不畅、气憋、后背发凉感、蚁走感等症状。

（4）腰部软组织病变：可产生恶心、呕吐、嗳气、呃逆、腹胀、消化不良、胃纳不佳、腹痛、便秘或腹泻等肠功能紊乱症状，以及月经不调、痛经、尿频、尿急、阳痿等症状。

（5）腰骶部软组织病变及股内收肌病变：可引起肛门痛、会阴部痛、阴囊痛、阴囊部潮湿寒冷、性交痛等症状，有些病人还可引起下肢寒冷或烧灼感等症状。

有人统计，软组织病变引起的这些相关症状达 120 余种，由于这些自主神经紊乱症状的存在，给软组织诊断带来一定的困难，使一部分软组织病变病人常常混杂于内、外、妇、神经科等其他科室之中，医者只注意症状来治疗，没有深究其实质，往往造成误诊，成为这些临床科室中久治不愈的疑难杂症。临床中只要将软组织病变治愈，则其自主神经紊乱症会随之而减轻或消失，也就是前文提到过的超微针刀内科病的治疗，这也是一些依据。

二、软组织损伤的临床特点

（一）压痛

软组织损伤临床常见的部位在四肢关节及腰背部周围的肌肉韧带筋膜的骨附着点处，或感觉神经从病变筋膜、肌肉的穿出处等部位，其压痛点多分布于肌肉或韧带的起点、止点或肌腹上。其表现为肌肉、筋膜、韧带、关节突及滑膜的损伤，损伤部位产生无菌性炎症反应，如充血、水肿、纤维组织增生和粘连、导致病变局部出现压痛，压痛有的只局限于病变局部，有的可沿神经走行方向传导或沿肌肉走行方向传导。压痛是我们临床医生诊断软组织损伤的一项重要触诊方法。如竖脊肌（骶棘肌）病变，可在相应的椎板部位找到压痛点；横突间肌、腰背筋膜中叶病变，可在横突部位扪及压痛；股内收肌病变，可在耻骨联合及耻骨上、下支部位扪及压痛点等，这些都是病变软组织的附着点。又如腓浅神经病变可在小腿腓侧的中、下 1/3 处腓浅神经穿出筋膜处扪及到压痛点；其他如髂嵴中点压痛，表示臀上皮神经病变；骶髂关节病变时，在髂后上棘与髂后下棘之间有压痛；在坐骨结节外缘与髂后上棘连线中间稍偏上，相当于针灸秩边穴附近有压痛，表示坐骨神经干出梨状肌下孔处病变；坐骨结节与股骨大转子连线中、内 1/3 交界处或臀皱襞中间（承扶穴）有压痛，表示坐骨神经干病变；于坐骨结节外缘处有压痛，表示股后皮神经病变；介于股二头肌和内收肌之间，相当于殷门穴部位有压痛，表示股段坐骨神经干病变；在腘窝横线上 2～3cm 处之腘点处有压痛，表示坐骨神经分叉处病变；在腘窝中间，相当于委中穴有压痛，表示胫神经病变；腘窝外侧的股二头肌内缘，相当于委阳穴有压痛，表示腓总神经病变；在腓骨小头外下方，相当于阳陵泉附近处有压痛，表示腓总神经分叉处病变；小腿后侧中间，相当于承筋穴及承山穴处有压痛，表示胫神经病变。沿胫骨嵴外侧，相当于足三里、上巨虚穴部位有压痛，表示腓深神经病变；外踝后，相当于昆仑穴部位有压痛，表示腓长神经病变；内踝后，相当于太溪穴部位有压痛，表示胫神经病变；腹股沟中点，紧靠股动脉的外侧，相当于冲门穴部位有压痛，表示股神经病变；髂前上棘内侧，相当于五枢和维道穴部位有压痛，表示股外侧皮神经病变……

压痛点不仅可反映软组织病变的存在，并且可反映病变的程度。轻压就明显疼痛，表示病变较重。经有效治疗后，随着疼痛程度的减轻，压痛的程度也减轻，直至重压才感稍痛或不痛，表示软组织病变基本恢复。压痛点的检查，也可反映软组织病变的范围；压痛点愈多，说明病变范围愈广。经治疗后，随着压痛点的减少，病人的软组织病变的范围也会减小。因此，压痛点的检查也可判断治疗效果的好坏。病人症状的减轻常比压痛点反应要早、要快。如果病人症状一减轻而压痛点还存在时就停止治疗，由于软组织病变治疗的不彻底，当遇有气候变化、劳累等因素时，容易使症状复发或原已减轻的症状又加重。因此，软组织病变引起的疼痛，应以压痛点消失或基本消失为停止治疗的指征。

（二）结节

对慢性长期的软组织静态损伤或动态损伤中的病变中，由于肌肉长期处于持续的收缩状态，即使停止工作，肌肉仍不能恢复舒张状态，有的数小时，有的甚至数年，医学上称为“静态残余张力”。它是一个缓慢的过程，力的载荷速度很慢，受力点主要是肌腱和骨的连接面，主要是骨膜部位，发生炎症反应，人体自行修复的过程中会发生结疤和粘连，出现筋膜增生或肥厚及钙质沉着，甚至骨质增生，炎症反应的后期以组织变性及纤维间质增多为主，当医生在检查这些部位时可明显地感受到其病变处的变化，医者手下可触及条索状痉挛的肌腱或筋膜。根据其病变部位的不同及病变软组织的不同可触及大小不一的结节。

1. 结节的种类

（1）团块状结节：一般此类结节多发生在肿胀的腱鞘上、皮肤上、皮下组织，如腱鞘炎、脂肪瘤、皮脂腺瘤等。此类结节中点有明显的囊性感，手指可扪及中央软而边缘较硬的团块，另一类团块状结节好发于骨游离端，因其上面附着的肌肉或筋膜较多，有一条附着的肌肉劳损发生炎症，则炎症可波及整个骨游离端，所以形成的结节点就较大，如腰3横突点、十二肋游离端，此类结节质地较硬，中央无囊性感，压痛明显。

（2）条索状结节：一般发生在肌腹或肌腱上，当肌肉发生无菌性炎症时，肌肉出现肿胀痉挛可在肌腹或肌腱上扪及绷紧的条索状结节，此类结节与肌肉或肌腱的走行相一致。如梨状肌炎时可在臀部扪及肿胀的梨状肌肌腹，斜跨于股骨大转子与坐骨大孔之间。另一类条索状结节，特别是发生在肌肉附着点附近或肌肉附着点上的条索结节，但此类条索结节的走行方向与肌肉是垂直的，起捆扎肌纤维的目的，这种条索结节才是超微针刀松解的结节，而前者结节是做圆利针的条索结节。一般临床有很多的肌肉都可以扪及肌肉或肌腱的条索，在正常人的身体也可以扪到，但靠手感不易与异常结节相区别，所以要通过压痛的程度来左右对比方可鉴别是否异常，最后才能确定此条索结节是否因劳损所致。当然随着手感的熟练程度，也可直接根据其肌肉的走行方向来判断该条索是否是超微针刀的治疗点。

（3）颗粒状结节：颗粒状结节可大可小，大的如花生米，小的如芝麻粒，主要是肌腱与骨突附着点处，因劳损而钙质沉着、变硬，甚至出现钙化或骨质增生，如“板机指”，可在拇指的掌指关节掌面根部触及米粒大小的结节。

（4）圆锥状结节：圆锥状结节一般发生在骨突的部位，当该部位出现增生时或附着的肌肉韧带发生钙化时，局部软组织变硬，可触及增生的圆锥状结节，如网球肘病变时可在肱骨外上髁上触及变尖的筋膜增生发生钙质沉着的钙化面。

（5）不规则状结节：此类结节多发生在有多条肌肉附着的骨面上，因其有多条肌肉劳损，其附着点虽在一个骨突上，但附着区不在同一方向上，因某一处的附着点软组织发生劳损痉挛，会牵拉骨性组织，使这一骨性组织上附着的多条肌肉软组织也发生痉挛，各自都产生不同程度的结节，医生在检查的时候，同时都可以触及不同肌肉的损伤结节，手下呈现不规则形状的结节，另外，此类结节也发生在肌肉与肌肉之间的交叉部位，因两条交叉的肌肉不同步收缩，使肌肉与肌肉之间出现摩擦，从而发生无菌性炎症，久之粘连形成结节，肌肉交会点处形成硬化条索，且方向不一致，甚至有的部位有多条肌肉交叉穿过的区域，一旦劳损会形成多条不规则的条索交叉现象，所生成的结节也呈现不规则形状。如在肱骨大结节上劳损时容易触及不规则的病变结节点。

（6）瓦片状结节：瓦片状结节临床不是十分常见，多发生在肌肉丰厚的部位，且多数因外伤所引起。如重物击伤或车祸。以大腿、臀部及小腿腓肠肌处多见。多因外伤导致皮下出血，血块吸收不良，机化变硬所致。沿皮下分布，像布瓦样覆盖在皮肤下面，上下可推动，严重地影响患者的活动功能。我曾治疗的一个患者，因车祸导致臀部出血，当时并未引起重视，在医院拍 X 线片未见骨折，就没有做相关的治疗。至第二天才见臀部淤青一大块，七天后局部开始变硬，行走时动作略缓慢，用手触摸时有一个手掌大的发硬的结节，手可推动，结节可上下滑动，后经过中药外敷的方法治愈。这类结节因其面较大，不是超微针刀松解的治疗范围，所以此类结节超微针刀无效。

2. 结节的好发部位

（1）肌肉的起止点上，如喙肱肌的起点喙突点。

（2）肌肉与肌肉之间的交会点，因两条肌肉之间不同步地收缩，发生摩擦而形成结节，如髂肌与腰大肌如果发生不同步的收缩或在无准备的情况下收缩，两块肌肉于腹股沟的交会点会出现结节。

（3）肌肉力学的受力点或凝力点：如肩胛提肌 4 个起点中的第二颈椎的横突点，因为第二颈椎的横突最大，附着点最大，应力最大，极易劳损。腰脊上韧带损伤中的第七颈椎棘突点，因为第七颈椎棘突最长，应力最为集中，最易劳损。所以起点中颈二横突最易劳损。

（4）骨的游离端：如第 3 腰椎横突点，十二肋游离端，剑突等。

（5）骨性突出点：如肱骨外上髁，股骨大转子等。

（6）高应力腱性组织点：如项韧带的损伤钙化点。

（7）神经出口点：如臀上皮神经出口点，在髂脊后缘，中点旁开7～10cm。

（8）关节连接处：如膝关节内侧副韧带损伤时，在膝关节内侧的结节点。

3. 正常结节与异常结节的鉴别

正常人体中也有结节，而且正常结节在力量大时的按压也有压痛，如我们常摸着的肌肉如胸锁乳突肌在乳突处就有压痛。那么怎样识别正常结节与异常结节呢？我们采用双手同时左、右触压的方法，左、右手分别按压与身体对称的两侧，用力按压，左右手力量一致的情况下通常从以下三个方面来鉴别正常结节与异常结节：

（1）比压痛：左右手在力量相同、左右部位对称按压的作用下，疼痛大的结节为病变结节。

（2）比大小：在解剖没特异变化的情况下，比相邻上下的结节大小，异常的则是病变结节。如腰大肌损伤时，第一腰椎或第二腰椎棘突会增大。而第七颈椎棘突与第六颈椎棘突因解剖的特异性没办法比。

（3）比结节软硬程度：在压痛的前提下，我们要做左右对比、上下对比，异常结节要么比正常的结节软，要么比正常的结节硬。比正常结节软的多半病变部位位于肌腹，为组织水肿。比正常结节硬的多半病变部位位于肌腱上，前面我们谈到类骨质增生问题时，肌肉力量减弱，机体为了增加肌肉的力量使钙质堆积在肌腱上，所以硬度比正常结节较大，为骨质增生。

（三）运动时疼痛

肌肉软组织的运动包括主动运动、抗阻运动和被动牵拉，只要存在损伤时，肌肉以上的三个动作必然会产生疼痛。临床上最难分析的也就是运动疼痛。运动时我们既要考虑主动肌运动产生的疼痛，也要考虑拮抗肌的被动牵拉所产生的疼痛。而被动牵拉产生疼痛的机理如果再加上链条理论，那么分析出来就要一个很长的经验摸索过程。也就是说，这种疼痛可能是很远处的一个肌肉收缩而引起。比如足跟痛，很可能是颈肌收缩所造成，因此我们治疗足跟痛就有一个治疗点在第六、七颈椎棘突旁。

软组织病变时，因炎性物质的刺激使肌肉处于痉挛状态，肌肉静态张力增高，此时被动牵拉，等于加重了静态张力，使痉挛更加明显而出现疼痛；当肌肉主动收缩或抗阻收缩时，肌肉的起止点受到强大的牵拉力，感觉神经末梢受挤压或牵拉而出现疼痛。如肱二头肌短头肌腱发生病变时，肘关节的屈曲和伸展时均可引起肌腱附着点肌肉疼痛。

以上三点是我在临床治疗软组织损伤病变中的总结，有些学者认为软组织损伤中，病变软组织会出现摩擦感及弹响，临床上我也常遇到，如急性桡骨伸腕肌腱炎病变时，患者伸腕时可在其肌腹上触及摩擦感（如捻发音），再者弹响也发生在腱鞘炎病变中，这一点很多临床医生均有感觉，但临床中有相当多的正常软组织在循按时也可出现弹响，我认为弹响只在部分软组织损伤中出现，有些新生儿关节之间也可触及摩擦感及弹响，不具有代表性，所以未列入此节范围。

第二章　软组织损伤的物理检查

第一节　一 般 检 查

有效的治疗取决于正确的检查与诊断，因此诊断的正确性是治疗疾病成功的前提。临床上我们的主要诊断思路是根据患者引起疼痛的功能障碍动作或姿势来分析、确定受损的软组织，或者根据神经定位学来诊断是什么神经卡压而出现的临床症状，诊断思路明确，然后辅以一些常规的临床检查手法及临床的一些辅助检查，如 X 线片、CT、MRI 等。这样多方面、立体的检查模式，才能精确了解疾病的发生、发展、治疗经过，了解疾病的症状、体征、发病时间以及以前的健康状况，认真听取患者的主诉，分清患者就医的主要症状和次要症状，疼痛的性质，疼痛发生的先后顺序，以及疼痛引起的功能障碍或者加重疼痛的动作或姿势，以利于我们分析其疾病参与的肌肉、软组织等，从而做出正确的诊断。如患者告知我们弯腰时腰部疼痛，我们会考虑腰骶三角区有筋膜劳损；后伸腰时，腰部疼痛，考虑腰肋三角区软组织有病变；左右旋转腰时腰部疼痛，我们考虑为腰大肌或腹外斜肌损伤；向一侧侧腰时，腰部疼痛，我们考虑为第三腰椎横突综合征。患者告诉我们膝关节疼痛，我们除问疼痛的性质外，还要问是上楼痛还是下楼痛。如果患者告知是上楼痛，我们多考虑股四头肌的损伤；患者告知是下楼痛，我们多考虑为髌下脂肪垫劳损或腘绳肌损伤。通过以上有目的的询问，可以根据其功能障碍方向或活动加重的动作来分析做出定位诊断。同时还要询问是否还有其他疾病存在，以利于我们分析现在的症状与其他存在的疾病是否有关联。还可以了解其他症状对我们即将采取的医疗方案是否存在着风险。如行超微针刀治疗时，血友病是禁忌证，血糖在空腹时应控制在 11mol/L 以下或餐后血糖控制在 14mol/L 以下。只有在严格的医疗规定内进行治疗，医患安全才能得到保证。

一、望诊

望诊主要是看患者的病变在形态学上的改变。它包括患者疼痛局部的皮肤颜色有无改变（如青紫、红肿），患病部位有无变形（如关节肿大、肌肉萎缩），以及了解患者的步态、关节活动的范围及动作。大致了解患者疼痛姿势和功能受限程度，从而确立损伤的软组织。

二、触诊

触诊的目的是了解软组织损伤的部位、疼痛的程度、疼痛的范围，以及触诊指下的感觉，从而确立超微针刀治疗点。触诊分单手触诊法和双手触诊法。

（一）单手触诊法

单手触诊法分单指触诊和双指触诊。单指触诊主要是拇指触诊，因为人体最为敏感的指头是拇指，依次敏感的指头是食指、中指、环指和小指。单指触诊因为要的指力相对要大，所以拇指是首选指头。单指触诊一般在腰背部肌肉力量大、肌张力高的软组织进行触诊（如第三腰椎横突综合征的触诊）。触诊时拇指在被怀疑的部位来回地上下、左右进行循按。其余四指张开固定在检查部位的旁边起支撑作用，平心静气，体会指下感。

（二）双指触诊法

一般选用食指、中指呈“丫”字形分开，其方法主要是适用于脊柱棘突的触诊，了解棘突两侧的肌筋膜是否有增厚或条索，以及了解脊柱有无脱位、棘突有无偏移。触诊时将两指分开，在棘突两侧上下滑动。一般先从第七颈椎由上往下滑动，直到腰骶棘突。了解脊柱有无偏移。对怀疑的棘突，可以只在其上两个或下两个棘突之间滑动（包括被怀疑的棘突，看这几个棘突是否在一条直线上），以细致地了解棘突旁两侧的筋膜有无增厚或条索。

双手触诊法是非常实用的适合初学者的触诊法。一般是用双手的拇指，在人体左右两侧相同的部位，进行力量均衡的按压，以了解、判定所怀疑的结节点是否是软组织损伤的结节点。如果双手拇指按压的部位在力量一致的前提下出现疼痛或疼痛明显加重的一侧即提示软组织损伤存在。通过双手拇指长期地对比循按，久之则形成经验，只要用手一触及结节就可以判断是否存在软组织损伤，根本不用问病人的感觉。这一点只要有心，医生是完全可以做到的。触诊时，医者拇指在身体两侧以同样的力量，同样的用力方向进行滑动或转动循按，当两手指下感觉不一样时，提示其中一侧有软组织损伤存在。然后稍用力下压，问患者哪一侧疼痛明显，则其疼痛明显的一侧存在病变，这也是超微针刀的治疗点。

三、叩诊

叩诊有肌腱反射的叩诊和深层肌肉以及骨关节的叩诊。前者叩诊是为了进行神经定位诊断，如肱二头肌叩诊是了解第 5、6 颈神经是否被卡压；肱三头肌叩诊是为了了解第 6、7 颈神经是否被卡压；膝腱反射的叩诊是为了了解第 2 ~ 4 腰椎的神经是否有卡压；跟腱反射的叩诊是为了了解第五腰椎、第一骶椎阶段神经是否卡压。以上叩诊是神经节段损伤的一个重要的神经定位诊断法。

对骨关节的叩诊是判断骨关节是否存在着骨折、脱位的诊断。如有以上情况，则患者疼痛会明显加重，为我们的超微针刀治疗做一个病例排除。腰部深层肌肉，如腰大肌损伤，患者告诉医生只有腰痛，而我们通过触诊不会触及痛点。此时在腰大肌的两侧进行叩击，患者会告诉我们存在疼痛，这一点为我们诊断深层肌肉损伤提供了依据。换句话说，深层肌肉软组织损伤，患处不会扪及压痛点，但一定存在着深层的叩击痛。

四、特殊检查

对一些复杂的软组织损伤，我们除一般检查外，还要做必要的实验室检查（如验血、验尿）和其他的如 X 线片、CT、MRI、肌电图、脊髓碘甘油造影、脑血流图检查，其目的是为了排除其他疾病，协助诊断，减少误诊。

第二节　关节活动度的检查

正常关节活动度的范围是判断关节功能障碍的重要标准，对超微针刀的功能障碍诊断是十分必要的，对每个关节活动范围一定要心中有数，这样才能判定异常的阻碍。

人的身体由206块骨头借助骨骼肌构成了关节，每个关节都有各自的活动范围，即我们所说的关节活动度。每个关节的活动关节范围有一定的限制，如超出此活动范围的运动，关节软组织就会造成损伤。当然也有的杂技演员及运动员他们的关节活动度因长期的练习较一般人的关节活动度要大，临床上应加以区分。所以进行关节活动度检查应先询问职业，先确定平时锻炼时的关节活动度，以此为对照才能确定关节活动度是否正常。正常人的关节活动度标准如图2－1—图2－8所示：

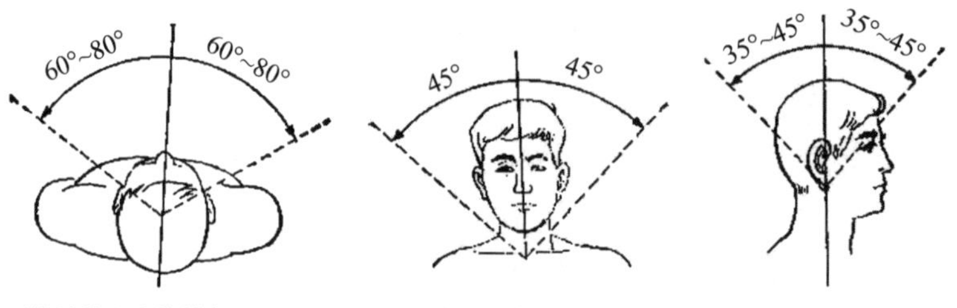

图2－1　颈椎关节活动范围

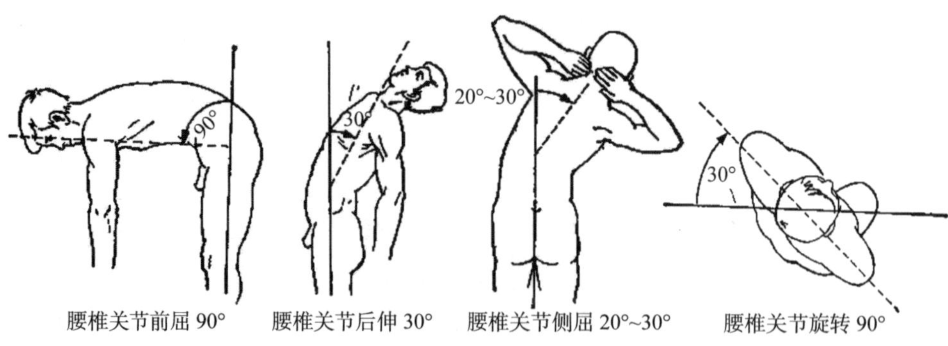

图2－2　腰椎关节活动范围

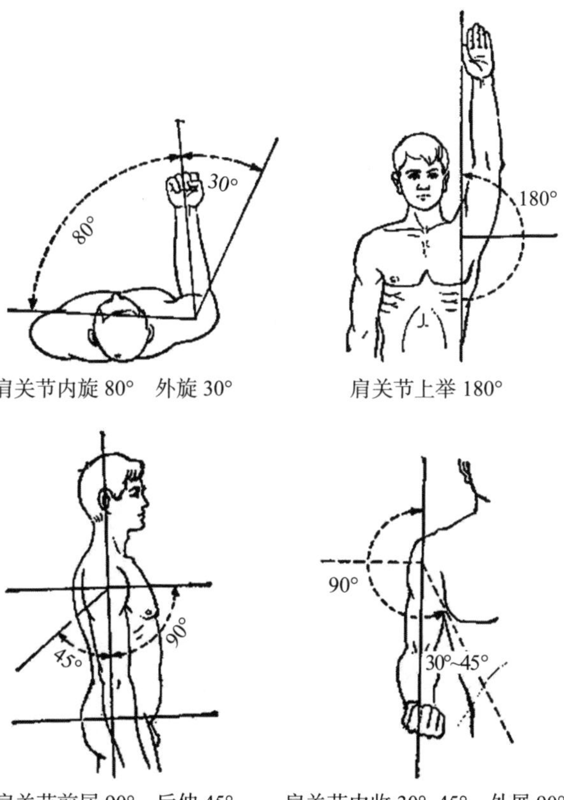

图 2－3　肩关节活动范围

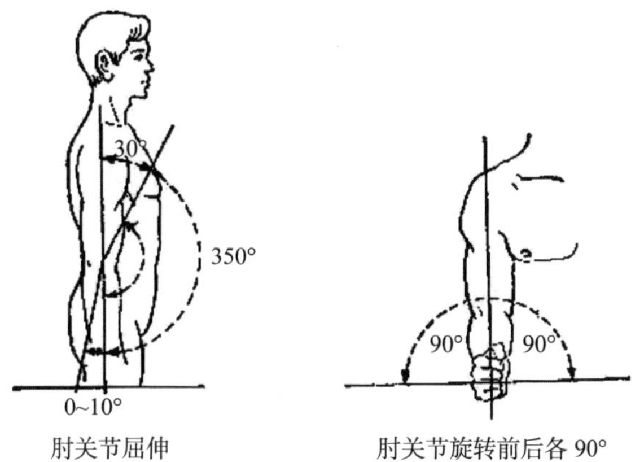

图 2－4　肘关节活动范围

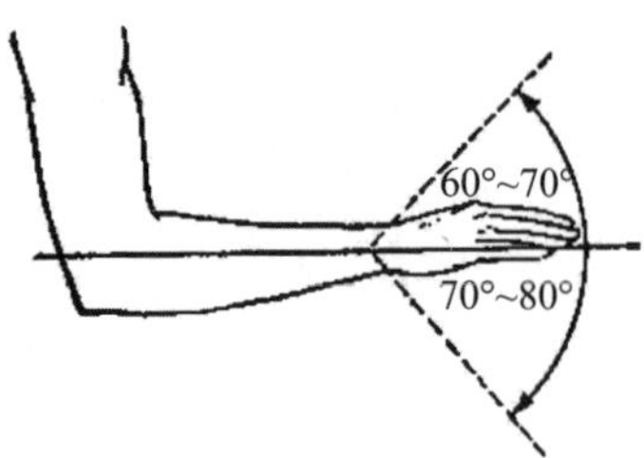

腕关节屈 70°~80°　伸 60°~70°

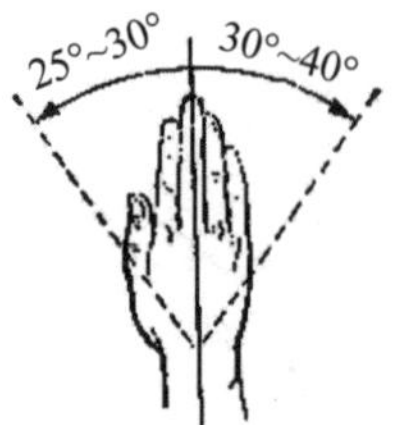

腕关节桡侧倾斜 25°~30°
尺侧倾斜 30°~40°

图 2－5　腕关节活动范围

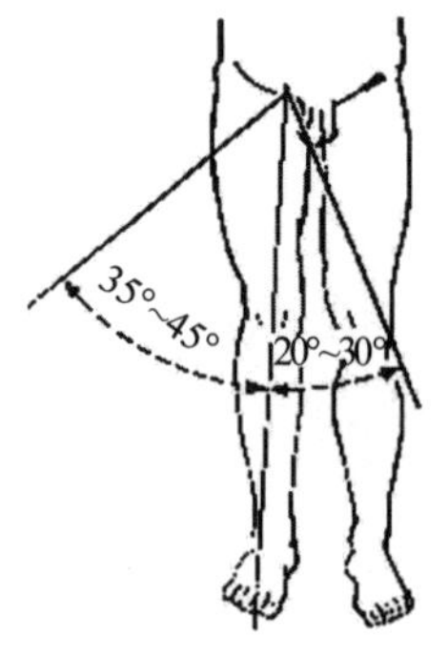

髋关节外展 35°~45°　内收 20°~30°

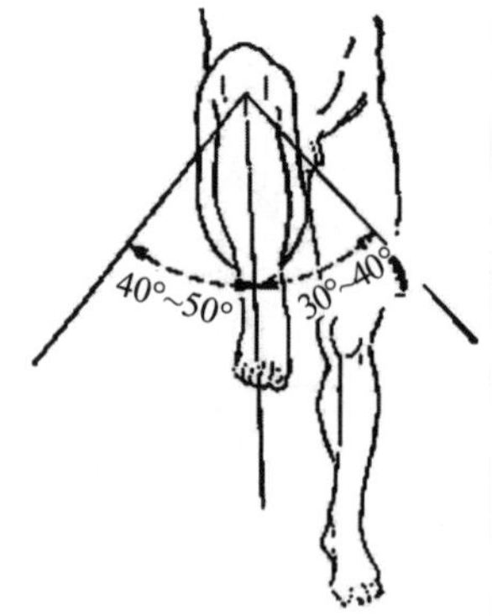

髋关节内旋 30°~40°　外旋 40°~50°

图 2－6　髋关节活动范围

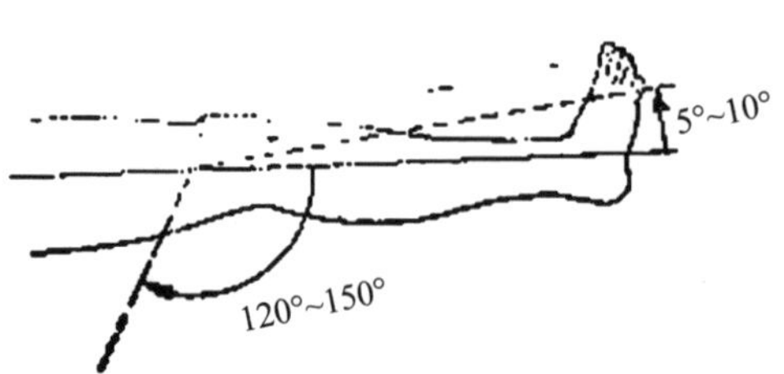

膝关节屈 120°~150°　伸 5°~10°

图 2－7　膝关节活动范围

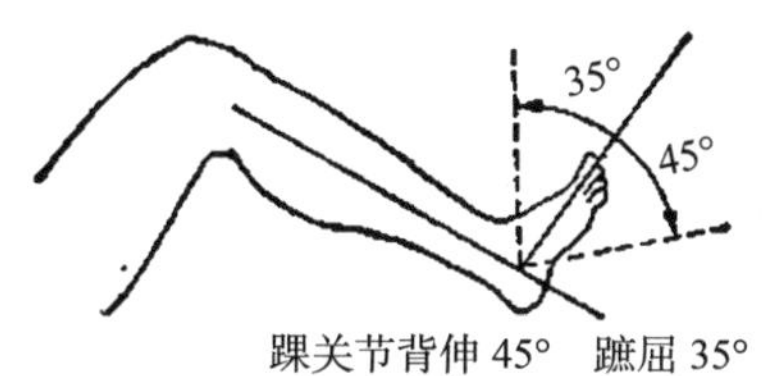

踝关节背伸 45°　蹠屈 35°

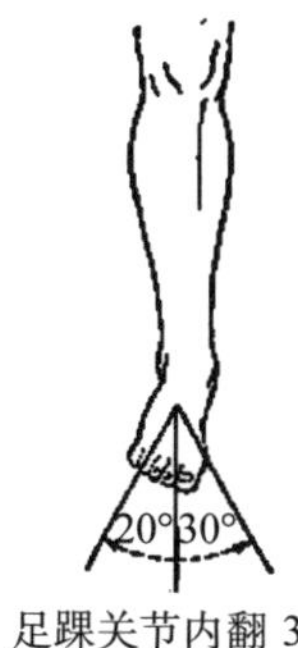

足踝关节内翻 30°
外翻 20°

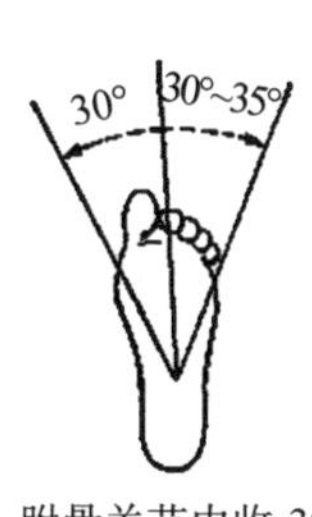

跗骨关节内收 30°
外展 30°~35°

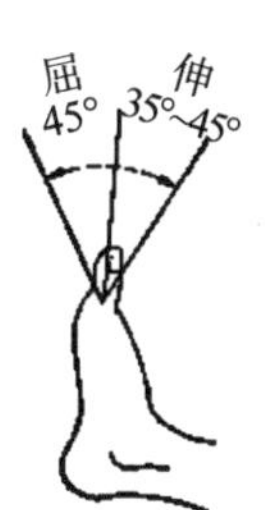

蹠趾关节屈 45°
伸 35°~45°

图 2－8　踝关节活动范围

第三节　主动运动的检查

肌肉的主动活动可表现为肌力的减弱或消失，对肌肉收缩活动的评价有一些不同的标准，以下分别加以介绍。

一、Lovett 的六级五度分类法

0 度：无肌肉的收缩。

1 度：肌肉轻微收缩，不能带动关节活动。

2 度：关节有活动，但不能抵抗地心引力。

3 度：抗地心引力，关节活动到位，但不能抗阻力。

4 度：可抗一定的阻力，活动到位。

5 度：完成正常的生理活动，并抗强阻力。

Lovett 的分类法，对单块肌肉的肌力测定较准确，但一个关节的活动是由多块肌肉、多根神经所支配的，对评价一个关节活动相关的肌肉情况不够确切，因此英国医学研究会提出了神经运动功能的综合评价

标准。

二、肢体神经运动功能综合评价方法

1954 年英国医学研究会（BMRC）为综合评价一个肢体近侧肌肉与远侧小肌肉的恢复情况，以及肢体协调性的恢复而制定的评价标准。

M_0：肌肉全无收缩。

M_1：近侧肌肉恢复收缩。

M_2：近侧肌肉与远侧肌肉恢复收缩功能。

M_3：所有重要肌肉均能对抗阻力。

M_4：肌肉的协同作用开始恢复。

M_5：肌肉运动完全正常。

如以正中神经功能恢复情况的综合评价为例，当仅有旋前圆肌恢复收缩，肌力评价为 M_1；如大鱼际肌也恢复收缩，则肌力评价 M_2；如正中神经支配肌力恢复收缩到可抗阻力，则肌力评价为 M_3；当与其他肌肉可以协同作用时，方可定为 M_4；M_5 为运动完全正常。由于运动检查及评价的方法不同，对于神经恢复的优劣程度的评价，需先明确评价的标准是什么，才能进行正确的评价。BMRC 所制定的标准较 Lovett 的标准要求较高，评定级别时要比后者低一个级别。

第四节　特殊手法检查及试验动作的检查

一、颈部

（1）颈丛牵拉试验：患者端坐，检查者立于患者后侧，一手将患者肩部下压，另一手将患者头部向另一侧推移，出现颈肩部疼痛或麻木感加重为阳性，如头向侧位中线前侧提示肩胛提肌损伤，向侧位中线后侧提示前斜角肌损伤。

（2）臂丛牵拉试验：患者端坐，检查者立于患者后侧，一手牵拉患侧上臂前肢，一手将患者头部向另一侧推移，若出现颈、肩或上肢疼痛或麻木感加重为阳性，提示下颈段神经根损害。

（3）椎间孔压缩试验：患者端坐，颈部直立，检查者双手置于头顶部逐渐加力或头歪向一侧下压，肩或上肢疼痛或麻木感加重时为阳性，提示椎间孔变窄，神经根损害。

（4）位置性眩晕试验：患者端坐，检查者一手扶下颌，一手扶枕部，将患者两侧颈部旋转或伸屈时头痛加重为阳性，提示椎动脉供血受阻，多为头后大小直肌损伤。

（5）转颈屏气试验：患者取坐位，上肢外展深吸气后屏住呼吸，将下颌转向患侧，检查者同时下压患侧肩部，桡动脉明显减弱或消失为阳性，提示锁骨下动脉供血受阻，多为前斜角肌损伤。

（6）头部上提试验：检查者一手托起患者下颌部，一手扶枕部并向上提牵头部，若患者上肢疼痛、胸闷、心慌减轻，提示与颈椎疾病有关。

二、肩部

（1）肩疼痛弧试验：患者肩关节外展90°～120°引起疼痛，再往上举疼痛缓解，当肩关节放到120°～90°时疼痛再次出现，小于90°以下疼痛又缓解，提示冈上肌肌腱损伤。

（2）肩前旋抗阻试验：检查者将患者曲肘90°时，嘱患者抗阻力旋前，如在肩前结节间沟部疼痛阳性，提示大圆肌损伤。

（3）肩后旋抗阻力试验：检查者将患者曲肘90°时，嘱患者抗阻力后旋，如在肩胛骨喙突出现疼痛为阳性，提示肱二头肌短头损伤或炎变以及大圆肌损伤。

三、肘部

（1）腕背伸抗阻力试验：患者腕屈曲，检查者一手压于患者手背部，令患者用力背伸出现肘外侧疼痛为阳性，提示为肱骨外上髁炎，为桡侧腕伸肌损伤。

（2）前臂旋前伸直试验：患者半握拳，手微屈，肘微屈，腕尽量屈曲，前臂完全旋前再伸直，如肘外侧疼痛为阳性，提示为肱骨外上髁炎。

（3）腕掌屈抗阻力试验：患者腕部屈曲抗阻力时则肘内侧疼痛为阳性，提示为腕横韧带掌侧劳损。

四、手腕部

（1）握拳试验：患者将拇指握于掌心引起桡骨茎突疼痛，在向尺侧屈腕疼痛加重为阳性，提示桡骨茎突狭窄性腱鞘炎。

（2）拇指背伸抗阻力试验：患者将拇指背伸外展抗阻力时，桡骨茎突处疼痛为阳性，提示为桡骨茎突腱鞘炎。

（3）拇指掌屈抗阻力试验：患者将拇指掌指抗阻力时第一掌骨头掌侧疼痛为阳性，提示为拇长屈肌腱鞘炎。

（4）扳指试验：将患者拇指屈曲状态，被动伸直有弹响则为阳性，提示指屈肌腱鞘炎。

（5）三角软骨挤压试验：患者腕部做内旋运动同时再向尺侧倾，这时可以由于挤压了三角软骨而出现疼痛为阳性，提示为三角软骨损伤。

（6）叩击试验：检查者用手指叩击患者桡侧腕屈肌与掌长肌之间，如患侧中指有触电样或麻木感为阳性，提示为腕管综合征。

五、背部

（1）高举挺胸试验：患者两手超肩高举，再做挺胸动作，如觉背痛或胸痛为阳性，提示胸椎小关节紊乱症。

（2）半屈扭转试验：患者腰部伴前屈继而扭转背部，如觉背痛或胸壁痛为阳性，提示胸椎小关节紊乱症。

六、腰部

（1）腰椎旁叩击试验：患者俯卧，检查者在患处椎旁轻轻叩击，若下肢出现麻木为阳性，提示为椎间盘突出症。

（2）直腿抬高试验：患者仰卧，检查者以一手握其足跟，另一手保持膝关节在伸直位，将下肢抬高，一般能自动抬高 80°～90°，除腘部感觉紧外，无其他不适者为正常。直腿抬高角度两腿相差 50% 或 50% 以上为阳性，提示竖脊肌、骶结节韧带及肌二头肌损伤。

（3）腘神经压迫试验：患者仰卧，检查者将患者患侧髋及膝屈至90°，然后逐渐伸直膝关节至开始有坐骨神经痛为止，在将膝放置到刚刚不痛的体位，以手指压迫股二头肌腱的腘神经，此时如有腰至下肢的放射痛为阳性，提示腰椎间盘脱出症。

（4）轴位牵拉试验：患者仰卧，两肘伸直，双手握床头栏杆，检查者用手沿其躯干的纵轴方向牵引健侧下肢，让患者在膝伸直位抬高患侧下肢，并与不牵引时对比，能升高者说明是可复位的腰椎间盘突出症，不能升高者提示为腰椎间盘突出严重粘连。

（5）骨盆回旋试验：患者仰卧，极度屈曲髋及膝使臀部离床，腰部被动前屈，如疼痛明显者为阳性，提示下腰部有劳损或腰骶部有病变。

（6）股神经牵拉试验：患者俯卧，下肢伸直，然后使下肢过度后伸，如大腿前侧疼痛呈放射性为阳性，提示为腰3、4椎间盘突出症。

（7）腰屈加重试验：患者站直令其做腰前屈活动，若受限并有下肢麻木加重为阳性，提示腰椎间盘侧后方突出症。

（8）下肢对侧牵拉试验：患者仰卧，令其直腿抬高一下肢，如另一侧下肢出现麻木为阳性，提示为腰神经根粘连。

（9）后伸腰凹陷试验：患者站立，令其后伸腰部，若腰部出现凹陷或麻木加重为阳性，提示脊柱向前滑脱症。

（10）腰椎过伸试验：患者站立，腰椎过伸时两下肢麻木加重为阳性，提示为腰椎椎管狭窄症或黄韧带肥厚症。

（11）屈项试验：患者仰卧，两下肢伸直，检查者一手托其枕部，一手压住其胸骨将头颈向前屈曲至极度屈曲位，若腿痛加剧为阳性，提示为腰椎间盘突出症。

（12）拇趾背伸试验：患者仰卧，检查者用双拇指分别压住患者足拇趾，嘱患者用力背伸，疼痛为阳性，提示腰4神经根受压迫。

（13）颈静脉压迫试验：患者仰卧，检查者用手指压两侧颈静脉，患肢窜麻感加重为阳性，提示为加压后使脑积液压力增高，受累的神经随膨胀的硬膜而移动。

（14）单腿负重试验：患者一下肢直立，如同侧骶髂关节痛为阳性，提示为骶髂关节病变。

（15）斜攀试验：患者仰卧，检查者手扶其患腿使屈膝屈髋，一手握其膝部强使膝关节屈曲内收，另一手扶住患侧肩部以稳定上身不动，若骶髂关节疼痛为阳性，提示为同侧骶髂关节病变。

（16）“4”字试验：试验左侧则将患者左足置于右膝上部，后检查者左手按压其右髂嵴，右手将其左膝向下压，如感左侧骶髂关节有疼痛者为阳性，提示为同侧缝匠肌损伤。

（17）床边试验：患者仰卧，靠近床边，嘱患者抱住内侧膝部贴于腹壁，检查者用手按压悬于床边的大腿下端下压，无论哪一侧骶髂关节疼痛均为阳性，提示为同侧骶髂关节病变。

七、髋部

（1）髋外展试验：患者仰卧，两下肢重叠，嘱其自动伸直其上侧腿并外展，如不能外展为阳性，提示为阔筋膜张肌损伤。

（2）屈膝内收试验：患者侧卧，受检侧在上，如检查右侧嘱患者屈右，用两手将右膝抱于胸骨前，在这样的姿势下，嘱患者内收下侧腿，如右膝不能接触床面或内收时引起腰椎向左侧突出为阳性，提示为髂胫束疼痛。

（3）髂关节超伸试验：患者俯卧，检查者一手固定骨盆，另一手握住踝部，使之屈膝向后提起下肢，正常髋关节可向后伸15°左右，如伸展受限为阳性，提示为同侧髋关节病变。

（4）屈髋加压旋转试验：患者仰卧，检查者将其患侧屈髋90°，在加压情况下内外旋转如感觉髋关节疼痛明显为阳性，提示为髋关节滑膜炎或软骨炎等病变。

八、膝部

（1）髌骨摩擦试验：患者仰卧，膝部自动屈伸时髌骨与股骨髁间部有摩擦音及疼痛为阳性，提示为髌骨软化症。

（2）抽屉试验：患者仰卧，屈膝至90°足平放床上，检查者以一肘压住病人足背以固定，两手握住小腿上段前后推拉，若向前活动过大为阳性，提示前十字韧带断裂或松弛。若向后活动过大为阳性，多为后十字韧带松弛或撕裂。

（3）改进麦氏试验：患者仰卧，检查右膝半月板时检查者立于病人右侧，右手握住右足踝部，左手放在膝部以稳定大腿，先使小腿在内旋位充分内收外旋，然后外展伸直，如在伸直过程中有弹响及疼痛为阳性，提示外侧半月板损伤。检查内侧半月板时，先使小腿在外旋位充分外展内旋，然后内收伸直，如在伸直过程中弹响疼痛为阳性，提示为内侧半月板损伤。

（4）侧卧挤压试验：以查右膝为例，患者右侧卧位，抬右腿离床，自动伸膝关节，如发生弹响为外侧半月板损伤，如在右膝内侧疼痛，提示内侧半月板与副韧带损伤。

（5）侧向试验：患者仰卧，膝伸直，检查者一手扶其小腿，一手将膝向内外侧推压，如对侧松弛与疼痛，提示为副韧带撕裂伤。

（6）研磨试验：患者俯卧，膝关节屈成90°，检查者将小腿用力下压，并且做内旋或外旋运动，使股骨和胫骨关节面发生摩擦，若内旋产生疼痛为阳性，提示外侧半月软骨损伤。

（7）蹲走试验：嘱患者蹲下走鸭步并不时变换方向，如不能充分屈曲膝关节并出现响声及膝部疼痛不适为阳性，提示半月软骨后角破裂。

九、踝部

（1）内翻试验：将患者踝关节内翻时，其外踝下方疼痛为阳性，提示为外侧韧带损伤。

（2）外翻试验：将患者踝关节外翻时，其内踝下方疼痛为阳性，提示为内侧韧带损伤。

（3）旋转试验：将患者踝关节包括小关节旋转时局部有轻微摩擦音与疼痛为阳性，提示为跗骨小关节轻度错位。

第五节　疼痛的测量

看到这个标题有好多的医者就要问：疼痛只是一种心理的感觉和不愉快的一种心理表现。如“我疼得受不了；我疼得快要死了；我有一点酸痛。”这些语言怎么能量化呢？其实疼痛是可以测量而量化的，当然每一个人的疼痛阈值不一样，人与人之间是不能相互比较的。但在一个人的身上也就是说在同一阈值的前提下，疼痛就可以相互比较，将近几天来的疼痛我们测量出来，可以看出我们的近期治疗效果是对患者是有所帮助还是完全无效。这也就是国际上流行的薛—杨疼痛测定法：

画一条0～10cm的直线，0表示不痛，10表示极痛，让患者在直线上标出自己的疼痛相对位置。医者用尺量出标记，点到零厘米之间的长度数字，这个数字就是疼痛的参考数，以后每天治疗前如此法让患者在直线上标出位置，医者再用尺量出其位置到零厘米之间的长度数字，将第二次的长度数字与第一次的长度数字比较，如果数字变大表示疼痛加重，数字变小表示疼痛减轻。现在也有些医者做了疼痛标尺，标尺的一侧有刻度，一侧没刻度，中间有一可滑动的移动标，测量时只需将没有刻度的一面对着患者，让患者自己移动移动标，医生只需在对侧读出数字即可。将每天的测量数字画成一个曲线图，那么我们就可以像住院部病历上的体温检测单一样知道近一段时间患者病情的变化及疗效的好坏。从而指导我们及时准确地更改或沿用以往的治疗方案。

以上只是薛—杨疼痛测定法中的部分内容，其方法还包括为疼痛而设立的问答。在这里不一一论述。

第六节　神经反射检查

神经反射检查包括浅反射、深反射及病理反射，简明分析见表2－1。

表2－1　浅反射简明分析

反射	检查法	反应	肌肉	神经	节段定位
上腹壁反射	迅速轻划左右上腹部皮肤	上腹壁收缩	腹横肌	肋间神经	T_{7-8}
中腹壁反射	迅速轻划左右脐区皮肤	中腹壁收缩	腹斜肌	肋间神经	T_{9-10}
下腹壁反射	迅速轻划左右下腹部皮肤	下腹壁收缩	腹直肌	肋间神经	T_{11-12}
提睾反射	轻划大腿内上侧皮肤	睾丸上提	提睾肌	生殖股神经	L_{1-2}
肛门反射	轻划肛门周围皮肤	外括约肌收缩	肛门括约肌	肛尾神经	S_{4-5}
正常跖反射	轻划足底外侧	足趾及足向跖面屈曲	屈趾肌等	坐骨神经	S_{1-2}

表 2－2　深反射简明分析

反射	检查法	反应	肌肉	神经	节段定位
肱二头肌反射	叩击置于病人二头肌腱上的检查者的拇指	肘关节屈曲	肱二头肌	肌皮神经	C_{5-6}
肱三头肌反射	叩击鹰嘴上方的三头肌腱	肘关节伸展	肱三头肌	桡神经	C_{6-7}
膝反射	叩击髌骨下股四头肌腱	膝关节伸直	股四头肌	股神经	L_{2-4}
跟腱反射	叩击跟腱	足向跖面屈曲	腓肠肌	坐骨神经	S_{1-2}

表 2－3　病理反射简明分析

反射	检查法	反应	节段定位
霍夫曼征（Horrmann）	快速弹压病人被夹住的中指指甲	拇指及其他各指快速屈曲为阳性	锥体束
巴宾斯基征（Babindki）	以针在足底外缘自后向前划过	拇指背伸，其余各趾呈扇状散开为阳性	
髌阵挛	用力向下猛推髌骨上缘	股四头肌发生节律性收缩为阳性	
踝阵挛	一手托膝，一手提足，阵发性用力做足背屈动作	规律性足部抖动为阳性	

第三章　软组织损伤的诊断原则

软组织损伤首要的问题在于诊断，诊断是选择最佳治疗方案的前提，是提高治疗效果的保证。对以往软组织损伤诊断失误的经验教训进行总结归纳，提出诊断原则，掌握这些对提高软组织损伤的诊断水平意义重大。

（1）对临床无明显外伤史而出现的剧烈疼痛，以及疑难痛症，应先将各种可能的所有器质性疾病排除之后，方可考虑软组织损伤。如肩部疼痛应排除肺尖部的肿瘤，腰痛要排除结石。肩胛间区痛排除肝胆疾患，不要轻易地下肩周炎、腰肌劳损、菱形肌劳损的诊断，造成误诊给患者带来过多的痛苦。

（2）对有恶性肿瘤病史的患者就诊时，首先要排除局部的疼痛是否是由于恶性肿瘤的转移，不要轻易地排除这种嫌疑，临床上经常碰到因恶性肿瘤骨转移而导致的软组织损伤性疼痛，当然治疗前应检查清楚，避免不必要的医疗纠纷。

（3）头面部的疼痛，应先排除颅内器质性病变的可能，如诊断失误对患者的危害是不言而喻的。

（4）对久治无效的软组织损伤，我们应考虑诊断的正确性，要对其协同肌、代偿肌及拮抗肌进行检查，以及上下相关联肌肉的检查。如曲池穴疼痛除肱骨外脚踝炎引起外，也可由肱二头肌短头及喙肱肌损伤所引起，上肢麻痛与大小圆肌、冈下肌的损伤关系密切，膝关节内侧痛也可由髂胫束痉挛而引起，以上这些肌肉病变患者在就诊时并不感疼痛，只是在医者检查时可扪及条索及压痛，需要我们医生加以仔细检查方可确诊。

（5）重视胸腹腔内脏器疾病引起的颈腰肢痛，如心绞痛时，痛在左胸壁心前区，且疼痛常沿左臂的内侧放射；当然也不能忽视躯体体表疼痛病因的可能，如剑突综合征，患者有心前区闷胀等与心脏病一样的症状，所以我们一定要重视软组织损伤的诊断。

（6）详细问诊、仔细全面地体查，可以减少各种漏诊、误诊，体查既要做全面细致的内科检查，也要做各种相应的神经与骨科特殊检查，同时不能忽视软组织损伤临床特点的检查，如压痛、结节以及病变软组织被动牵拉和主动收缩或抗阻收缩产生疼痛。这些都是疼痛诊断的基本要求。

（7）在辅助检查方面，CT、MRI 等先进检查手段对软组织引起疼痛的确诊及排除诊断有重要的意义，但也不能忽视常规的检查手段，宣蛰人教授认为临床手法及试验动作的检查，对区分疼痛是由椎管内引起还是椎管外引起比 CT、MRI 更具说服力，我们一定要重视临床的手法检查。

（8）不应轻视心理性疼痛病因的可能，癔症性疼痛临床也不少见，要分析其病因，认真询问了解病人注意力分散和入睡后是否疼痛，癔症性疼痛患者不可能有痛醒的现象。这一点应与软组织损伤引起的疼痛相区别。

总之，要认真负责，耐心地询问，全面地分析，对软组织损伤做出的处置要及时观察疗效，当疗效欠佳时应及时分析，到底是诊断失误还是疗程不够，以便及时地纠正诊断或及时调整治疗方案，这样才能在诊断和治疗软组织损伤这一病症上有所提高。

第四章　超微针刀治疗软组织损伤的机理

超微针刀是一种针灸针型的刀具，可以针刺，可以切割。既有针刺的镇痛机理，也有刀具切割松解的机理。

一、恢复肌细胞的内部平衡

病理状态下骨骼肌超微结构中，“Z”带扭曲、变宽，甚至消失，“M”线扭曲、模糊。细胞核在分布于肌纤维中排列紊乱。线粒体杂乱无章分布于肌节之间，肌腱病理状态下，细胞质中基质排列不均匀、间质水肿、组织变性和纤维间质增多、纤维之间相互挤压、小血管充血、细胞浸润以及淋巴细胞、红细胞、血小板渗出为主等炎性改变。卢鼎厚教授通过粗针（直径0.6mm）斜刺受损肌肉切片前后细胞学对比，发现通过斜刺，使受损的肌细胞“Z”带和“M”带由原来的紊乱形态很快恢复到正常，细胞核排列由原来的杂乱状态恢复到正常的位置，线粒体恢复至原来位置，明、暗带对位整齐，针刺后针灸的作用维持36小时。从卢教授的研究可以看出，斜刺可以很快地调节肌细胞内部的平衡，使肌纤维迅速地恢复到正常状态。大量受损的肌细胞恢复也就是说肌纤维的病理状态得以调整，受损的软组织也得以恢复，达到调整恢复受损肌细胞，改善细胞内环境平衡的目的。超微针刀刀身直径为0.5mm，与卢教授的粗针相近。当超微针刀刺入软组织中时，同样粗大的刀体对软组织形成一个有效的细胞挤压，也同样可以调节劳损软组织细胞的内环境的平衡。

二、解除高应力纤维

肌肉的牵引对骨的正常发育有十分重要的意义。骨现有的形态和成分都与其应力的大小及方向有关系。应力即是一个力作用于一个物体时，力使物体产生变化，但物体内部的材料也有抵抗变形的能力。这种物体内部材料抵抗变形的内力在力学上称为应力。它的大小与外力相等而方向相反。当某个方向的应力远远大于其他方向或其他方向为零应力时，称应力集中。在人体软组织方面，应力的集中或超限的载荷使筋膜和肌肉产生代偿性增生、肥大。这种筋膜肥厚、肌肉肥大改变，不仅使组织结构和功能发生改变，也是造成皮神经卡压综合征的潜在因素或直接因素。超微针刀针刺切割后，可以松解这些应力集中的纤维，改变其力平行的方向和大小，达到解除病因的目的。

三、减轻骨纤维管的高压

骨纤维管是由骨组织和其上横行的纤维组成的管道。按其组织结构可分为骨性纤维管、关节纤维管及肌腱纤维管。其内可有神经及伴随血管及肌腱等组织通过。主要起保护及固定管内组织的作用（如腕管，是由大多角骨、豌豆骨、钩骨、舟骨、月骨、小多角骨以及腕横韧带共同构成的骨性纤维管，腕管内共有 9 根肌腱和正中神经及其伴行的动脉通过），由于某种病因引起管内压增高时，则会刺激或压迫管内容物产生症状。超微针刀则通过对构成骨纤维管中的软组织进行切割减压，松解挛缩紧张的骨纤维管中的软组织，消除软组织水肿，减轻管内高压，达到解除症状的目的。

四、减轻组织内压

由于外伤或慢性劳损使局部组织代谢紊乱引起的骨筋膜室综合征。关节囊、滑囊或筋膜内压增高出现的一系列临床表现，超微针刀对其进行针刺切割后，一方面，粗大的刀体对软组织形成一个减压通道，另外，刀口切破筋膜室、滑囊、关节囊，以及高压的肌包膜，直接形成减压通道，消除了筋膜内的高压，则痉挛的软组织缓解，间接地调整了应力的平衡。

五、消除组织间的粘连

由于外伤、长期慢性劳损或手术后未得到及时处理，使局部出现无菌性炎症，发生肌纤维与其周围组织的粘连。如肌肉与肌肉之间、肌肉与骨之间、肌肉与皮肤之间的粘连，影响组织之间的正常的功能，而出现疼痛。超微针刀对其粘连部分的炎性筋膜进行松解后，让其各软组织之间恢复正常的活动范围，即达到治疗目的。刀口的切割是直接而有效的。

六、改善局部的无菌性炎症

由于外伤或长期的慢性劳损、肌肉痉挛，出现肌肉内压增高，血管被压缩并阻断肌肉的血液循环，肌肉产生的代谢产物不能及时地被清除，形成炎性致病物质的堆积，刺激伤害感受器而产生疼痛。超微针刀切割后，痉挛的肌肉恢复正常张力，使卡压的血管得以释放，代谢产物也随之被血流带走，加速了炎症的消除，加速了病变软组织的修复。

七、改善局部软组织的血液循环

因长期的慢性劳损，软组织因痉挛及组织内压的增高及功能静态张力的影响，局部组织的血液循环受阻、组织缺血、缺氧、微循环障碍，当超微针刀切割时因超微针刀刀体粗大（直径为0.5mm），当针刀刺入时因挤压肌细胞而产生动能，通过生物电与压电学原理，将机械能转变成热能。热能则起到温通的作用，使局部的气血循环加速改善局部缺血缺氧状态，同时也可将局部的代谢产物能随血流运走，使其致痛物质对感觉神经的刺激减少，从而减轻了疼痛达到治疗目的。

第五章　超微针刀疗法的相关问题

第一节　超微针刀的刀具

超微针刀是介于针刀医学与针刺医学两者之间的一种新型微小刀法，既有针刀医学的切割机理，也有针刺医学的调整机理。此刀法及刀具的革新，改善了传统针刺疗法疗效慢的缺点和针刀医学切割刀口太大太深，易形成再次粘连的缺点。为软组织损伤临床开辟了一条既安全、又方便的治疗方法。真正做到了简、便、效、廉、安全等。且好学、好懂、易于掌握。其刀柄为扁平的塑料刀柄，刀柄扁平方向与刀刃的扁口方向一致，操作时易于看清切割的横断面，刀身长 1.8cm。为了减轻患者的痛苦，刀口的磨口分两次打磨而成，其中第一次打磨的斜面约长 1cm，使进入人体深度的针体部分变得非常扁平，极大地减轻了患者的痛苦，再加上超微针刀枪的快速进针，使疼痛又极大地减轻，患者的接受程度也明显地提升，就好像检验科的手工采血针或采血笔采血一样，用机械的采血针采血几乎不痛，而手工操作时引起的疼痛，无论多快的手法也不可与之相比。

第二节　超微针刀疗法的特点

超微针刀疗法主要以引起疼痛的功能障碍动作或姿势，以及神经肌肉解剖定位理论来确定受损的肌肉软组织。其诊断不单是一个局部病变的诊断，它是以力学平衡失调理论为基础，按照“拉杆理论”、“弓弦理论”、“杠杆理论”、“链条理论”来确定治疗部位，从而选取方案的，不是一个痛点的简单松解。总的原则是根据以上四大理论将深层的病变提到浅层来治疗，将危险部位的病变提到安全的部位来进行切割松解。

以动态的解剖思维来贯穿整个刀法，以追根溯源的思维来总领软组织损伤的机理。如腰椎间盘突出，腰椎间盘为什么会突出？是因腰椎椎体前后左右的肌肉、韧带等软组织出现了劳损，椎体四周的肌肉出现不同程度、不同力量的痉挛收缩，导致椎体四周力学平衡失调，椎间隙出现不等宽，久而久之则椎间盘向一侧突出。也就是说腰椎间盘突出其真正的原因还是软组织损伤。那么在治疗上不要只关注其突出的椎间盘，而应更加关注引起椎间盘突出的四周病变的肌肉软组织。我们只要根据患者的功能障碍动作或引起疼痛的姿势，结合解剖医学理论，判断出劳损肌肉，从而作出正确的判断与治疗。例如，患者腰椎间盘突出行走时，腰部略向前倾，臀部歪向右侧，身体略向左侧倾。根据其动作及功能障碍方向，以及软组织损伤的特点，则提示我们左侧腰大肌出现了痉挛，病变的肌肉确定在腰大肌。我们都知道腰大肌位于椎体前侧，是一块深层的肌肉，起于第十二胸椎及全部腰椎横突根部，其肌纤维走向下外方，经腹股沟韧带深面，止于股骨小粗隆。其肌肉本身在人体的深度已超过了超微针刀的刀体长度，显然将刀体刺入肌肉去切割松解是不可能的，同时也太危险，腰大肌肌腹的前方是肾脏。而超微针刀疗法的选点根据“杠杆理论”、“弓弦理论”，则将进刀部位确定在第一腰椎或第二腰椎同侧的棘突旁治疗，进刀深度只有0.5cm，治疗点十分的安全，疗效也是立竿见影。

超微针刀的特点：

超微针刀治疗时因刀口小，切割深度浅，只达到浅筋膜，不达到骨面，所以产生的痛苦小，病人易于接受，所以超微针刀不用麻药。

超微针刀松解后，一般不用激素封闭，我们都知道接受封闭疗法会使局部增加感染的风险，且感染后因封闭药物多为悬状液体，其粉状颗粒不易被人体吸收，在感染后也会作为一种异物对局部形成刺激，所以感染不易控制，风险很大。超微针刀没有封闭疗法，所以很安全，其疗效的取得，完全依靠强大的运动医学诊断及有效地切割力学失衡系统的肌筋膜，使肌肉的力学平衡迅速地恢复。

超微针刀对麻木当面见效。在疼痛的诊疗中有“疼轻、麻重、木难医”的教训。其实这句话不准确。先分析一下麻木产生的机理，麻木是神经被软组织卡压而产生的一种现象。当神经被卡压后其敏感度下降，特别是感觉神经。运动神经在轻微卡压后也会出现麻的感觉。如果卡压时间过长则产生缺血状态而出现肌萎缩。“木”的症状多为血管卡压使神经处于缺血状态而产生的一种感觉部分丧失的状态。当然神经与血管多伴随一起行走，麻木的症状很难区分，能卡压神经也会卡压血管，对于疼痛则是当神经及血管卡压后局部细胞组织所产生的代谢废物不易被清除，刺激神经终端而产生的一种保护性伤害刺激信号。当卡压松解后麻木的症状一般在卡压时间不久时往往当面见效，而卡压血管被松解后血运增强才可将代谢废物清除，而这一动作略显滞后，所以麻木往往当面见效，而疼痛略滞后，超微针刀治疗打破医界“疼轻、麻重、木难医”的古训。

超微针刀进刀只有0.3~0.5cm，深度只需要达到浅筋膜层，对深层的神经血管及重要的脏器都不会造成伤害，所以医疗风险极小。超微针刀通过杠杆理论及其他三条理论相结合，有效地将深层的病症提到浅层来松解，并且疗效大大地提高。多数病例进行3~5次松解即可。

超微针刀松解的是筋膜，其实肌肉的病变都会波及到肌肉之间的筋膜，产生无菌性炎症，因炎性筋膜会发生粘连，从而导致肌肉之间的运动空间缩小，随之关节的活动度会缩小而产生临床上的动作障碍及疼痛，所以只松解筋膜也是对整个运动系统的一个比较完整的松解方案。

总之，超微针刀具有进刀浅、无风险，疗效快速，患者易于接受，理论强大、完善的特点。

一、超微针刀疗法的选点理论

（一）拉杆理论

拉杆理论是一个简单而朴素的理论。我们在旷野上看到的一根根电线杆，它的四周由四根铁丝将其以三角形的形式固定于地面（也有的是三根固定铁丝，这不影响总体理论）。无论电线杆受到任何方向的拉力，四根铁丝都保持着电线杆不向一侧歪斜，那么我们换一种说法，先做一个实验。我们在其中的任意一根铁丝上施加一个压力（比如用脚踩踏任意一根铁丝），此时电线杆受其余三根铁丝的牵引固定而不会向我们施力的这一侧倾倒，此时受力的铁丝绷得很紧，而其他三根铁丝也是处于绷紧状态，从而达到对抗受力铁丝的拉力。这就是力学上的一个固定平衡。如果我们将人体脊柱看成是“电线杆”，将脊柱四周的肌肉看成是四根固定脊柱的“铁丝”。当一侧的肌肉因劳损而出现痉挛，人体为了维持脊柱的直立平衡，则其余三个部位的肌肉也必然出现痉挛，久而久之出现劳损。这就告诉我们治疗时不要只看到一块肌肉，而应将其前、后、左、右四方肌肉都要考虑有损伤存在的可能。比如，我们将股骨看成“电线杆”，前面附着的股四头肌、后面附着的腘绳肌、外侧附着的髂胫束、内侧附着的内收肌等，则是“电线杆”上的四根铁丝。当髂胫束损伤时，多数患者感到大腿外侧疼痛，膝关节外侧疼痛，也有患者仅觉得膝关节内侧疼痛，外侧并没有感觉不适。我们治疗时要动态地思维全面分析，此时可能髂胫束侧的伤害感受器没有膝关节内侧的伤害感受器敏感，所以患者只感觉到膝关节内侧痛。其疼痛的产生原因为外侧髂胫束痉挛引起，在治疗上应起主导作用。明确病因之后，将髂胫束进行超微针刀松解，则膝关节内侧疼痛立刻缓解或消失，这一点也是膝关节内侧痛，在内侧痛点治疗疗效不好的原因。那是我们没有诊断清楚，只在内侧痛点治疗，而真正损伤的部位我们没有治疗，也就是没有治疗到病的根本，只治疗到疾病的症状。

拉杆理论不仅让我们能很好地寻找软组织损伤的真正所在，同时也为动态诊断、动态治疗思路开辟了一个新法门。这一理论还告诉我们“痛点”可能不是最佳的治疗点。另外还告诉我们，如果是按这块肌肉治疗无效时，可以将思路放宽，考虑其他与之拮抗的另外三块肌肉的病变。

（二）弓弦理论

首先让我们来认识一下古代冷兵器作战时代弓的结构。弓，由木质或竹制的弓和牛筋做的弦所组成。将木或竹子弯成一定弧度，然后在其两侧系上牛筋，这就是古时战场上或猎户的武器。

我们先分析弓弦的受力点。它们分别为弓弦交接点、弓的中点和弦的中点。如果将弓拉开，其受力最大点是弓或弦的中点；如果用力过大，则不是弓从中间断就是弦从中间断，或是弓弦交接点断。其易断的部位则为其受力点。有了以上的理论，我们再结合人体软组织来讨论。将弓看成人的骨性组织，弦看成人的软组织。还是拿脊柱来说。人体脊柱的四个生理弯曲就像脊柱上的四把弓，弓前后方的肌肉软组织的痉挛程度或者说肌肉的收缩力直接影响到生理曲度的改变，而生理曲度改变直接影响到人体脊柱平衡。以颈椎为例，如果颈椎生理曲度变大时，那么必然会导致后纵韧带的拉力增大，则在项韧带的上下附着点处出现钙质沉着的透亮带，因项韧带长期处于痉挛疲劳状态，导致劳损而无力。机体为了维护颈椎的力学平衡，会调集身体其他部位的钙质堆积在项韧带上，通过增加项韧带的硬度来增加它的抗拉力作用，久而久之，出现我们所见的项韧带钙化。其钙化点则是相当于弦的中点，也即是劳损点，为超微针刀的治疗点。一般刀法在钙化对应棘突旁松解。

前文提到的腰大肌损伤，根据解剖，腰大肌起于第十二胸椎至全部腰椎横突根部，止于股骨小转子。损伤时，肌肉出现痉挛，腰椎生理曲度变直，根据“弓弦理论”，此时受力点位于弓弦交接处，我们超微针刀治疗点选在第一腰椎、第二腰椎横突尖，以及第五腰椎横突尖。但横突尖较深，治疗时有风险。除了弓弦理论外，还有拉杆理论，可根据骨性杠杆原理，横突拉力选棘突，所以治疗 L_1L_2、L_5、S_1 棘突腰大肌损伤，出现痉挛导致了脊柱背侧的竖脊肌损伤，也出现痉挛。要解决竖脊肌痉挛，我们根据弓弦理论的受力点理论观点，选在第一腰椎、第二腰椎棘突旁的筋膜进行超微针刀松解（为什么只松解棘突筋膜后文会论述），则可达到放松腰大肌和竖脊肌的目的。当然在脊柱的正常生理弯曲弧度我们可以用弓弦理论来分析判断软组织损伤，那么在脊柱发生侧弯时我们是否也可以用弓弦理论来加以论述呢？答案是肯定的。脊柱侧弯我们只要看脊柱弯曲的方向，再根据弓弦的力学选点理论，是很容易找出受力最大的应力集中点即侧弯侧弦的弓弦交接点。治疗时只选取相应的棘突旁用超微针刀松解其筋膜，就可以达到立竿见影之效。

（三）杠杆理论

杠杆由动力、重力、支点及杠杆组成。动力与重力的方向是一致的，都是向下，力矩的长短决定着两侧力量的大小。一个物理学家说过，“给我一个支点和一根杠杆，我就能撬起地球”。杠杆有着四两拨千斤的作用。在人体中骨性组织相当于杠杆，而骨头两侧或上下的肌腱、筋膜等软组织相当于杠杆两头的作用力。正常情况下，骨头左右、前后的软组织在一定的肌张力作用下，维持着人体平衡。当一侧的软组织出现劳损而痉挛。肌肉力量增大，其必然导致对侧的肌肉也出现痉挛收缩，来抵抗另一侧传过来的力量。久而久之，则骨头两侧相对的两块肌肉或软组织则会出现劳损。我们只要松解消除或减轻一侧软组织的痉挛拉力，不管是原发病侧或是继发病侧的痉挛肌力。此时人体为了维护人体的平衡，通过骨性杠杆调节，会自动地消除另一侧的痉挛肌力。也就是说，杠杆两头的力量只要松解一侧，人体为了维护杠杆平衡会自动地放松另一侧的力量。这一点也就告诉我们，在骨头两侧的痉挛肌力，无论松解哪一侧疗效都是一样的。哪一侧的肌肉便于松解，或者说哪一侧的软组织超微针刀治疗时没有风险，我们就选哪一侧的软组织作为我们的治疗部位。有了以上理论，就为我们临床将深层肌肉软组织损伤的痉挛疼痛，通过杠杆原理在浅层找出一个痉挛拉力，给予松解，则深层痉挛的软组织会得到自动恢复。换句话说，如深层软组织损伤，直接进行超微针刀治疗存在着风险，那么可以通过骨性杠杆理论在浅层找出其相对拉力的软组织进行超微针刀松解，则就可达到治疗目的，极大限度地避免了医疗风险。如第三腰椎横突综合征，我们之所以在第三腰椎横突处扪及压痛和结节，是因为在第三腰椎横突尖上所附着的肌肉筋膜等软组织劳损，其上会有一个拉力，如果将第三腰椎横突至棘突之间看成是一个异形的杠杆，那么根据杠杆理论特点，则在同侧棘突必然存在一个拉力。我们用手触摸时会有一个很小的筋膜条索，用超微针刀松解后，在同侧横突上的结节及压痛会立刻减少或消失，这一理论有效地将深层的病症提到浅层来治疗，有效地规避了医疗风险。

又如以肩关节为例：当上肢外展时，肩关节的移动和肩胛骨的转动之比为2∶1，如上肢外展90°，则肩关节转动60°，其余30°是肩胛骨转动的，即使肌肉被伸张，上肢完全上举成180°时，肩关节转动120°，肩胛骨转动60°，这种节律性活动仍属正常肌紧张，不会妨碍肩的活动，动作仍可有规律地进行。根据杠杆原理分析，此时上肢外展为冈上肌和三角肌的动作，相当于一个力臂，肩胛骨相当于支点，当肩胛骨回旋外展时，此时肩胛内上角明显下沉，会下拉肩胛提肌。正常情况下肌肉之间彼此协调，动作不会被破坏，当肩关节外展活动受限，常为肌紧张或失去平衡协调的肌紧张，扰乱了肩的正常活动机制，则会出现冈上肌、肩胛提肌的劳损。治疗时，只需选定这两块肌肉为治疗对象，选定合适的治疗点加以松解，肩胛骨维持了平衡，则肩关节外展疼痛就会立即缓解。通过这种理论分析软组织损伤这一病症不会遗漏掉其他损伤的软组织，为临床治疗提供了一个思路。

（四）链条理论

自行车的链条我们都很熟悉，它是一个一环扣一环的、具有灵活运动性的传力装置。链与链之间由两片外扣片相连接，维护着链条的传力平衡。人体骨与骨之间的连接都是借助肌肉、肌腱、韧带、筋膜等软组织如链条般一环扣一环连接在一起（肌肉都是跨关节连接的），维持着关节的正常活动。我们骑自行车时都知道，当大齿轮转动，力会由一个链子传到另一个链子，直至传到小齿轮。人体肌肉软组织也会有这样的例子，如肱二头肌损伤时，出现肌肉痉挛，则这一痉挛的拉力会像链子一样传导到远处，患者可能会在桡侧腕伸肌处产生疼痛，或者在大拇指掌指关节腱鞘处出现腱鞘卡压而疼痛。我们只要找出原发的病损肌肉，疼痛会立刻缓解，此时桡侧腕伸肌及拇指腱鞘炎为继发性损伤病变，肱二头肌为原发性损伤肌肉，治疗时只需在肱二头肌的短头起点喙突处，找出包裹肱二头肌短头肌腱的筋膜组织切断，即可达到治疗目的，所以治疗上一定要找出原发损伤肌肉软组织，疗效才会快。

又如跟骨疼痛，我们经常在腰骶三角区或第六、七颈椎棘突旁给予超微针刀松解，则足跟痛立即消失；手臂酸胀感我们只用超微针刀在第七颈椎横突的后上缘及肩胛提肌附着点处的肌腱膜进行松解，手臂的酸胀感立即缓解或消失。这些就解释了临床上很多患者主诉的痛点并不是我们超微针刀松解的部位。治病求本，我们治疗软组织损伤，一定要根据超微针刀相关理论找出原发的肌肉软组织。

二、超微针刀的治疗部位

超微针刀疗法是根据引起疼痛的运动功能障碍动作或姿势诊断以及

神经肌肉定位诊断，从而确立受损的软组织，然后结合四大选点理论确定治疗方案，选取治疗点。刀法原则是不切断人体固有的支持系统（如肌腱、韧带进行超微针刀松解后，支持系统被部分破坏，会导致术后无力或疲劳感。轻者持续2~3天，重的要持续十天半个月），只切割粘连或后天人体为了维持平衡增生的软组织，如增生的筋膜、滑膜等。

超微针刀松解以筋膜、滑膜、鞘膜为主。浅筋膜位置比较浅，易受外界因素的刺激而发生炎性病变，产生粘连，形成结节，前文提到过软组织损伤时，组织内压增高。增高的内压使软组织痉挛从而牵拉筋膜，使筋膜发生移位，筋膜表面张力也随之增高。这些会刺激压迫感觉神经而引起疼痛；肌肉软组织在损伤时会产生痉挛水肿，肌肉的外包膜表面张力也会增大，加上肌肉的运动包膜与筋膜之间形成摩擦，产生炎症，形成瘢痕粘连，刺激伤害感受器而发生疼痛；在肌腱的附着处，通过腱膜与骨形成连接，当肌腱软组织形成损伤时，因此处的结构相对致密，产生的内压对其走行的感觉神经也会形成压迫产生疼痛。肌肉一旦劳损，人体除了通过增加钙质沉积增加其密度（前文已提到过的骨质增生问题）从而提高肌力外，在肌腱处特别是肌腱膜处也会出现筋膜的增生，增生的筋膜通过捆绑松弛的肌腱的方式来提高肌腱的抗拉力。久而久之肌腱受增生筋膜的束缚则失去其原有的活动范围，肌肉在运动时因牵拉产生疼痛。另外，肌腱多附着在骨突部位，发生损伤时，受增高和肿胀的肌腱压力的影响，使本来血运就不十分丰富的骨突部血运更加受阻碍，神经末梢在承受高压张力的物理刺激的同时，还要承受缺血、缺氧及酸性产物堆积的化学刺激而产生疼痛，所以浅筋膜、深筋膜、肌肉组织的外包膜进行超微针刀松解后，对其局部进行减张、减压，以利于软组织的修复。

超微针刀的治疗点，从理论上只能说在某一部位，真正下刀的治疗点，还要用手去探索，比如说第三腰椎横突损伤的治疗点，我们确定在患侧的第三腰椎棘突旁边。而第三腰椎棘突比较大，超微针刀比较小，具体在棘突的什么部位下刀，还要用左手拇指去探索，找出其中绷得最紧的筋节点，然后再进行松解。其切割时刀口线与筋膜结节走向垂直，以切断为主，一般增生的筋膜走行方向与人体的固有支持系统几乎是垂直的，所以切割病变结节时，刀口线与正常的支持系统呈平行状，不会对其进行过多的破坏，一般不会引起术后疲劳感。换句话说，刀口线与肌肉肌腱走向呈平行状态，对其而言只是切开，没有切断，对增生的筋膜而言则是切断。

三、超微针刀的进刀方法

超微针刀因针体小巧，一般只做来回提插切割，没有其他的附加手法。治疗时两手配合，左手为触摸诊断手，右手为持刀治疗手。先用左手拇指找准筋结点后，左、右、上、下分离结节点周围的软组织及血管神经，然后按压固定治疗部位，右手持超微针刀调整好刀口线，刀口线与指下的筋膜结节垂直，即以切断筋膜结节为方向，沿左手拇指指甲边缘进刀，向下切割。左手拇指如感到指下结节已松解则出刀。如结节过大，可呈扇形向结节进行切割2～3刀，如果结节仍没有平复，可出刀在其旁边换一个方向再次如上法进行松解，直至左手拇指感到指下筋结平缓或消失才出刀。进刀深度不超过1cm，一般进刀深度为0.3～0.5cm。一般医者进刀切割结节时会有一定的阻力感，当刀尖穿过结节阻力感会消失，此时即为进刀的最大深度，同时医者也可感到手下咔咔的切割声音。如果刀尖已穿过结节，那咔咔的声音则消失，此时也可将咔咔声消失作为进刀的最大深度指标，一般不超过1cm。在做超微针刀治疗时，医者一定要集中心神，全力体会以上两种进刀指标，这样才不会将超微针刀刺入过深，产生不必要的痛苦及事故。两手配合施刀的情况下，当左手拇指感到指下结节松解，则证明结节被切开。也就是说医者在做完超微针刀松解后，不必询问患者就应该知道疗效怎样，如果指下结节没被切开，则应多切几刀，直至医者指下结节平复。

四、超微针刀的临床应用

超微针刀我们主要用于治疗软组织损伤，也就是我们常说的颈、肩、腰、腿痛。这也是本书所讨论的病种。另外我们也用于治疗因软组织损伤引起的自主神经紊乱的症状，如失眠、心慌等症状，还用于因软组织损伤而引起的脊柱相关病的治疗如乳腺增生、慢性胃炎、慢性妇科病等。这以后我将会在《超微针刀内科常见病的诊疗》一书中探讨，这是后话。

五、超微针刀的刀具规格

现代研究证明，人体对金、银、钨等金属材料做成的刀具和针具形成的创伤不易感染。但金质、银质材料，一是质地太软，二是价格昂贵，不宜作为超微针刀的材料。而钨因其脆性大，易断裂，韧性不好，也不宜作为超微针刀的材料。不锈钢因为其价格便宜、韧性好、够锋利等特点，我们一般采用其作为超微针刀的材料。

刀具要求端正不偏，刀柄为塑料柄、扁平，刀身光滑挺直，圆而匀利，不能有斑驳锈蚀或折痕，光洁度高。刀尖部呈扁形，刀口平整锐利。为了减痛，我们采用二次磨刀口的办法。第一次磨斜度直刀尖的部分为1cm，第二次磨口斜度为45°角磨成。这样做使进入人体的刀体部分变得更加薄（因最大进刀深度为1厘米），对局部皮肤的伤害刺激减至最低。简单地说就是为了减痛，但也有其缺点，因刀口太薄易于弯卷刀口，导致切割更加疼痛。也就是说当我们医者切割时，当阻力感增加或咔咔声响增大，则要换刀再进行切割治疗，尽量减少因疼痛而增加患者的恐惧感。刀锋形成卷口的原因多因我们手法操作不当，如触及骨面或在与皮肤接触的一瞬间手的持刀不稳发生抖动，改变了垂直进刀的方向，而导致刀卷口，所以初学者一定要勤加练习进刀手法，这样刀才不会卷口，同时进刀时所产生的疼痛也会少很多。

当然用超微针刀枪治疗则会极大地为患者减痛，使患者更加容易接受。

其规格如下：刀柄长30mm、扁平、宽3mm、高1.5mm，刀身长18mm，刀身直径0.5mm（一次性超微针刀为塑料柄）。

六、超微针刀体位

治疗时选择适宜的体位，对于正确选取治疗点和进行针刀操作是十分必要的。为了暴露治疗部位便于操作，病人应采取较为舒适安稳的体位，体虚、病重或精神紧张的病人，尽量采用卧位，在操作时，不可随意改变体位，以免引起疼痛或弯刀、断刀等事故。临床上常用体位一般以卧位和倚靠坐位为主，尽量不用坐位或站立位，避免患者恐惧发生晕刀现象。

各种体位适宜的治疗部位：

（1）仰卧位：适用于上肢及下肢前侧软组织的治疗。

（2）俯卧位：适用于后背部及下肢后部软组织治疗。

（3）侧卧位：适用于上肢肩部及下肢侧身部软组织的治疗。

（4）仰靠坐位：适用于前颈、上胸和肩臂、前腿、膝、足踝前部软组织的治疗。

（5）俯伏坐位：适用于后枕、后项和后侧肩背软组织的治疗。

（6）屈肘仰掌位：适用于肩臂、前臂、屈侧面、手掌部软组织的治疗。

（7）屈肘俯掌位：适用于肩臂、前臂伸侧面、手背部软组织的治疗。

（8）屈肘侧掌位：适用于肩臂、前臂外侧面、腕掌部软组织的治疗。

第三节　消　　毒

一、超微针刀的消毒

超微针刀的消毒方法很多，总之要求达到灭菌的效果。

1. 高压蒸汽灭菌法

超微针刀先选择一遍，一般将刀体无剥腐、无弯折、刀尖无倒钩的超微针刀用布包好，放在密闭的高压蒸汽锅内灭菌，一般在 1.0 ~ 1.4kg/cm^2 的压力，115 ~ 123℃的高温下保持30 分钟以上，才可达到灭菌要求。超微针刀离开灭菌锅后打开布包一般只能使用3 天，如有没用完的超微针刀应视为被污染，需重新灭菌。此方法的缺点是超细的刀口经高温高压后易卷曲，刀口变得不锐利，不利于切割，易产生疼痛。

2. 药液浸泡消毒法

用2%戊二醛完全浸泡选好的超微针刀达10个小时即可达到灭菌要求。用时需将超微针刀用无菌生理盐水或75%的酒精冲洗，防止戊二醛对针眼的刺激，产生红肿。戊二醛要完全将刀具浸泡其中，每两周更换一次，在此期间还要用试纸检测其浓度。如使用刀具量多而频繁，则每周更换一次戊二醛。

3. 一般采用的是厂家生产的一次性刀具，大多采用r射线灭菌法。每次每人都要换新刀具，这样既保持刀的锐利，减轻了疼痛，又防止交叉感染，患者最易于接受。

二、进刀部位的消毒

在需治疗的部位用络活碘进行擦拭消毒即可，擦拭时应从治疗点中心向外绕圈擦拭，直径达6cm，治疗点消毒后必须保持洁净，防止再污染。

三、医生手的消毒

医生的手在施术前要用肥皂水洗刷干净，然后用75%的酒精棉球涂擦后方可持刀操作，最好的方法是戴一次性乳胶手套再进行刀法松解，或用针刀枪定位松解。

第四节　异常情况的处理和预防

超微针刀因刀体粗大（相对于毫针而言），进刀深度浅，一般不会出现滞刀、弯刀、断刀等异常情况，但是如果操作不慎，疏忽大意或进刀手法不当进刀深度过深，患者在进刀后体位改变，或医者对治疗部位的解剖不清楚，也会出现一些异常情况，常见的有皮下淤血、晕针刀和气胸等。

一、皮下淤血

超微针刀治疗时极易刺中小血管毛细血管，出现渗血，形成皮下小血肿。一般医者当时立即用拇指按住血肿处1~2分钟，其肿胀处可立即平复或消失。少数患者第二天局部会出现皮下小块青紫，一般不必处理，可自行消退，也可用土豆切成薄片（一般厚度为3mm），用胶布固定在出血部位，通过土豆里的鞣酸使局部炎性渗出减少，加快血肿的吸收，不必顾虑及恐惧；若局部肿胀疼痛较剧烈，青紫面积大或影响到功能活动时，应作冷敷止血。另外用2寸毫针针刺《董氏奇穴针灸学》中的“解穴”（梁丘穴上0.5寸），有一定的疗效。

二、晕刀

晕刀是在超微针刀治疗过程中，病人可能因体质虚弱、精神过于紧张或当劳累、空腹、大泻、大汗、大出血后，及切割手法过重、刀法过多、体位不当等原因而出现头晕、眼花、出冷汗、胸闷、心慌、恶心、呕吐、面色苍白等反应，严重者可出现晕厥、四肢厥冷、血压下降、脉细欲绝等症状。

对于晕刀应着重预防，如治疗前先要做好患者的思想工作，消除其恐惧心理，其次是治疗的体位应适当，尽量让患者感到舒适；饥饿或大汗时不宜做针刀松解，身体虚弱的患者进刀手法应尽量轻，医生应加强手法练习，进刀手法一定要快，出刀手法也要快，尽量做到进刀出刀无痛或微痛。

晕刀的处理办法：立即停止治疗，使患者平卧，采取头低足高位，注意保暖，给予温开水或糖水服用，即可恢复正常，严重者在上述处理的基础上，按压足三里、内关或用针刺《董氏奇穴针灸学》中的手解穴（相当于心经少府穴），若仍不省人事、呼吸细微、血压下降者，可配合内科按休克治疗，采用急救措施。

三、气胸

治疗时出现气胸，是在针刀治疗胸背部的软组织时，进刀过深或方向不当刺破肺组织，使气体进入胸腔所致。

气胸较轻者仅有胸痛、气闷、呼吸不畅，重者则伴有呼吸困难、口唇发绀、心跳加快、脉率增速、出汗等症状，叩诊患侧胸部时有过度反响，听诊呼吸音明显减弱或消失，严重者可发现气管向健侧移位，X线检查可以确诊。

气胸的处理：发现气胸后，轻者可取半卧位休息，适当给予镇咳、止痛、抗感染药物，一般少量气体多能自行吸收；严重气胸应立即抢救，如胸腔穿刺抽气、输氧抗休克等处理。最为重要的是严格控制进刀深度，一般不超过1cm。进刀时注意力要集中，体会其中切割时的落空感。一旦出现阻力感消失或切割时的咔咔声消失，即停止进刀然后出刀，否则进刀过深造成不必要的风险。

第五节　超微针刀的注意事项

因人们生理功能状态、个体差异、生活环境条件等因素，在治疗时应注意以下几个方面：

（1）有传染病、恶性病的患者，或发高烧、有急性炎症患者，不要采用超微针刀疗法。

（2）患者在过饥或过饱、疲劳、精神紧张、刚刚睡醒时，不宜立即用超微针刀治疗。

（3）常有自发性出血或凝血功能障碍，导致损伤后出血不止者；如血友病患者不宜进行超微针刀治疗。

（4）皮肤有感染、溃疡、瘢痕或肿瘤的部位不宜进行超微针刀治疗。

（5）超微针刀一定要严格消毒，特别是对容易感染的病人，如糖尿病血糖过高的病人，应加倍小心，慎防感染。一般空腹血糖超过11mol/L或餐后血糖超过14mol/L时不能进行超微针刀治疗。

（6）超微针刀治疗时应尽量避开在大血管及神经附近治疗，以免损伤血管而出血或损伤神经导致麻痛。

（7）进刀部位皮肤有明显瘢痕时应尽量避开，因刀具太小不易穿透瘢痕。如强行进刀会引起刀口卷曲，产生疼痛。

（8）患者血压过高时也不宜立即进行超微针刀治疗。这是因为过高的血压会导致切断的小血管形成血肿。另外，患者在高血压状态下行超微针刀治疗，往往因恐惧使血管收缩、血压会升高10mmHg，容易形成颅内血管爆裂，产生脑血管意外，增加不必要的医疗纠纷。一般病人血压超过160mmHg时，我们不予行超微针刀治疗。

（9）月经期的女性患者在做超微针刀时应十分小心。因为经期血液中铁元素含量增高，凝血比平时慢，治疗时只要针眼略有血珠，则要立即按压刀口1～2分钟，防止形成血肿，治疗时一定要慎重。

（10）对孕妇我们一般不主张做超微针刀治疗，防止孕妇因紧张而引起子宫收缩导致流产，产生不必要的医疗纠纷。

第六章　头项部疾病

第一节　颈源性综合征

因颈椎病变引起的一系列相关性的疾病临床十分常见，如头晕、手麻、颈部活动疼痛、失眠、多汗、耳鸣、视物模糊、后背发凉、心慌、憋气、咽部异物感或勒紧感、颈部疼痛不适等一系列症状，统称颈源性综合征。

颈部的解剖结构复杂，颈部有三个活动轴，如前屈，后伸，左右旋转、左右侧弯等，颈部活动方向较多而且复杂，最易引起劳损病变。再加上人经常长时间低头工作，如上网、十字绣等，引起颈部肌肉韧带的积累性劳损产生症状。

近几年来医学界对颈部的认识大体分为两派学说：软派学说和硬派学说。

软派学说机理：人们长期地低头工作及其他原因，导致颈部相关肌肉韧带、筋膜处于紧张状态，久之则劳损，产生无菌性炎症反应，出现水肿，所产生的代谢产物（如肌苷、乳酸等），直接刺激邻近的神经、血管，从而产生头晕、手麻等症状，另一方面局部组织的无菌性炎症刺激，使邻近软组织痉挛，引起局部缺血、缺氧，使局部相邻组织、筋膜产生粘连，压迫神经、血管，从而产生相应的症状。

软派学说认为一切症状的产生，包括骨关节的移位、错缝，都是软组织力学平衡失调，部分肌肉软组织异常的痉挛拉力所致。只要找出参与肌群中痉挛劳损的肌肉软组织加以治疗，使肌肉软组织恢复常态，消除异常的痉挛拉力，则骨关节的错位、错缝也会自动地复位，达到常态。

硬派学说机理：由于日常饮食失调，钙质的摄入不足或因身体以及其他疾病的原因，导致大量的钙质流失或人体的老年化，使肌肉力量减弱，人体就会在一些肌肉的附着点产生钙质堆积（也就是人们常说的骨质增生），从而加强附着点肌肉的力量，加固骨关节的稳定性。当堆积的钙质，也就是骨质增生达到一定程度，引起局部组织的无菌性炎症反应，其代谢产物刺激周围的神经血管产生相应的症状；另一方面增生、硬化、钙化、骨化的骨质直接刺激或压迫周围的神经血管产生相应的症状，或因人体向某个方向运动时，使增生的骨刺刺激局部邻近的组织导致疼痛，人体为了避免疼痛，被迫保持一种不痛的异常保护体位，长期的异常体位更加加重病情。软组织出现劳损，这就是被迫体位产生的机理。

硬派学说主要认为引起疼痛或劳损的原因为骨关节的错位或骨错缝，导致骨头上附着的肌肉出现痉挛而劳损，治疗上以异常骨性结构为其切入点，通过相应的手法或牵引等方式纠正骨性结构，使之复原，到达原有的正常状态，则其上附着的肌肉等软组织也随之得到纠正，恢复常态。

以上二组学说互相渗透，当软组织损伤达到一定程度，身体上的钙质就会聚集到此，加强软组织的力度，久而久之，形成肌肉韧带钙化、增生、骨化，如常见的项韧带钙化。当人体老年化导致骨质中的钙质缺失，加上骨关节之间的长期磨损以及骨的破坏都会导致骨在修复过程中的异常增生，增生刺激周围软组织产生炎症渗出反应，加重软组织病变。一般软组织的劳损与骨的磨损几乎都同时存在，不能单一地加以区分。另外，当软组织劳损时，力量会减弱。软组织本身也会在肌腱的附着处，通过筋膜的增生，包裹肌腱，或高应力纤维处，来增加其抵抗力或自身的收缩力，如损伤的肌肉软组织长期得不到纠正。其增生的筋膜会不断地加固其受损处，形成结节，并且不断地增大，限制了肌肉软组织的活动范围，人体活动时因牵拉而产生疼痛。

当机体因长久的某一不良姿势或急性的无准备动作使骨关节出现错位或错缝，这些异常的骨性结构会导致相关联的肌肉软组织发生痉挛劳损，产生无菌性炎症，代谢产物刺激周围的伤害感受器而产生疼痛，人体会根据其程度产生相应的引起不痛或少痛的被迫体位，维持病态下的力学平衡。治疗上我认为无论治骨错位或治软组织劳损，均可达到治愈的目的，只是视角不同而已。

只要充分考虑以上两种病因，在选取治疗方案时才不会顾此失彼。要全面地加以分析，才能做出正确的完善的治疗方案。

一、颈椎解剖生理特点与发病关系

颈椎位于相对活动少的胸椎和头颅之间，其活动较大又须支持头部的重量并保持平衡，所以易于发病。为了进一步探讨颈椎发病机理，掌握好诊疗方法，对颈椎有关的生理解剖特点必须熟悉，才能正确地进行超微针刀治疗。

（一）骨的连接

颈椎除了与胸腰椎体的共同处外，还有它的特殊结构。

（1）关节突关节：关节面的排列为了适应颈椎运动生理特点，其关节面近似水平位，所以没有胸椎关节排列得牢固（胸椎呈冠状位，腰1~4呈矢状位，腰5骶1呈冠状位）。关节突关节主要起稳定脊柱之作用，不持重，但当椎间隙变窄时，关节囊变得松弛，在外力作用下容易造成关节面位移，使椎间孔横径变小，从而压迫神经根。

（2）滑膜关节（钩椎关节）：为 C_2 ~ C_7 的特有关节。它位于椎体间隙之两侧，是由下一椎体两侧突起部（又称钩突）与上一椎体两侧的下缘缺如部之间，以关节囊相连构成。从前观椎体下部为凸起，上面呈凹陷。侧观椎体上缘凸起，而下缘凹陷。以这种特殊解剖结构来增强颈椎的稳定性。由此可见这种结构可防止椎间盘向侧方脱出。当椎间盘发生退变，关节间隙变窄，上下椎体缘常常相互摩擦接触，极易发生增生，导致椎间孔缩小，临床上常出现神经、血管受挤压而产生临床症状。

（3）横突：其特点有二。一是椎动脉通过的横突孔；二是横突起始部在椎体侧缘和椎弓根部，故横突与椎体基本上处于同一直线上。因此，椎体侧缘的骨赘，除可压迫神经根外，还可压迫椎动脉而产生症状，第一颈椎横突最长，其上附着头上斜肌和头下斜肌，也是应力的集中点，易发生劳损形成筋膜粘连挛缩，产生相应的症状。

（4）棘突：除寰椎无棘突外，$C_2 \sim C_6$ 的棘突多呈分叉，C_7 棘突较大近似胸椎棘突。它所承载的应力也最大。另外，第七椎体是处在活动与不活动之枢纽部位，最易劳损。C_2 棘突最粗大，上面的肌肉、肌腱的附着区也最大，所承载的力量也是最大的，所以也是劳损的好发部位。

（5）椎弓根：较短，因而所构成的椎间孔前后径较小，呈椭圆形，脊神经根占孔道的1/2，所以单纯纵径变小椎间隙狭窄，神经根一般不易受压，但是椎体滑脱，椎间孔前后壁组织发生向孔内突出的病理改变，使横径变小，则常出现神经根受压。

（6）寰枢椎：寰椎是由前后弓和侧块组成。前弓较短，其后部中央有关节面与枢椎的齿状突构成寰枢关节。前弓前面中央处有一结节，是双侧颈长肌的附着处；后弓较长，其后中央部结节无棘突，双侧头小直肌附着在此结节上。后弓上面两侧靠近侧块部各有一沟。椎动脉从上引出横突孔后，绕过侧块，跨过此沟，再穿过寰枕后膜，经枕骨大孔进入颅腔。侧块上面椭圆凹陷关节面与枕骨髁构成寰枕关节。其解剖特点在较大外力下，容易损伤。

（二）韧带连接

椎体前有前纵韧带，椎体前方中部最厚，以充填椎体前方之凹陷，但不紧密地附着在椎体上；后纵韧带在椎管内与椎间盘紧密相连。后纵韧带在颈部较宽，此外还有棘上、棘间韧带，颈椎缺乏横突韧带而对脊柱稳定作用小，而棘上韧带尤为发达，与颈部肌肉纤维融合构成项韧带，具有对抗颈部屈曲之作用。黄韧带充填在椎板内，弹性强，正常时伸屈不变形，可发生继发性肥厚后，其弹性减退。当颈后伸时可出现皱折突向椎管内而挤压脊髓。

（三）颈椎的血管

脑部血液主要来自颈内动脉和椎—基底动脉两个系统。血液供应变化对脑生理功能有极大意义。颈内动脉从颈总动脉发出后，沿喉壁外侧向上，经动脉孔进入颅腔；椎动脉有左右两支。从锁骨下动脉发出到 C_6 横突处为第一段。$C_6 \sim C_2$ 穿出为第二段，从 $C_2 \sim C_1$ 穿出为第三段，最后由 C_1 横突孔穿出在寰椎侧块处拐向后方，于枕骨大孔外缘进入颅腔，在延髓交界处向上联合构成基底动脉为第四段。第二段颈动脉在上行中发出分支（椎间动脉），经椎间孔入椎管，分前、后和中间支。中间支又形成前、后根动脉，以营养脊髓及被膜。颈椎两侧的钩椎关节正好位于椎动脉前内方。如该关节骨赘形成，可挤压椎动脉或使其血管发生扭曲、偏移，引起管腔狭窄，严重者甚至完全阻塞。此外，第五颈椎的横突孔距离椎体较近，因此，在该处发生钩椎关节增生时，更易压迫椎动脉。椎动脉神经丛，伴随椎动脉达颅内，分布于基底动脉，若此神经受损，产生椎—基底动脉缺血。第三段椎动脉分支有肌支和后颅的脑膜支。此段椎动脉在寰椎上关节突的外侧和后侧，迂曲较大。当头颅转动时，该动脉受到牵拉而狭窄，影响血流的通过而出现一过性缺血。第四段的分支有内听动脉（迷路动脉），它是左右椎动脉吻合后分出的细长而迂回的分支。有时出于小脑后下动脉，供血于内耳，临床上常可影响内耳的血供，甚至出现耳鸣、听力减退。

（四）脊髓、脊神经根与脊椎解剖关系

（1）脊髓与椎管：椎管前壁由椎间盘后侧和后纵韧带构成，后壁两侧壁由椎弓与黄韧带构成，这些组织如发生向椎管内突出的病理变化，则可挤压脊髓。

（2）脊神经与椎间孔：从脊髓发出的脊神经前后根至椎间孔附近合成为脊神经，穿过椎间孔向肢体分布。因此，椎间孔的状况如何，对脊神经有直接影响，这也是颈椎病最重要的病理基础。

二、颈椎病的诊断

颈椎病的诊断主要依据 X 光片和手法的触诊。CT、磁共振扫描对椎管内病变结构有不可替代的诊断地位，如椎管内肿瘤、脊髓压迫型颈椎病等这些病变的确诊。临床上大部分的颈椎病我认为还是 X 光片的诊断最为经济、最为直接。我们通过对颈椎骨性组织及颈椎以及棘突的偏移程度，椎间孔结构的分析，可以从中分析出大多数软伤症。

首先看一下颈椎的生理曲度。颈椎侧位（中立位）片上，见颈椎生理前凸，前凸弧线的弧弦距为（12 ±5） mm，大于 22mm 为生理曲度增大。小于 7mm 为颈椎生理曲度变直。根据颈椎的生理曲度，将颈椎椎体骨性部分看成弓，而颈后的软组织看成弦，以弓弦理论来分析颈椎的受力点，也就是常见的劳损点。如颈椎的生理前凸的弧弦距大于22mm，临床上我们称之为生理前屈增大。此时结合弓弦理论分析，当弓的弯度增加，则弓弦距缩短，结合临床，提示颈椎后侧的软组织痉挛。此时临床上以项韧带痉挛为主，多见其钙化点存在。其钙化点多在颈椎前屈最大点所对应的项韧带处，通常在中段颈椎后方，此时受力点位于弓的顶点和弦的中点，以及上下弓弦的连接点。结合临床为项韧带钙化点，项韧带起点枕外隆突和枕外嵴的附着点，C_6、C_7 棘突点：当颈椎的生理前凸弓弦弧距小于 7mm 时临床上称为颈椎强直，结合弓弦理论分析，此时弓的弯度减小，弦距必然增加。也就是说颈椎后侧的软组织被拉伸，处于绷紧状态。此时受力点位于上下弓弦的连接处，结合临床为项韧带止点，枕外隆突和枕外嵴，C_6、C_7 棘突点；当生理前凸消失，变成病理后凸时，临床上称为出现曲度反弓，此时弓的方向发生改变，则弦的位置也发生了改变，根据弓弦理论分析，此时弦为颈椎两侧的肌肉软组织。受力点位于两侧颈椎肌肉与弓的连接点，经过临床分析，受力点为 C_1 横突和 C_7 横突上附着的肌肉软组织。

我们再来分析颈椎的正位片（我们多是拍张口正位片，这样可以看清寰枢椎的情况），正位片我们首先看颈椎是否在正中央。如有偏移（颈椎出现侧弯），根据弓弦理论找出受力点（即弓的顶点，弓弦的连接点）加以松解。再看棘突的顶点是在正中线的哪一侧。如棘突顶点偏向右，则提示右侧的半棘肌、多裂肌或回旋肌肌肉痉挛。在此时状态下，再看棘突顶点四周有没有发亮，如有发亮的光环，则提示附着在棘突上的筋膜钙质沉着，提示有劳损存在，以此确定该处为治疗点。最后我们还要看寰枢间隙和寰齿间隙。如两侧不对称则提示寰枢椎位置发生偏移。临床上往往是其上附着的肌肉软组织因痉挛牵拉，使结构发生改变，此时极易卡压椎动脉而发生头昏，此时在 C_2 的钩椎关节处可见发亮的钙质沉着点。此点多为头后大直肌、头下行斜肌与钩椎关节摩擦导致劳损使肌力减弱，机体为了增加其强度调集钙质堆积在其上方所致，此点即为临床上的受力劳损点，也是我们超微针刀治疗头痛、头晕的一个重要治疗点。

在颈椎的左、右前斜位片上，我们可以通过看椎间孔的间隙大小来判断增生的颈椎和移位错缝的颈椎。如椎间孔变小和变形，则提示该处的上下两椎体发生错缝移位或椎体后缘增生。其病理改变会导致相应的神经根被卡压，同时椎体的移位也导致穿行于横突孔的椎动脉发生扭曲，导致供血障碍。增生的骨组织（类骨质增生）也因无菌性炎症，会刺激神经根或临近的椎动脉，产生神经刺激征和血管痉挛，而出现头晕、手麻等症状。另外椎体的错缝移位也可以从侧位片上看出。如椎体后缘或棘突线上出现双边影像而其他椎体正常的情况下，则提示出现双边影像的椎体发生了移位、错缝，从而导致临床症状产生。此时的受力点多位于变形椎间孔上下两椎体的四周，以横突和钩椎关节受力为主，从杠杆理论我们分析，人体为了保持平衡，在棘突上附着区的肌肉也会痉挛来对抗横突和钩椎关节的力量，所以治疗点我们通常选在相应椎体棘突旁进行超微针刀松解，以达到四两拨千斤的作用。通过缓解棘突旁的拉力而改变其深层的拉力，从而缓解颈椎症状。

三、临床表现

颈源性综合征的症状很多。如椎动脉卡压出现供血障碍则产生头晕、眩晕、恶心、呕吐、耳鸣等症状；如枕大小神经被卡压，则产生头痛、头皮发紧等症状；如神经根被卡压则产生颈项痛、背痛、手麻等症状。另外，像足跟痛、拇指腱鞘炎等也可由颈椎劳损而引起。如颈部肌肉劳损而出现骨质增生过大时，人体被动向增生处屈曲则产生疼痛，病人因此采取被迫体位。如前斜角肌水肿时严重压迫臂丛神经或血管，病人往往采取西欧式投降姿势的被迫体位，即手高举或抱头，此时疼痛可缓解。中老年人颈椎椎体后缘增生严重时，病人被迫采取低头姿势等。

四、选点

颈源性综合征的治疗点我们根据弓弦理论、杠杆理论选取。多数情况结合 X 光片分析后选取，其次，还要依靠手法的触诊。当我们触及痛性结节时，就是我们的治疗点。综上分析，弓弦的交结点，项韧带的起止点为常规治疗点，即枕外隆凸和枕外嵴的痛性结节点、C_6、C_7 棘突两侧痛性结节点。

（1）头晕选点：头晕多数由上位颈椎而引起，尤其是第一颈椎横突和第二颈椎钩椎关节处可触及结节。第二颈椎钩椎关节处结节是头后大小直肌与钩椎关节上方之间的摩擦造成筋膜粘连所引起，头后大小直肌损伤后，肌肉痉挛，压迫了其下方穿行的椎动脉导致头晕，此处为我们头晕的治疗点。如 X 光片前斜位片见到颈椎椎间孔变小、变形时，则可在相应上下颈椎椎体的棘突旁触诊，如有痛性结节即是我们超微针刀的治疗点。下项线也是颈椎肌肉及筋膜常常附着的地方，当颈椎肌肉劳损时，则其附着区也会出现筋膜结节，松解此处结节也是我们超微针刀疗法治疗颈源性头晕的常见治疗点。

（2）麻木选点。根据前斜位片提示：第二、三颈椎椎间孔变形、变小时，患者后背痛、麻木，治疗点选在第二、三颈椎同侧棘突旁的痛性结节点；第三、四颈椎椎间孔变形、变小时，患者颈痛、肩痛伴发麻，治疗点选在第三、四颈椎同侧棘突旁的痛性结节点；第四、五颈椎椎间孔变形、变小时，患者出现颈痛、肩痛，以及肘关节下方 10cm 以上的上臂麻痛，治疗点选在第四、五颈椎棘突旁的痛性结节点；第五、六颈椎椎间孔变形、变小时，患者出现颈痛、手臂疼痛，拇指、食指、中指发麻，治疗点选在第五、六颈椎棘突旁的痛性结节点；第六、七椎椎间孔变形、变小时，患者出现颈痛、手臂疼痛伴有无名指、中指、小指发麻，治疗点选在第六、七椎棘突旁的痛性结节点。

第一颈椎横突和第七颈椎横突是在颈椎生理曲度变直或反张时根据“弓弦理论”选取的治疗点。临床上除了以上情况外，第一颈椎横突在颈椎生理曲度没有反张时也有选取的时候。当患者出现面痛、面麻、三叉神经痛、面瘫、下颌关节炎、耳鸣、牙痛时，我也会选取第一颈椎横突尖上的头上行斜肌、头下行斜肌的附着点加以松解，多能获得立竿见影的疗效。第七颈椎横突处有竖脊肌、斜方肌、肩胛提肌、前斜角肌、冈上肌等肌肉在此通过，当动作无准备时，或负荷过重时，肌肉与肌肉之间会发生摩擦，肌包膜之间易产生炎症反应发生粘连，形成筋膜结节，所以第七颈椎横突点我们除颈椎生理曲度反张时选取外，在手麻、肩背酸痛、转颈受阻以及上肢被迫抬举时，我们都作为治疗点。

（3）头痛选点。头痛多因枕大、枕小神经卡压所引起，也可由椎动脉供血障碍所引起。椎动脉卡压的治疗点前文已谈，现主要论述枕大、小神经卡压症。

枕大神经为第二颈椎神经后支之分支，多为通过坚硬的腱膜孔时而受卡压。其走行通过第一、二颈椎之间并紧靠寰枢关节的后外侧出椎管，至头半棘肌止点处依次穿过头半棘肌及斜方肌腱孔至皮下，分布于上项线以上到颅顶之间的皮肤，枕大小神经在其支配区域内呈网状，相互有交通支，其疼痛可以相互传导，当寰枕关节及附着区的肌肉筋膜发生病变时，就容易刺激和压迫枕大、小神经而产生症状。那么其治疗点在后颈寰枕筋膜中点即下项线中点旁开 1.5cm 处的痛性结节点。

五、治疗

患者俯卧，胸部垫一枕头，前额与床接触，将后颈向上弓起。常规消毒选定的治疗点。右手拇指、食指、中指持刀，将刀口线与人体纵轴平行（这样不会切断人体的固有支持系统，维持了人体力学平衡，纵行下刀，可以切断或部分切断因劳损而增生的筋膜、筋结，以及腱膜的炎性粘连部分）。左手拇指按压在结节处，先左、右、上、下分离局部的正常组织，然后下压用力固定结节，超微针刀沿左手拇指指甲的边缘下刀。以扇形方向来回切割，当左手拇指感到指下结节条索松解后即可出刀。一般只切 2 ~3 刀。当刀下的“咔嚓”音消失或落空感出现即停止进刀，一般深度为 0.5cm。不主张一次切割完全（因为切割刀数过多，人体的这些辅助支持系统全部松解会产生疲劳酸困感）。可以将结节分 2 ~3 次切割。每次针刀治疗时间相隔 1 ~2 天。治疗时如有刀口渗血或鼓胞，用干棉球按压 1 分钟即可，无需用创可贴，因刀口很小很浅，不会感染。超微针刀治疗后因人体的异常拉力消失，失衡的力线恢复，患处关节的错位或错缝即可缓解，无需做手法复位。以下的病例治疗均如此。

第二节 头后大、小直肌损伤

一、局部解剖

头后大直肌起于第2颈椎（枢椎）棘突，向上止于枕骨下项线的外侧骨面。一侧收缩使头向同侧旋转，两侧同时收缩头后仰，头后小直肌起于第1颈椎后结节，在头后大直肌的内侧止于枕骨下项线的骨面，其作用同头后大直肌。见图6－1。

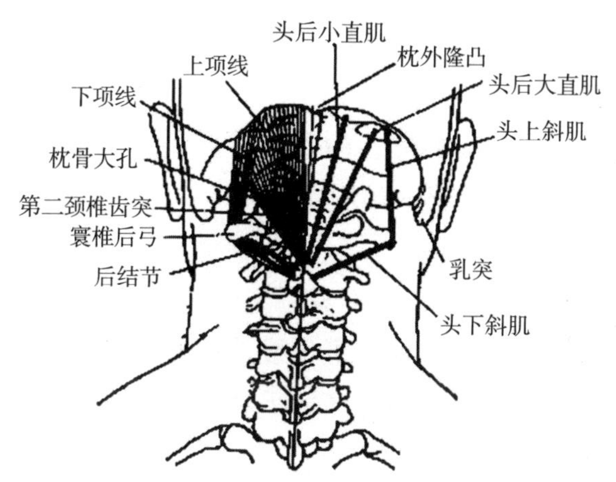

图6－1 头大小后直肌附着处分布

二、病因病理

（1）长期持续地低头工作，如低头玩手机、头靠床头或沙发上看电视等姿势均易引起头大、小直肌的损伤。

（2）当损伤积累到一定程度时，因受凉而诱发，日常生活中常见的损伤动作有：伏案、打麻将、打毛衣、刺绣等。

（3）使用过低的枕头：枕头的高度以人体自身拳头高度为准。如果长期使用过低的枕头或不用枕头会损伤该肌肉，造成头痛、头昏或眩晕。而如果长期使用过高的枕头，主要损伤第四颈椎以下节段，造成颈肩酸胀或上肢麻痛。

三、临床表现

（1）颈部僵硬疼痛，枕骨下项线外侧部位单侧或双侧疼痛。

（2）不能做点头动作，与头半棘肌损伤的低头动作不同的是该病能缓慢地低头，但不能快速点头、快速地左右摇头也会导致头晕症状的发生。

（3）因此处深层解剖为椎动脉出第一、第二横突孔后迂回进入颅内的地方，所以头后大小直肌挛缩使肌块增大压迫椎动脉，引起供血不足，引起头晕头痛，向前额及颞部放射痛。

（4）大多数病人有长期低头工作劳损史，头后大直肌在枕骨止点即下项线的外侧骨面可扪及条索状物或痛性结节，其起点第 2 颈椎棘突病变侧可扪及痛性结节。

（5）令病人尽力抬头后伸，检查者一手置头枕部阻挡病人抬头，可引起疼痛加重，称抬头抗阻试验阳性。

四、诊断

（1）患者头昏、眩晕及枕骨下项线外侧部位疼痛。

（2）快速点头时枕后外侧疼痛加重和头昏眩晕加重，或病人根本不能做快速的点头动作。

（3）抬头抗阻试验阳性。

（4）C_2 棘突旁开 1.5cm 及枕骨下项线的外侧面可扪及痛性结节。

五、治疗

（1）选点：第二颈椎棘突旁的痛性结节点；枕骨下项线外侧骨面的痛性结节点。

（2）操作：治疗部位常规消毒，选用伏案位或俯卧位：前额接触桌面或床面，将后枕部暴露出来。右手持刀，刀口线与身体纵轴平行，左手拇指按压痛性结节上方，先左右滑动分离正常的软组织，然后用力固定住结节，再用超微针刀沿左手拇指指甲边缘向下进刀，来回呈扇形切割 2～3 刀，切割深度为 0.5cm。当左手拇指感觉指下结节平复或消失时出刀，用干棉球按压刀口1分钟左右。每3天治疗1次。

例：患者刘××，女，42岁，机电公司文员。因长期使用电脑办公，加之近期连续加班，出现头晕。来诊时由其家人背入诊室。患者眼睛不敢睁开，由坐位转入平卧位时，患者双手紧抓床缘，感觉床要翻。1分钟后患者眩晕略平静，眼睛才敢睁开，患者诉在家中也如此，每以体位改变时眩晕加重，不运动或静卧时缓解。颈部疼痛，不能做快速点头的动作。检查双侧第二颈椎棘突旁1.5cm，可扪及痛性结节，下项线中外侧段可扪及条索样结节。处理时要求患者拍颈椎四位片，因患者体位改变时眩晕加重，其家属要求先治疗等病情缓解后再做拍片检查。即在第二颈椎上、下关节突关节及下项线结节处行超微针刀松解。出刀后，嘱患者下床去拍片检查，结果患者下床后告知所有症状基本消失，眼睛已完全可以睁开，活动自如，没有当时的眩晕感。此时已没有拍片的必要。第二天复诊时，患者诉已痊愈。嘱其注意颈部的保暖及工作体位保护，即每工作1小时左右要活动一下颈部，做“米”字操，以缓解其肌肉的疲劳。随访半年无复发。

第三节　颈夹肌损伤

一、局部解剖

颈夹肌起自上部胸椎和C_7的棘突及项韧带，止于枕骨上项线外侧部分及乳突的后外侧，其浅层有斜方肌，深层有竖脊肌。其作用单侧收缩使头转向同侧，双侧收缩使头后仰。

二、病因病理

（1）头颈部大幅度的频繁活动及肩部负重时，易引起该肌肉产生水肿及慢性劳损，导致临床症状。

（2）第7颈椎为颈胸交界处，胸椎因肋骨的支撑活动范围小而颈椎的活动以第一胸椎为支点，第7颈椎处于活动与不活动之枢纽部位，颈7棘突为颈椎棘突中最高的棘突，其活动中受力是首当其冲的。因此颈部活动时所产生的应力集中于第7颈椎的附着点，所以该处易反复地发生积累性劳损，从而形成筋膜增生，形成一个圆形的病变结节点，即俗称“扁担疙瘩”。

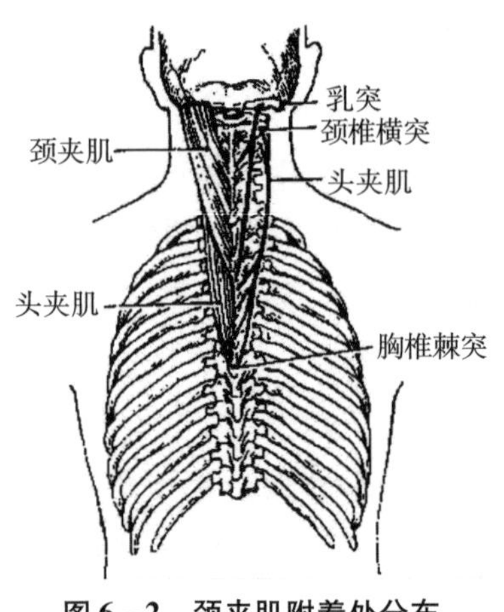

图6－2　颈夹肌附着处分布

三、临床表现

（1）颈部不适，僵硬，在其起点 C_7 棘突旁及枕骨上项线外侧部分肌肉附着点疼痛，部分病人低头时感 C_7 棘突处疼痛，头后仰受限。

（2）有外伤或劳损史。

（3）痛点热敷可使痉挛缓解，头活动范围可增大，但痛性结节点触诊时仍然存在。

（4）部分病人伴有头晕、头痛、眩晕等。

（5）有低头工作史、低头玩手机、头靠坐沙发或床头看电视的习惯。

四、诊断

（1）颈夹肌起点 C_7 棘突旁可扪及痛性结节，止点枕骨上项线外侧部分可扪及痛性结节及条索状劳损。

（2）尽量将头压低，引起后颈部牵拉痛及不适感。

（3）抬头抗阻试验阳性。

（4）颈夹肌收缩实验阳性：即颈部后仰时疼痛。

（5）局部可扪及扁担疙瘩。

五、治疗

1. 选点

（1）患侧第六、七颈椎棘突旁的痛性结节点。

（2）枕骨上项线外侧处的痛性结节点。

2. 操作

患者取伏案位或俯卧位，胸部垫一枕头，暴露治疗部位，常规消毒。左手拇指在第六、七颈椎棘突旁的痛性结节点按压固定，右手持超微针刀沿指甲边缘进刀，呈扇形向下切割2~3刀。进刀深度为0.5cm，扇形面与身体纵轴平行。当左手拇指感觉指下结节松解或消失时出刀，用干棉球按压刀口1分钟即可。上项线点操作方法同上。

典型病例：赵××，男，60岁，农民。颈部疼痛2年余，头略呈低头位，抬头时颈部疼痛加重，在家自行贴膏药可缓解，每以劳动特别是挑担时诱发疼痛。检查第六、七颈椎棘突可扪及明显痛性结节。用超微针刀在第六、七颈椎棘突旁结节中心扇形切割2~3刀后，患者诉疼痛明显缓解，抬头后仰时略疼痛，于第4天及第7天如上法行超微针刀治疗后痊愈，至今无复发。

第四节　项韧带损伤

一、局部解剖

项韧带起于所有颈椎的棘突，止于枕外隆凸和枕外嵴，为三角形的弹力纤维膜，两侧有头夹肌、颈夹肌等多块肌肉附着其上，其主要功能是防止颈部过度前屈。

二、病因病理

（1）长期颈部前屈或高枕的长期前屈牵拉，使该韧带缺血缺氧，发生挛缩，使韧带变硬、变性、甚至钙化。

（2）另外急性的暴力损伤使项韧带撕裂变性，产生疼痛。

（3）生理解剖特点：因其第二颈椎棘突粗大，第七颈椎棘突最长等特点，其韧带附着点面积最大，也是应力最大的部位，所以该处韧带容易发生损伤，其韧带钙化点也位于 C_2 棘突与 C_7 棘突中点的位置。

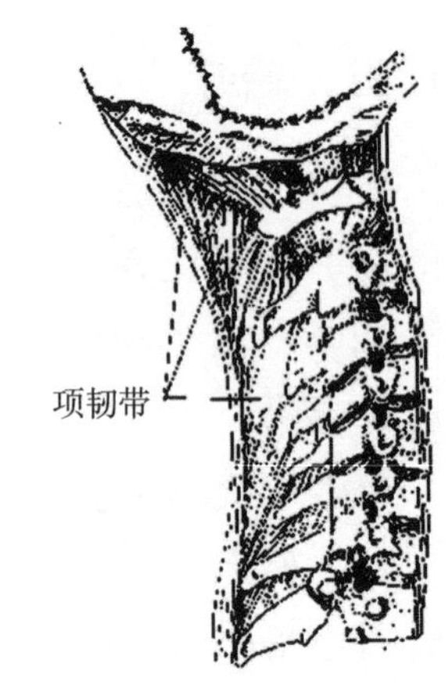

图 6－3　项韧带附着处分布

（4）当颈椎过度前屈时，临床上 X 线片可见颈椎生理曲度变直或生理曲度反弓。此时项韧带所承受的拉力最大，久之得不到纠正，人体会调整身体的钙质堆积在项韧带上，随着钙质堆积量的增多，最后形成钙化。临床上 60% 的项韧带钙化均如此理。另外有 40% 的项韧带钙化见于生理曲度的曲度增大，其机理为频繁的颈部屈伸运动，项韧带受到过度的拉力，使其劳损痉挛，韧带间距缩短，生理曲度增大，在韧带力量减弱的情况下，人体调集钙质堆积在项韧带上，久之形成钙化。

三、临床表现

（1）有长期低头工作劳损史或高枕习惯史。

（2）颈部酸痛不适，不能长期低头工作，睡眠时感颈部酸胀。

（3）低头转颈时可闻及弹响（颈韧带钙化时才有此弹响）。

四、诊断

（1）在颈椎棘突处可扪及痛性结节点，其止点枕外隆凸处和枕外嵴处可扪及条索状及痛性结节点，低头时项韧带中点处可扪及明显的条索状物，劳损钙化转颈可扪及弹响。

（2）颈过屈时颈部酸痛加重。

（3）X 线检查颈椎侧位片显示生理曲度增大或生理曲度变直或反弓影，钙化时可清楚显示钙化影。

五、治疗

（1）选点：项韧带是颈椎的一条较大而且负重较多的韧带，其劳损程度直接关系着颈椎的力学平衡。临床上我们将颈椎的骨性部分看成是弓，而项韧带则看成弦。根据“弓弦理论”以颈椎的生理曲度来判断其劳损程度及寻找劳损的结节点。当颈椎的生理曲度过大（弧弦距大于17mm），多数患者X线片显示项韧带中点有钙化影像，表示应力集中点为项韧带钙化点，治疗点就在钙化点处的棘突两侧。如生理曲度过小（弧弦距小于7mm）则为颈项强直。此时应力集中点在项韧带的起止点上。再根据人体的解剖特点，第二颈椎棘突最大，第七颈椎棘突最长，则它们承载的力量最大，也就是说这两点是我们治疗项韧带损伤的常用治疗点。

a点：项韧带钙化点两侧棘突旁的筋膜附着点。

b点：第二、七颈椎棘突旁痛性结节点。

（2）操作：患者伏案位或俯卧位，胸部垫一枕头，前额接触桌面或床面，将后颈部弓起，暴露治疗部位，常规消毒。左手拇指按住治疗部位并固定，右手持超微针刀沿左手拇指指甲边缘进刀，刀口线与身体纵轴平行，呈扇形切割2~3下，进刀深度为0.5cm。扇形面与身体纵轴平行。当左手拇指感觉指下筋结松解或消失时出刀，用干棉球按压刀口1分钟即可。

典型病例：刘XX，男，40岁，某公司财务人员。颈后部疼痛两年。近期因做财务报表连续工作熬夜，出现颈部疼痛加重，低头时疼痛更加明显。X光颈椎侧位片显示颈椎生理曲度变直，项韧带可见透亮度增加。用手触诊时，在颈部中央可扪及条索状物，压痛（+）。根据以上症状体征确诊为项韧带劳损。根据颈椎生理曲度变直，运用“弓弦理论”，我们在第二颈椎棘突旁、第七颈椎棘突旁，以及下项线韧带附着处的痛性结节点进行超微针刀松解，患者立即感颈部活动疼痛明显缓解。嘱患者注意休息和保暖，随访一次治愈。

第五节　胸锁乳突肌损伤

一、局部解剖

胸锁乳突肌起自胸骨体及锁骨胸骨端，止于乳突及枕骨上项线，作用是一侧收缩使头转向对侧，两侧收缩使头后仰。

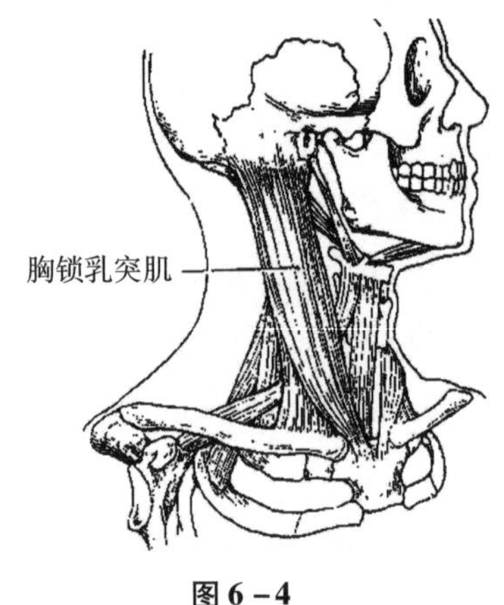

图 6－4

二、病因病理

（1）急性暴力转头或受外力撞击致肌肉局部红肿充血，颈项转动疼痛。

（2）不正确的睡眠姿势和长期偏头姿势下的工作产生积累性损伤（如汽车维修工作）。

（3）肌肉处于损伤痉挛状态下，受凉使局部血液循环减慢，其受伤的肌肉出现水肿、渗出，代谢产物不能尽快排除，刺激神经末梢而产生疼痛。

三、临床表现

（1）有慢性偏头工作劳损史或睡眠姿势不当史。

（2）颈部活动受限、颈部僵硬、转颈时疼痛。患者常采取被迫体位。

四、诊断

（1）胸锁乳突肌抗阻收缩时疼痛，即转颈试验阳性。

（2）做该肌过伸牵拉即向对侧转头时疼痛，为牵拉试验阳性。

（3）肌肉的附着点可扪及痛性结节状物或条索状劳损状物。一般位于起止点，乳突和上项线，肌腹压痛阳性。

（4）X 线检查颈椎一般示有侧弯。

五、治疗

1. 选点

a 点：胸锁乳突肌的两个起点，即胸骨体及锁骨胸骨端起点处的痛性结节点。

b 点：上项线和乳突尖处的痛性结节点。

2. 操作

a 点选用仰卧位，b 点选用侧卧位，暴露治疗部位，常规消毒。左手拇指按住治疗部位固定不动，右手持超微针刀，将刀口线与筋结走行垂直。沿左手拇指指甲边缘向下呈扇形切割 2 ~ 3 刀，进刀深度为 0.5cm，扇形面与筋结走行垂直。当左手拇指感指下筋结松解或消失时出刀，用干棉球按压刀口 1 分钟即可。

典型病例：胡 XX，男，32 岁，汽车修理工，因近日工作熬夜，身体疲劳，出现颈部酸胀。昨天因外出办事受凉而出现颈部疼痛，头歪向右侧，低头时为甚。在家自行热敷后，头部活动受限略缓解，活动时仍感牵拉疼痛，而来我处求治。经查胸锁乳突肌痉挛明显，在右侧乳突骨下方可明显摸到痛性结节，诊断为胸锁乳突肌损伤。依上法用超微针刀松解，一次治疗后颈部活动可。第二天患者诉略有不适酸痛，考虑为疲劳所致，嘱其加强睡眠，口服多维片，两天后诸症消除。

第六节　斜方肌损伤

一、局部解剖

斜方肌位于项部和背上部皮下，为最浅层肌肉，一侧形成三角形，两侧相合形成斜方形，其起点起自枕外隆凸、项韧带，第 7 颈椎棘突及全部胸椎棘突；止点的上部纤维止于锁骨外侧端，中部纤维止于肩峰和肩胛冈上缘，下部纤维止于肩胛冈下缘内侧。

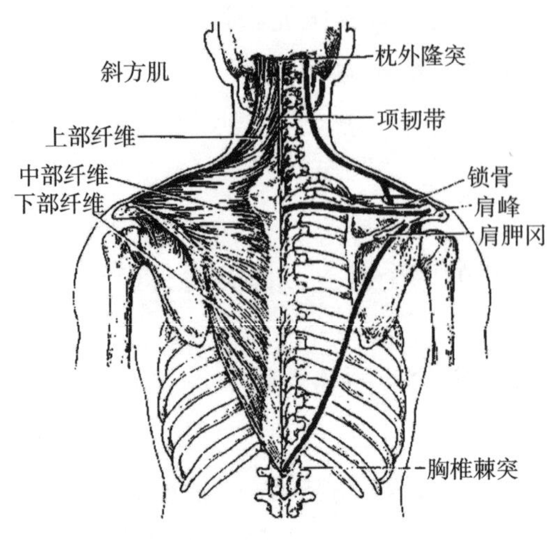

图6-5　斜方肌附着处分布

二、病因病理

(1) 该肌肉其下部纤维附着于胸背部，稳定性较大，不易发生劳损，而其上部肌纤维连于颈项部，所以其活动范围大，容易形成劳损。

(2) 其劳损一般为外伤，另外睡眠姿势不当也可导致肌肉长时间处于牵拉状态，肌纤维负荷过大产生劳损。

(3) 感受风寒，使局部血运障碍，肌纤维得不到营养、弹性减弱发生劳损。

三、临床表现

(1) 有外伤、劳损及受凉史。

(2) 患者颈、肩、背部酸痛沉重、发僵、活动受限，严重者低头、耸肩、旋颈等动作有障碍，部分患者有负重物感，叩击肩背时有轻快舒适感，多为单侧发病，头因肌肉痉挛略偏向患侧。

四、诊断

(1) 颈部斜方肌可触及团块状痛性结节（多位于第七颈椎横突尖上方），压之可向头枕部放射。

（2）颈部上项线肌肉起点和枕后腱弓处可扪及痛性结节点。患侧斜方肌过伸时（即向健侧旋转头部）有疼痛为斜方肌过伸试验阳性。

（3）X线一般无变化，病程长者，枕后肌肉在骨面附着处可有骨赘形成。

（4）急性损伤时，头不能向患侧转头，以睡眠姿势不当引起为多见。

五、治疗

1. 选点

a点：位于上项线起点和枕后腱弓处的痛性结节点。

b点：根据疼痛部位及肌纤维的止点附着处位置：如颈项部疼痛严重时，选锁骨外端肌纤维附着点处的痛性结节点；疼痛在颈肩部时，选肩峰和肩胛冈上缘肌纤维附着点处的痛性结节点；如背部负重感、酸胀疼痛时，则选肩胛冈下缘内侧肌纤维附着点处的痛性结节点。

2. 操作

患者俯卧位，暴露治疗部位，常规消毒。左手拇指按住治疗部位并固定，按超微针刀进刀法进行切割治疗。进刀深度为0.5cm左右。左手感到指下结节松解时出刀，用干棉球按压刀口1～2分钟即可。

典型病例：刘xx，男，25岁。昨天与朋友聚餐时饮酒过量昏睡，因姿势不当而出现左侧肩背部肌肉沉重紧张、酸胀，颈部活动不适。经查患者向左后侧仰头时疼痛，诊断为斜方肌上段肌纤维损伤。在左侧相当于“巨骨穴”处可扪及痛性结节。即在此处行超微针刀松解，当即患者感酸胀消失，颈部活动自如，一次治愈。

第七节　前斜角肌损伤

一、局部解剖

斜角肌分前、中、后三条斜角肌。前斜角肌起于胸锁乳突肌的深层，起自第3～6颈椎横突前结节，止于第1肋骨内侧缘和斜角肌结节。

中斜角肌起于第1或第2~6颈椎横突后结节，止于第1肋骨上面，锁骨下动脉沟之后。后斜角肌在中斜角肌的深面，起于第4~6颈椎横突后结节，止于第2肋骨。

斜角肌功能：单侧收缩使颈侧屈并回旋，双侧收缩使颈部前屈，另外斜角肌有辅助呼吸功能，临床上前斜角肌劳损最为常见。见图6-6。

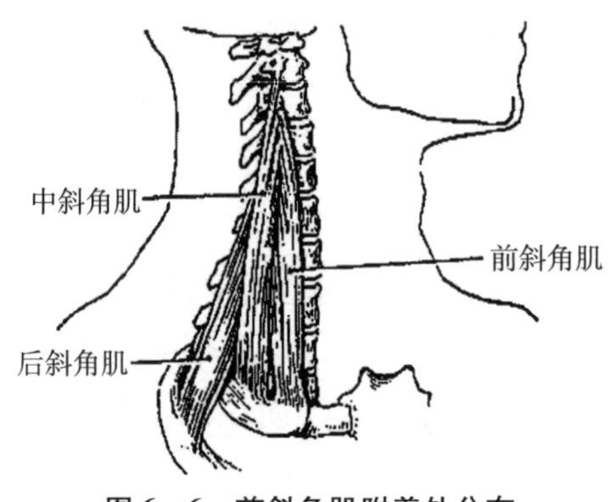

图6-6　前斜角肌附着处分布

二、病因病理

（1）前斜角肌受C_5~C_7神经前支支配。临床上下位颈椎病变如C_7横突肥大或有颈肋的刺激压迫，引起前斜角肌的痉挛或炎症水肿，从而影响臂丛神经、血管出现相应症状。

（2）前斜角肌是一呼吸辅助肌，如患哮喘等呼吸性疾病时，肺部氧利用率低，肺活量增大，则前斜角肌利用率增高，产生劳损从而出现症状。

（3）人到中年体重增加，胸廓向下牵引，导致前斜角肌紧张受累而劳损。

（4）长期低头工作，使颈椎生理曲度变直，此时前斜角肌处于放松缩短状态，当肌肉适应此状态时，颈椎出现后伸时肌肉则发生疼痛。

（5）睡眠姿势不当时或长时间处于一侧转头状态时，会出现该肌的痉挛水肿，而出现劳损。

三、临床表现

（1）无明显外伤史，多发于30~40岁青壮年。

（2）多单侧发病，下颈部及前侧面疼痛酸胀，用力咳嗽时可放射至上肢尺侧，前臂和手的内侧，手指发凉、发紫或苍白无力。急性发作时患者常是抱头来就诊。

（3）患者出现胸闷及前胸不适感，向对侧转颈时胸部有放射牵拉痛。

（4）颈部转动疼痛，以向患侧转项时疼痛明显。

四、诊断

（1）起点 $C_3 \sim C_6$ 横突可触及痛性结节，锁骨上窝较为饱满，可触及痛性结节。

（2）肱三头肌反射减弱，阿迪森（Adson）试验阳性；患者坐位，两手置膝，首先记录桡动脉搏动力量进行对比，再让病人深吸气后屏气，若患者脉搏减弱或消失即为阳性。

（3）X 线示：第 7 颈椎横突过长，或横突外有游离的肋骨，也可无异常变化。

（4）将患侧上肢举过头顶再转项时疼痛减轻。

五、治疗

1. 选点

a 点：该肌起于 $C_3 \sim C_6$ 横突，根据杠杆理论，横突有病时治疗棘突，则起点处治疗点选同椎体棘突。即 $C_3 \sim C_6$ 同侧棘突旁的痛性结节点。

b 点：C_7 横突上方的痛性结节点。

C 点：锁骨下窝内侧处的痛性结节点。

d 点：胸锁乳突肌中点的后方边缘痛性条索点。

2. 操作

对 a 点、b 点进行超微针刀治疗时，患者俯卧位，c 点时患者仰卧位，d 点时患者侧卧位。暴露治疗部位，常规消毒。a 点治疗时，左手拇指按压棘突旁的治疗部位固定不动，右手持超微针刀，刀口线与身体纵轴平行，沿左手拇指指甲边缘进刀 0.5cm，呈扇形切割 2～3 刀，扇形面平行于身体纵轴。当左手拇指感觉到指下的痉挛结节已缓解或消除时出刀，用干棉球按压针眼 1 分钟即可；b 点治疗时，刀口线与左手拇指指下筋结的走行方向垂直以切断指下结节为准，进刀深度为 0.5cm，其余方法同 a 点；c 点治疗时，先用左手拇指下压按住治疗的筋结点固定，嘱患者屏住呼吸，医者右手持刀沿左手拇指指甲边缘向下进刀，刀口线与指下筋结走行方向垂直，以切断筋结为准，进刀深度只需 0.3cm 左右，不可过深，以免伤及肺脏，产生气胸。出刀后用干棉球按压刀口 1 分钟；d 点治疗如 c 点，先用左手拇指固定条索样筋结点，然后右手持刀，以切断其条索纤维为准，进刀深度只有 0.5cm 左右，治疗后用干棉球按压刀口 1 分钟即可。

典型病例： 陈××，女，40 岁，患者近两年来出现手部发凉酸困感，以夜间为甚，咳嗽时手部有闪电感，每天晚上左上肢要不停地换方位或运动，白天因活动多还可以坚持。如超过 5 分钟左上肢不运动，则整条手臂酸软无力，指头发凉，极大地影响睡眠，患者曾有支气管哮喘史，到过多家医院进行治疗均无效。

诊断：根据患者有哮喘病史，以及上肢不停地运动，可以考虑为“不安手综合征”。究其病因为前斜角肌损伤压迫了血管，使上肢供血障碍，因而出现手凉酸困乏力等症状，而不停地运动是为了增加血液循环，暂时改善上肢的供血，治疗在斜角肌上点锁骨下窝内侧缘的附着点处行超微针刀，3 次后（每 3 天 1 次），症状已全部消失，睡眠安稳。

第八节　第一颈椎横突综合征

一、局部解剖

第一颈椎也叫寰椎，它是由前后弓和两侧块组成。前弓较短，其后部中央有关节面与枢椎的齿状突构成寰枢关节。前弓前面中央处有一结节，是双侧颈长肌的附着处；后弓较长，其后中央部结节无棘突，双侧头小直肌附着在此结节上，后弓上面两侧靠近侧块部各有一沟，椎动脉上引出横突孔后，绕过侧块，跨过此沟，再穿过寰枕膜，经枕骨大孔进入颅腔，侧块上面椭圆凹陷关节面，与枕骨髁构成寰枕关节。第一颈椎横突在所有颈椎横突中是最长的，其横突尖的上部为头上斜肌的止点，下部为头下斜肌的起点，头上斜肌位于头后大直肌的浅层，起于枕骨下项线的外侧骨面，头下斜肌止于第二颈椎棘突。

二、病因病理

（1）长期的仰头或低头工作易引起此处肌肉的劳损，导致后颈发硬。

（2）长时间地将头后伸歪向一边的不良习惯，也是导致该处附着肌劳损的主要原因。如歪头看电视或者在显示屏不在正前方的电脑前长时间地工作。

（3）手法治疗颈部疾病时，因手法粗暴或用力不当，均可引起该处肌肉劳损。

（4）长期垫高枕睡眠，也会导致该处附着肌的劳损。

三、临床表现

（1）颈部僵硬，一侧或双侧枕骨下项线外侧部疼痛。

（2）头昏，太阳穴疼痛，一侧面部疼痛或发紧感，严重者眼球突出，眼袋明显。

（3）下颌关节疼痛，以张口或咀嚼食物时疼痛加重。

（4）耳鸣或听力下降，用力将耳朵提拉后可暂时明显缓解，稍后症状又复原。

（5）可引起面瘫、面肌痉挛、面痛、面部发麻。

（6）可引起三叉神经痛、牙痛等症状。

四、诊断

（1）患者头昏，一侧面部疼痛，前额或眼部不适。

（2）头向后伸抗阻实验阳性。

（3）第一横颈椎突尖可扪及痛性结节点，下项线外侧骨面可扪及痛性结节点。第二颈椎棘突旁可扪及痛性结节点。

五、治疗

1. 选点

a 点：第一颈椎横突尖，相当于胸锁乳突肌后缘，风池穴外下 1cm 左右。

b 点：第二颈椎棘突旁的痛性结节点。

2. 操作

患者取俯卧位，胸部垫一枕头，前额与床面接触，暴露治疗部位，常规消毒。左手拇指按住治疗部位固定不动，右手持超微针刀，将刀口线方向与左手指下筋结方向垂直。沿左手拇指指甲边缘进刀，呈扇形切割 2 ~3 刀，进刀深度为 0. 3cm 左右，切断筋膜结节为度。当左手拇指感指下筋结松解或消失时出刀，用干棉球按压刀口 1 分钟即可。

典型病例： 孔××，男，40 岁，电脑维修人员，患者右侧下颌关节疼痛，不能用右侧牙齿咀嚼食物，检查右侧下颌关节处咀嚼肌痉挛明显，可在下颌关节处扪及条索状结节，压痛明显，即在此处行超微针刀松解，术后患者诉疼痛缓解，牙齿咬合有力，患者高兴离去，第二天患者又诉昨天因加班维修电脑，长时间低头工作 5 小时后，下颌关节疼痛复发。并伴有右太阳穴牵扯酸痛，颈部僵硬，检查第一颈椎横突压痛明显，局部有筋膜结节，行第一颈椎横突尖端超微针刀松解，术后患者诉诸症消除，仅刀口处留有余痛，随访 6 月无复发，此症的诊断上先前没有考虑患者的职业，第一次治疗后疗效反复，是因为没有找出该病症的真正源头，其咀嚼肌的痉挛是因后第一颈椎横突上的筋膜劳损牵拉所致，所以诊断的正确性非常重要，否则只会取得一时的即刻疗效，而远期疗效则不佳。

第七章　肩臂部疾病

第一节　冈上肌损伤

一、局部解剖

冈上肌是肩部诸肌中较小的一块，呈圆锥形，起于冈上窝骨面的内2/3处，向外移行为短而扁平的肌腱，止于肱骨大结节上方。受C_5、C_6脊神经支配。见图7－1。

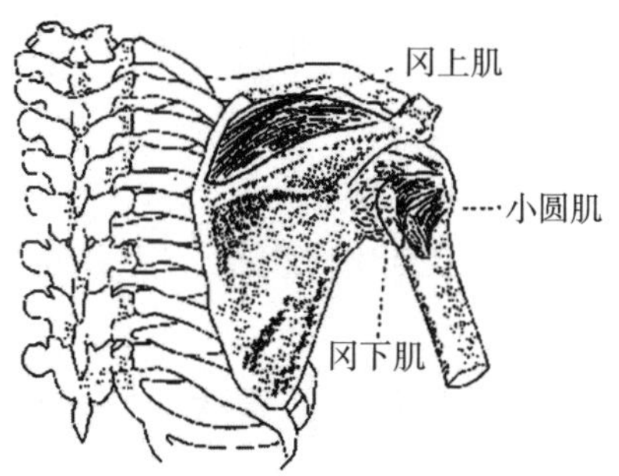

图7－1　冈上肌附着处分布

二、病因病理

（1）因解剖关系肩峰与冈上肌之间有肩峰下滑囊相隔，当肩关节外展90°时，肩峰下滑囊完全缩进肩峰下面，冈上肌与肩峰发生摩擦，久之则损伤。

（2）因其受C_5、C_6脊神经支配，颈椎的病变导致C_5、C_6脊神经受压时，可累及冈上肌。

（3）上肢猛力外展时易损伤冈上肌，严重时造成冈上肌断裂，损伤日久形成粘连，当上肢外展时损伤处产生牵拉或因受凉而引起急性发作。

三、临床表现

（1）有外伤史或感受风寒湿邪史，好发于中年体力劳动者。

（2）冈上肌起止点或肌腹酸痛，主动外展肩关节时，疼痛加重，严重时外展高举受限，以外展高举 90°～120°时疼痛最为明显，超此范围疼痛减轻或消失（因外展 120°以上时为背阔肌的动作），外展时疼痛局限于肩外侧。

（3）受凉或外伤后疼痛加重，甚至放射到颈项及肩部，热敷后缓解。

（4）肩部可出现失用性肌萎缩。

四、诊断

（1）冈上肌起点、冈上窝内侧骨面 2/3 处及止点肱骨大结节处可触及痛性结节。

（2）肩关节外展抗阻力试验阳性。

（3）肩外展高举 90°～120°时疼痛，以肩外侧肱骨大结节处疼痛为甚。

（4）X 线检查可见部分患者肱骨大结节处钙化影，或伴大结节撕脱性骨折。

五、治疗

1. 选点

a 点：第六、七颈椎棘突旁痛性结节点。

b 点：冈上肌进入肩峰与锁骨形成夹角处的痛性结节点。

c 点：肱骨大结节处的痛性结节点。

2. 操作

a 点、b 点采用俯卧位，c 点采用侧卧位。暴露治疗部位，常规消毒。左手拇指按住治疗部位固定不动，右手持超微针刀，将刀口线方向与左手指下筋结方向垂直。沿左手拇指指甲边缘进刀，呈扇形切割2~3刀，进刀深度为0.5cm左右，切断筋膜结节为度。当左手拇指感指下筋结松解或消失时出刀，用干棉球按压刀口1分钟即可。

典型病例：钱XX，男，45岁，搬运工人。近日因左肩部受凉引起肩部活动不适，以肩关节上举疼痛最为明显。检查冈上肌痉挛明显，肩关节外展时受限，结合患者的工作，诊断为冈上肌损伤。在b点、c点进行超微针刀松解。第二天复诊时，患者诉治疗后第一天症状有所减轻，肩关节活动仍然不适。治疗后症状已基本还原，至今天肩关节上举活动依然疼痛如前。考虑到冈上肌受第五、六颈椎脊神经支配，嘱患者拍颈部左、右、前、斜位片。X线片示第六、七颈椎左侧椎间孔明显变窄。诊断为颈椎病，超微针刀改在第六、七颈椎棘突旁松解。出刀后患者即诉肩关节活动一切正常，外展上举动作已恢复，疼痛消失。

肌肉损伤或肌功能减弱，很多的情况可能是支配该肌的神经受到卡压，使肌肉失去原有的功能状态，治疗时应随时根据疗效及时地调整方案，才可迅速地治疗该劳损肌肉。

第二节　冈下肌损伤

一、局部解剖

冈下肌位于冈下窝及肩背部，肌肉较丰满，起于冈下窝的内侧半，部分肌纤维向外上方移行为短而扁的肌腱，经关节囊的后方参与肩袖的构成。该肌止于肱骨大结节，受肩胛上神经支配，且肩胛上神经止于冈下窝，其功能是使上臂内收、外旋。

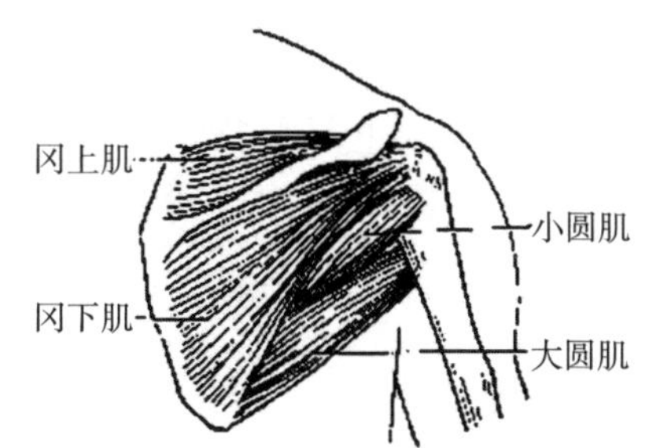

图7-2　冈下肌附着处分布

二、病因病理

（1）冈下肌大多是由于某种原因上肢突然过度外展、内旋而损伤，其起点的损伤临床上较常见，肌纤维的收缩与隆凸骨面产生较大摩擦，容易发生急、慢性劳损，另外肩关节受损也常累及。

（2）冈下肌受肩胛上神经支配，其神经止于冈下窝，在冈下肌劳损的时候产生的一些化学致痛物质刺激神经末梢，产生疼痛。另外起点处肌纤维的痉挛也可挤压神经末梢，使神经末梢敏感性增强加重疼痛。

三、临床表现

（1）初期在冈下窝及肱骨大结节处疼痛，不能自主活动上肢，损伤日久肩臂疼可传射到头顶，肩部活动受限，以后伸、上举受限严重。

（2）冈下肌功能性抗阻疼痛，即上肢内收位抗阻、外旋时疼痛，以及冈下肌牵伸时（即肩关节外展、内旋）疼痛剧烈。

（3）冈下肌起点冈下窝脊柱侧可触及多个痛性结节或条索，止点肱骨大结节处也可触及痛性结节。

（4）上肢外展90°后，手掌心向下，水平后伸，肩右部疼痛。因肩外展90°时已消耗了三角肌的部分力量，再水平外展时为冈下肌的收缩动作，通常在该肌劳损、肌肉力量减弱时才出现该肌的疼痛。

四、诊断

（1）肩部疼痛、肩胛骨冈下窝疼痛，活动障碍以肩后伸、上举受限严重。患手从对侧腋下摸对侧后背时疼痛加重，即冈下肌过度牵拉试验阳性。

（2）冈下窝及肱骨大结节处疼痛，可向头顶放射。

（3）冈下肌起点冈下窝脊柱侧可触及多条病性条索结节，肱骨大结节下方可扪及痛性结节。

五、治疗

1. 选点

a 点：冈下窝肌肉附着处的痛性结节点。

b 点：肱骨大结节处的痛性结节点。

2. 操作

a点患者选用仰卧位，b点患者侧卧位。暴露治疗部位，常规消毒。治疗方法如前述，两手相配合，进刀深度0.5cm，刀口线与肌肉纤维平行以切断肌筋膜为主。术后用干棉球按压刀口1分钟。

典型病例：薛XX，女，35岁，手袋厂分拣车间女工。因长期快节奏的分拣工作，导致右侧后背酸困疼痛，上肢可扪及条索并伴有疼痛，上肢向后伸展时疼痛加重。诊断为冈下肌损伤。治疗在b点、c点行超微针刀松解，每3天1次。3次痊愈，随访半年无复发。

第三节　肱二头肌损伤

一、局部解剖

肱二头肌为前臂的主要肌肉，有两个起点，即长头肌腱及短头肌腱。其中长头肌腱起自盂上结节，通过关节腔，经过肱骨横韧带三条面，出于结节间沟，位于短头的外侧，短头起于喙突尖，向下行，二头会合形成肌腹，在上臂下份移行为圆腱，潜入肘窝，止于桡骨粗隆后方，其主要功能为屈肘，并为前臂强有力的旋后肌，且有使肩肱关节前屈、内收的作用。

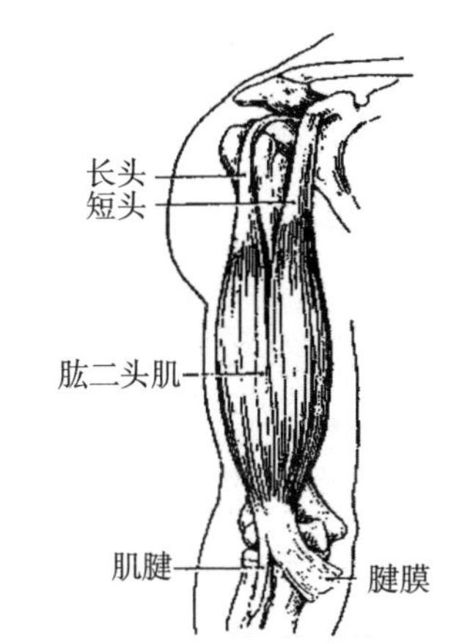

图7－3　肱二头肌附着处分布

二、病因病理

（1）肱二头肌长头腱鞘炎临床常见，主要原因是长头肌腱在结节间沟内部容易长期反复滑动，加之退行性病变，其结节间沟处粗糙狭窄磨损，使腱鞘充血水肿、增厚，形成慢性粘连及肌腱退变，产生症状。

（2）直接外伤所致而引起水肿、粘连，或因外感风寒湿邪而使气血凝滞，日久形成粘连，而产生症状。

（3）肱二头肌短头损伤临床上较常见，主要原因是肱二头肌短头与喙肱肌之间经常性地不同步、重错收缩运动产生摩擦，导致损伤，出现相邻部位的炎性水肿、渗出、粘连等代谢障碍所致的末梢神经卡压及化学刺激性疼痛。

三、临床表现

（1）肱二头肌长头损伤多见于中老年人。

（2）主要表现为结节间沟部位的疼痛、拒按，疼痛可向上臂和颈部放射，以夜间为甚。

（3）肱二头肌短头损伤使肩关节活动受限，以后伸、摸背动作受限为主，伴有疼痛。其疼痛以喙突处明显。

（4）肱二头肌损伤以短头损伤最为常见，部分患者表现为肘关节屈伸均受限。

（5）肱二头肌损伤，部分患者出现肘关节下方桡侧缘疼痛，极易与肱骨外上髁炎相混淆。

四、诊断

（1）多数有慢性劳损或外伤史。

（2）一般疼痛部位位于喙突部和结节间沟为主，疼痛以夜间为甚。

（3）肩关节功能受限，以后伸、摸背、上举受限为主。

（4）肌肉抗阻运动阳性，即屈肘抬重物时疼痛。

（5）过伸试验阳性，即被动地牵拉肱二头肌可引起疼痛。

（6）肱骨结节间沟及喙突尖有明显压痛，有时以上二部位可扪及条索状物。

（7）X 线片一般无异常，严重时骨质疏松，肌腱透亮度增加，肌腱附着处可见骨质硬化的透亮点。

五、治疗

1. 选点

a 点：肱二头肌短头起点，即喙突处的痛性结节点。

b 点：肱骨大小结节间沟的痛性结节点。

2. 操作

a 点、b 点患者均选用仰卧位，暴露治疗部位常规消毒，如前述方法治疗，双手相配合进刀深度为0.5cm，切断筋膜结节，术后用干棉球按压刀口1分钟。

典型病例： 师XX，男，42岁，建筑工人。两天前因工作提砖时拉伤，现感右上肢上段内侧疼痛，局部皮肤青紫，伴有压痛，肱二头肌肌腹可扪及条索。治疗选点在喙突处松解，三天一次，二次患者告之已痊愈，随访半年无复发。

第四节　小圆肌损伤

一、局部解剖

小圆肌位于冈下肌下方，起自肩胛骨外侧缘，向上外方移行，经肩后部止于肱骨大结节下压迹，形成肩袖的后部分，与肩关节囊的后方紧密相连，其作用是外旋肩关节。

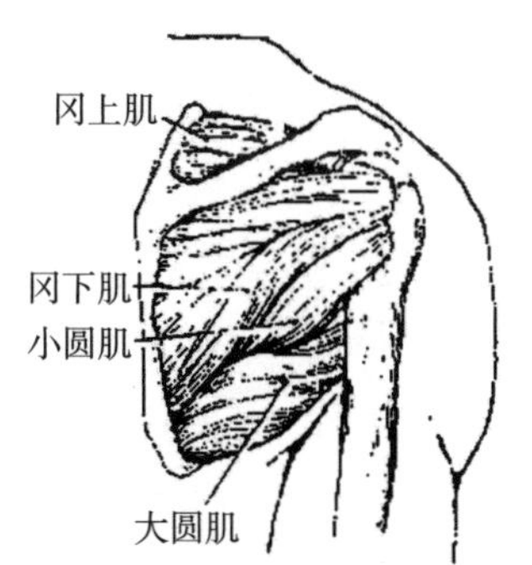

图7-4　小圆肌附着处分布图

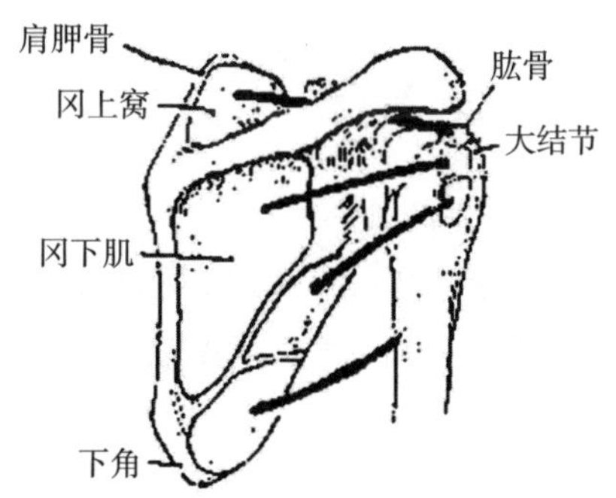

图7-5　后部肌肉起止点附着处示意图

二、病因病理

（1）后肩长期受风寒刺激，而使该肌紧张、痉挛，出现血运障碍，而产生水肿及无菌性炎症反应，日久形成肌纤维粘连而呈条索状。

（2）上肢强力外旋肩关节过猛，或用力掷物等动作用力不当，或外力直接撞击，均可使小圆肌出血、渗出、水肿、血运障碍而发生粘连等一系列软组织损伤症状。

三、临床表现

（1）轻者平时无明显症状，当天气变冷、受凉或劳累过度后感后肩部疼痛、酸胀不适，主动活动肩关节感患肢隐隐酸胀，其活动功能不受影响，偶尔感肩部无力。

（2）严重时肩后部酸痛难忍，以夜间为甚，患者常常因疼痛而难以入睡，不能患侧卧位，酸痛向上肢后侧放射，叩打或热敷后可缓解。

四、诊断

（1）有外伤史或慢性劳损史。

（2）肩后部酸胀不适，患肢无力。

（3）健侧卧位屈肘 90°、肩关节前屈 90°时，肩胛骨外侧缘肱骨大结节处可触及痛性结节点或条索状物。

（4）小圆肌被动牵伸时疼痛加重即搭肩试验阳性。

（5）抗阻力外旋时疼痛加重。

五、治疗

1. 选点

a 点肩前屈 90°时肩胛骨与肱骨交汇处背侧下缘痛性结节点。

b 点，肱骨大结节最下面的痛性结节点。

2. 操作

患者侧卧位，暴露治疗部位，常规消毒，如前述方法治疗，双手配合，进刀深度为 0.3cm，切断筋膜结节，术后用干棉球按压刀口 1 分钟。

典型病例：田 XX，男，50 岁，机械维修工人。在用手柄摇动发动机时被其反作用力损伤肩部。当时肩部疼痛明显，以后伸肩关节活动受限为主。在家自行贴风湿止痛膏后症状无缓解。一周后来我处求治，表现为肩部酸胀，以夜间为甚。检查肩关节内旋、外旋均受限，诊断为大、小圆肌损伤。治疗点选在盂下结节的痛性条索点和小结节的痛性结节点，经二次超微针刀治疗而痊愈。

第五节　大圆肌损伤

一、局部解剖

大圆肌位于冈下肌和小圆肌下方，起自肩胛骨下角止于肱骨小结节嵴，与小圆肌一起构成后肩袖，其作用是内收内旋肩关节。

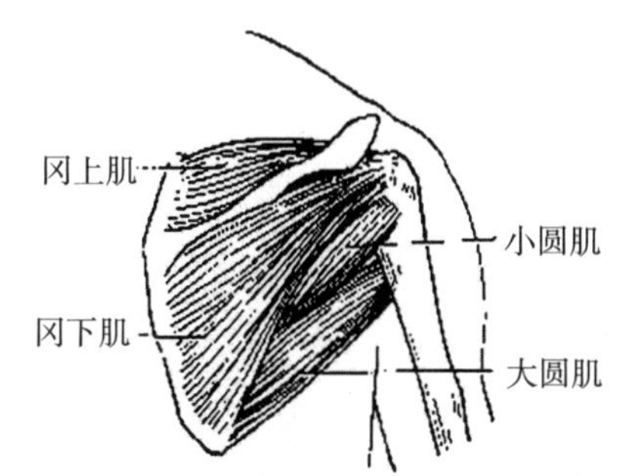

图 7－6　冈下肌附着处分布

二、病因病理

（1）大圆肌与背阔肌的生理功能完全相同，两肌体积差异甚大，肌纤维长短不一，肌纤维彼此间走行方向不平行，呈扭转状态，所以当二者同时收缩时，因移动的幅度不同而产生位置差，从而产生摩擦引起慢性损伤，发生炎症反应。

（2）受凉为劳损最为常见的诱发因素之一，肌肉受凉后局部血供较差，代谢产物不能及时排出而引起粘连，肌纤维变硬形成条索。因此受凉为此病的主要诱因。

三、临床表现

（1）肩后部牵拉样酸痛。

（2）肩部发沉、发困，以夜间为甚。

（3）活动或得热时痛减。

（4）上肢外展 90°手掌向上，上肢向后方平移时肩部疼痛。

四、诊断

（1）肩胛角与肱骨小结节嵴之间的肌腹上可触及痛性条索样结节。

（2）肩关节活动以后伸、摸背受限为主。

（3）肌肉牵拉试验阳性，即平卧、肩关节外展 90°，肘关节屈曲 90°，在此体位下将前臂向后移动（利用肱骨作为杠杆，此时的动作为肩关节外旋运动）时疼痛加重。

（4）肌肉抗阻试验（+），如上所述体位下将前臂向前运动，此时的动作为肩关节内旋运动，出现疼痛加重。

五、治疗

1. 选点

a 点：肩胛骨下角的痛性结节点。

b 点：肱骨小结节嵴处的痛性结节点。

2. 操作

a 点患者俯卧位，b 点患者侧卧位，暴露治疗部位，常规消毒，如前述方法治疗，双手配合，进刀深度为 0.3cm，切断筋膜结节，术后用干棉球按压刀口 1 分钟。

典型病例：张 XX，女，32 岁。右肩关节酸困不适，以肩后部为甚。在家自行热敷后疼痛稍微缓解，疼痛以肩关节外展 90°为甚，掌心朝上、上肢向后移动时肩关节酸困感加重，诊断为大圆肌损伤。在小结节处的痛性结节点行超微针刀治疗，一次即愈。

第六节　喙突综合征

一、局部解剖

喙突体表投影为锁骨中外 1/3 与内 2/3 交点垂直向下 2～3cm 处，是由肩胛颈伸出尖部指向前、外下，位于关节盂内侧，覆盖在肱骨头前面，其前面由三角肌的前缘覆盖。喙突是肱二头肌短头肌腱与喙肱肌及喙肩韧带的起点，同时也是胸小肌的止点。

二、病因病理

（1）肱二头肌短头与喙肱肌的起始腱在一起，都起自喙突，两肌的上半部紧密相邻，而两肌的功能作用并不一致。喙肱肌收缩时，肩关节内收并使上臂向前运动，而肱二头肌收缩时是屈肘，并使前臂旋后。因此二肌经常性地不同步重错收缩运动而导致损伤，出现炎性水肿渗出。其损伤部位多位于此二肌的起始部及上部相邻的肌腱之间，从而引起喙突处疼痛。

（2）肩关节的暴力后伸，常可导致肱二头肌短头和喙肱肌及喙肩韧带拉伤，导致喙突处产生水肿、粘连。

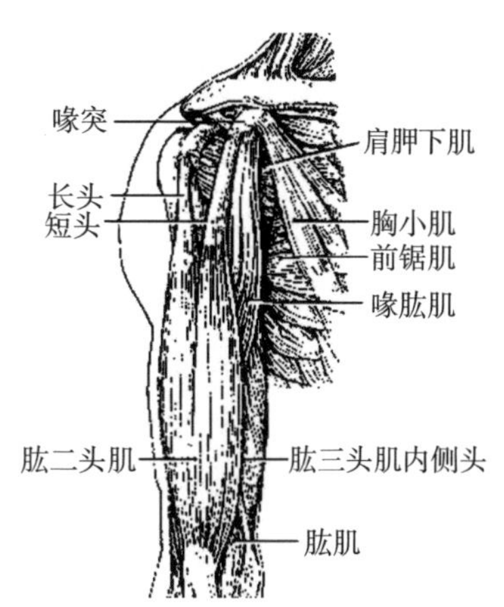

图7－7　喙突处肌肉附着分布

（3）喙突处的外力撞伤也可导致局部的炎症及粘连。

三、诊断

（1）有外伤史或慢性劳损史。

（2）喙突处疼痛，其疼痛可沿肱二头肌放射，导致上臂疼痛，以及向胸小肌放射，而导致胸痛。

（3）喙突处可扪及痛性结节。

（4）上肢活动受限，以后伸、摸背功能受限为主。

（5）附着肌抗阻运动和被动牵伸运动阳性。被动后伸或主动屈肘时可引起喙突处疼痛加重。

（6）X线检查，早期可无变化，后期可见喙突处附着肌腱密度增高影。

四、治疗

1. 选点

喙突前外侧处的痛性结节点。

2. 操作

患者仰卧，上肢伸直放在身体两侧，手掌朝上（目的是使肱骨小结节与喙突点距离拉开易于临床辨认），暴露治疗部位，常规消毒，如前述方法治疗，双手配合，进刀深度为0.5cm左右，以切断筋膜结节为度，术后用干棉球按压刀口1分钟。

典型病例：李xx，男，40岁，菜市场卖肉的商贩，因工作关系需经常用力砍骨头，久之造成右侧肩前部的疼痛及上臂内侧的酸痛。每以用力砍骨头时疼痛加重。近一周来几乎不能工作而来求治。检查：患者肱二头肌肌腹压痛，端重物时关节前下方也疼痛。根据疼痛部位及功能受限动作分析诊断为肱二头肌损伤。治疗用超微针刀将喙突处筋膜条索切断，患者当即感觉上肢的活动疼痛感消失，一次即愈。

第七节 肩 周 炎

一、局部解剖

肩关节肌肉韧带较多，分两层。前面有肱二头肌，其长头起自肩胛骨关节盂的上方，通过关节囊，沿肱骨结节间沟下行。短头起自肩胛骨喙突。两头合成一个肌腱，经肘关节前方，止于桡骨粗隆。喙肱肌起于喙突尖，沿肱二头肌内侧肌纤维向下，止于肱骨内侧缘中点，肩胛下肌止于肱骨小结节。肩关节上面有冈上肌，止于肱骨大结节最上面的小面；后上方有冈下肌，止于肱骨大结节中部的小面；后下方有小圆肌，

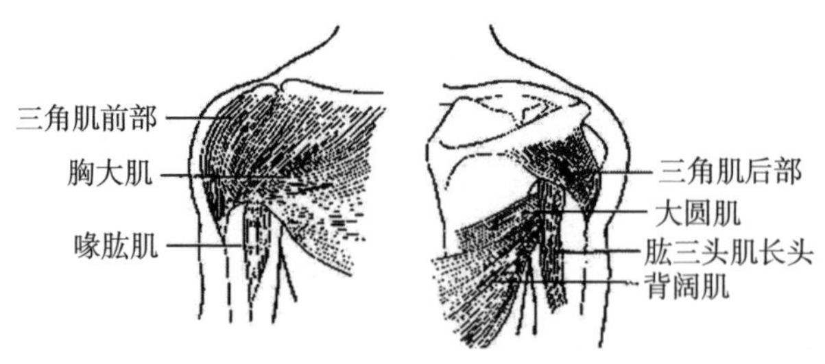

图7-8 肩关节前屈及后伸肌肉附着处分布

止于肱骨大结节最下面中部的平面；外层是三角肌，起自锁骨外1/3处前缘，肩峰尖与其外侧缘及肩胛冈嵴包绕肩关节的上、前、后和外面，向下收缩成一窄腱止于肱骨三角肌粗隆。冈上肌、冈下肌、小圆肌与肩

胛下肌组成肩袖。最外层为三角肌和胸大肌覆盖于整个肩部。肱三头肌位于肱骨后方，起端有三个头。长头起自肩胛骨关节盂下方，内侧头和外侧头均起自肱骨背面。三个头会合成肌腹以扁腱止于尺骨鹰嘴。作用伸肘关节，其长头使上臂后伸并内收。

肩关节属球窝关节，运动范围最广，有 3 个运动轴。如冠状轴上有前屈、后伸、上举功能；在矢状轴上有内收、外展功能；在垂直轴上有内旋、外旋功能。还可以做各个方向的旋转或环转联合运动。

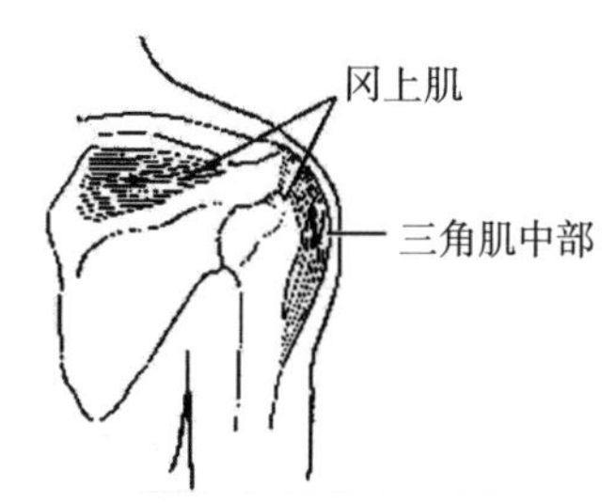

图 7－9　肩关节外展肌肉附着处分布

肩关节各个方向运动所参与的肌肉：前屈有喙肱肌、肱二头肌；后伸有背阔肌、大圆肌、肱三头肌；内收有冈下肌、小圆肌、大圆肌、肩胛下肌、胸大肌、背阔肌；外展有冈上肌、三角肌；内旋有胸大肌、背阔肌、肩胛下肌；外旋有冈下肌、小圆肌；外展高举时，前 90°由冈上肌、三角肌完成，后 90°由斜方肌、前锯肌旋转肩胛骨完成；联合运动需多块肌肉的协同作用方可完成。

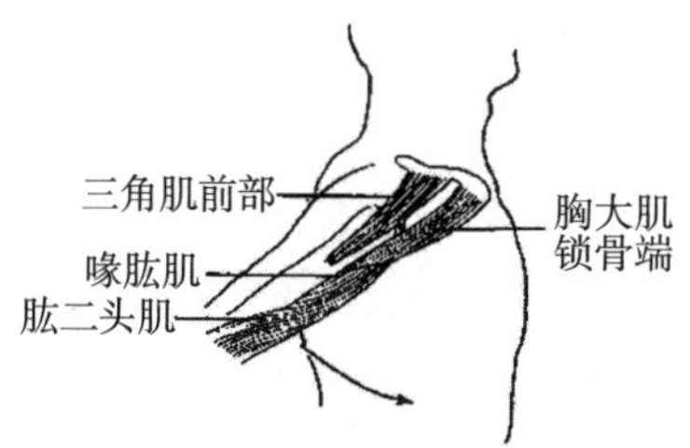

图 7－10　肩肱关节前屈肌肉附着外分布

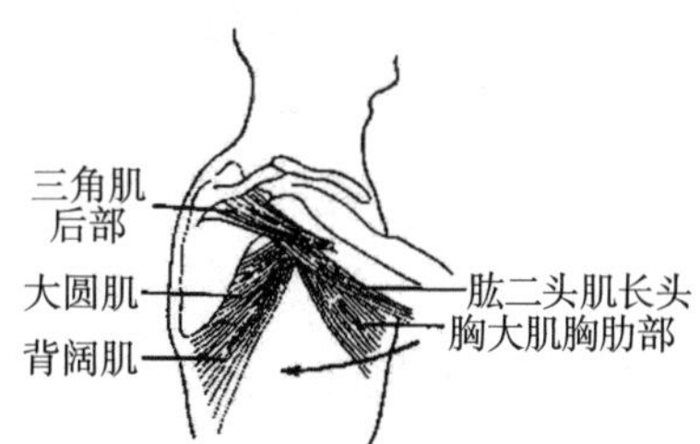

图 7－11　肩肱关节后伸肌肉附着处分布

二、病因病理

（1）肩关节是全身活动范围最大的关节。因解剖“头大盂浅”，即肱骨头关节面只有 1/3 ~ 1/4 与肩胛盂接触，该关节囊松弛，其稳定靠关节周围的肌肉、肌腱与韧带的力量来维持。

（2）由于肌腱的血液供应较差，肩关节在日常的工作和生活中活动频繁，周围软组织经常受到各方面的摩擦挤压，易产生慢性劳损。

（3）关节的硬化和挛缩，使关节及周围组织内力改变，张力增加，从而导致运动障碍，代谢受到影响，出现无菌性炎症反应。

（4）外力的损伤、风寒湿等环境的影响，依然会使关节囊、滑囊、韧带充血水肿、炎性浸润，形成粘连挛缩，导致关节活动受限、疼痛。

（5）本病的好发年龄为 50 岁左右。人在 50 岁左右，性激素下降 80%，肾上腺皮质酮减少 10%。雌、雄激素都具有蛋白合成作用，雄激素能使肌肉肥大，雄激素减少时则出现肌肉萎缩。雌激素对运动系统的再生及代谢有协同作用，当其下降时，出现肌肉萎缩，关节及韧带、纤维体积变小，质变致密，弹性变差、硬化、挛缩，关节活动被"冻结"。临床许多患者无明显诱因而发病，所以本病的发生与内分泌紊乱有关。

三、临床表现

肩周炎好发于 50 岁左右的人，女性多于男性，起病缓慢，主要症状和体征如下。

（1）疼痛：初期为轻度肩部酸楚，冷痛、酸痛，可持续痛、也可间歇痛，疼痛呈进行性加重，开始疼痛局限于肩峰下，最后发展成整个肩关节周围，严重者活动稍不慎可诱发剧烈疼痛，患者常用健手护肩，患肩也因疼痛紧靠体侧，采用少运动的保护姿势。疼痛以夜间为甚，严重时夜间不能入睡，睡眠时不能患侧卧位。疼痛得热缓解，遇寒则加重。疼痛可涉及颈部、肩胛部、三角肌、上臂及前臂肘关节下方前臂外侧。

（2）功能障碍：活动受限为肩关节周围炎的主要特征，肩关节因疼痛不敢活动，而越是少活动，关节血运障碍越明显，关节炎症也就越重，如此恶性循环逐渐发展成为肩关节软组织之间形成粘连或肌肉的起止点发生炎性粘连，使活动受限更加明显，患者表现为手不能梳头、摸背、洗脸、穿脱衣服等，功能障碍以外展、上举、后伸、内旋、外旋受限为主。

（3）压痛：肩关节周围炎，因其是软组织的无菌性炎性反应，所以存在压痛，其压痛一般在喙突、肩峰下、大结节、小结节、结节间沟、三角肌、盂下结节、冈下窝、肱骨粗隆等部位，并且在以上痛点的好发部位可扪及痛性条索及结节。

（4）肩部肌肉萎缩：肩周炎后期，因疼痛粘连，患者不敢运动发生失用性肌萎缩，特别是肩外侧三角肌及冈上肌的萎缩，可使肩部失去原有的丰满形状，出现肩峰突起现象，这样加重了肩关节的运动障碍，从而产生上臂上举受限，后伸困难，手不能搭对侧肩的症状。

（5）全身表现：部分患者可出现心慌、失眠、心悸、眩晕、饮食不调、忽冷忽热的症状。

四、诊断

（1）多见于50岁以上的老年人，非体力劳动者好发。

（2）肩部有外伤史或劳损，以及感受风寒湿邪病史。

（3）疼痛开始是阵发性钝痛，呈持续性加重，以夜间为甚，得热时痛减，患者常不能入睡或睡眠中痛醒。

（4）喙突、肱骨大、小结节、肩胛骨内侧缘上2/3处、肩胛骨内上角、肩峰下结节间沟以及桡骨粗隆处压痛。

（5）肌肉萎缩常见于三角肌、冈上肌等。腋窝的前后壁、胸大肌筋膜、背阔肌筋膜均呈挛缩僵硬状态。

（6）肩关节功能活动受限。3个运动轴方向运动均不同程度受限，肩关节周围炎最为常见的3个受限动作为：上举受限、搭肩受限和后伸、摸背受限。

（7）内旋抗阻试验阳性（提示肩胛下肌、胸大肌病变）；外展抗阻试验阳性（提示三角肌病变）。

（8）X线拍片一般无变化，后期可见骨质疏松，关节间隙变窄或增宽，以及骨质增生，软组织钙化等。

五、治疗

1. 选点原则

（1）根据肩周炎功能受限的动作，参照与肩关节活动轴相关联的肌肉的功能，以及参照软组织损伤的三大临床特点选取治疗点。

（2）根据同一动作的参与肌群中，力量小、肌块小的肌肉易于劳损的特点，从受限动作的参与肌群中选择力量小的肌肉作为治疗肌肉。

（3）肩周炎患者日常工作活动中，最感疼痛的三个动作为：肩关节上举功能受限、肩关节后伸摸背功能受限、上肢搭肩功能受限为主，那么肩周炎的治疗，就以上三个功能受限动作来选定治疗肌肉，从而确定治疗点。

a 点：肩关节上举功能受限为主，分析其动作相当于肩关节的外展动作，除肱骨的外展外还伴随着肩胛骨向前上方回旋，肩关节盂被上提的骨性运动，上肢外展时，肩关节的移动和肩胛骨的转动之比为 2∶1。如上肢外展 90°，则肩关节转动 60°，其余 30°是肩胛骨转动完成的；上肢完全上举成 180°时，肩关节转动 120°，肩胛骨转动 60°。肩胛骨要像改变肩关节盂位置那样转动，如果没有这种转动，上肢将无法充分外展或上举到头顶，其中使肱骨外展的肌肉为三角肌、冈上肌，根据以上的选点原则我们只选取肌块小、肌力弱的冈上肌，而肩胛提肌收缩使肩胛骨向前上方回旋，肩关节盂被上提，当肩关节外展时，肩胛骨也随之以 2∶1 的角度比例向外运动，这其中必然会使肩胛提肌被牵拉，正常情况下肌肉牵拉不会产生疼痛，当肌肉处于损伤状态时则产生疼痛，因肩胛提肌为肩关节的拮抗肌。所以，肩关节外展时我们确定主动肌中的冈上肌和拮抗肌中的肩胛提肌为需要治疗的肌肉。因冈上肌止于肱骨大结节的最上面，肩胛提肌止于肩胛内上角，所以，肩胛骨内上角痛性结节点和肱骨大结节痛性结节点为治疗部位。

b 点：肩关节搭肩活动功能受限，其动作的参与肌肉为肱二头肌短头喙肱肌。肱二头肌短头的功能为前臂屈曲，前举并内旋，喙肱肌的作用为臂前举并内收。根据以上选点原则我们选定肱二头肌短头起点及喙肱肌的起点喙突处的痛性结点，另外搭肩活动其拮抗肌为肩后外侧的肌肉，当后外侧肌肉处于劳损状态时也会导致被动牵拉痛，其外侧的肌肉为冈下肌、小圆肌、肱三头肌。根据其肌肉的解剖，确定盂下结节点处的痛性结节点为治疗点，综上分析，肩关节搭肩活动受限，我们选用喙突处的痛性结节点、肱骨大结节处的痛性结节点以及盂下结节处的痛性结节点为其治疗部位。

c 点：肩关节后伸摸背功能受限，其动作的参与肌肉为肱三头肌、大圆肌。肱三头肌长头的功能为后伸肩关节。大圆肌的作用为臂内收、内旋、后伸。根据以上选点原则我们选定肱三头肌长头起点（盂下结节）和大圆肌止点（肱骨小结节）处的痛性结节点为其治疗部位；另外在肩关节后伸摸背动作时，其拮抗肌为肩关节前侧肌肉，当前侧肌肉劳损时牵拉会产生疼痛，前侧主要损伤的肌肉有喙肱肌、肱二头肌短头，所以我们选定它们共有的起点喙突点处的痛性结节点为治疗部位。综上分析，肩关节后伸摸背动作受限我们选取肱骨小结节处的痛性结节点。盂下结节处的痛性结节点以及喙突处的痛性结节点为治疗部位。

2. 操作

选取合适的体位，常规消毒，双手配合，进刀深度为0.5cm左右，以切断筋膜结节为度，术后用干棉球按压刀口1分钟。

典型病例：汪xx，男，51岁。右肩关节穿脱衣服障碍，手无发麻。检查肩关节上举60°后伸摸背动作手指不能触及后腰的皮带。搭肩实验阳性。诊断为肩周炎。于肩胛提肌止点肩胛内上角、肱骨大、小结节、盂下结节处的痛性结节进行松解。一次后肩关节活动度明显增加，上举110°，后伸摸背手掌可以超过后腰皮带之上，搭肩实验也有改善。二次超微针刀松解后，肩关节上举已基本正常，搭肩实验正常，唯有后伸摸背动作略受限。根据选点原则，第三次超微针刀治疗时去掉肩胛骨内上角点，其余四个部位仍然如前述方法治疗。三次后已基本痊愈。嘱患者回家后加强保暖及功能锻炼，随访半年无复发。

第八节　肩峰下滑囊炎

一、局部解剖

肩峰下滑囊位于肩峰与冈上肌之间，其上肩峰与喙突靠牢。其底为冈上肌，底部较小，以适合肩部运动，其下和各短小肌腱及肱骨大结节相连。当肩关节外展90°时，该滑囊完全缩进肩峰下面，自然下垂时则大部分存在于三角肌之下。

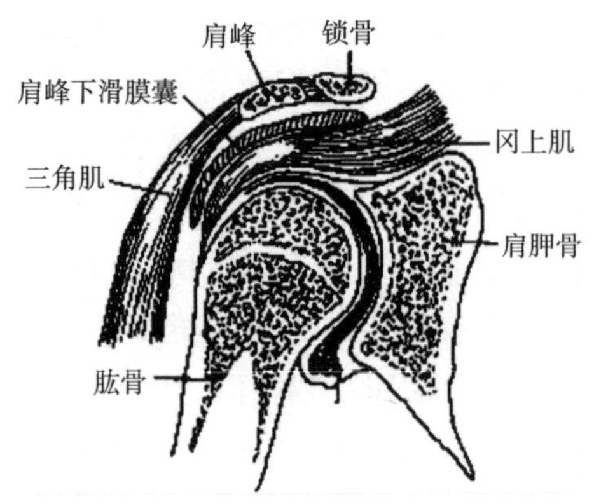

图 7－12　肩峰下滑囊附着处分布图

二、病因病理

（1）冈上肌的断裂是引起肩峰下滑囊炎最常见的原因。当身体进入老年后，肌肉及肌腱的力量减弱，或曾经从事体力劳动者，因经常过度外展肩关节而招致磨损，更易断裂。此时滑囊组织被夹于肩峰与肱骨头之间，加之长期反复摩擦而损伤，发生炎症，出现渗出、肿胀、疼痛和酸痛感，久之则发生组织肥厚、粘连，妨碍上臂外展和肩关节旋转。

（2）直接或间接的外伤、长期处于固定的某一姿势，反复从事肩外展的工作，而导致滑囊损伤发生炎症，继而发生粘连，降低肩关节的活动范围。

三、临床表现

（1）疼痛：初起时为肩峰下局限的间歇性隐痛，疼痛较轻，逐渐发展成三角肌起点的持续性疼痛，肩关节外展在 60°～90°以上时疼痛加重，其疼痛可放射至前臂、手指及颈部。

（2）压痛：肩峰下有弥漫性压痛，肱骨大结节可扪及痛性结节。

（3）肿胀：因为滑囊肿胀积液，肩部轮廓增大，可在三角肌前、上缘膨出圆形肿块。

（4）运动受限：初起时患者因惧怕疼痛而不敢活动，但活动范围不受影响。随着疼痛的加重，炎性粘连使肩关节外展、外旋、上举不同程度受限。

（5）肌肉萎缩：晚期三角肌发生失用性萎缩，出现肩关节不丰满及无力表现。

四、诊断

（1）肩部劳损史或外伤史。

（2）肩外侧不适，继而加重出现疼痛，三角肌前缘鼓起一个囊性肿块并压痛，质软或有波动感。

（3）肩关节外展时疼痛反射弧为肩外展大于60°～90°时疼痛明显。

（4）X线片无异常改变，有时可见肩峰处圆形高密度钙化影。

五、治疗

1. 选点

a点：肱骨大结节处痛性结节点。

b点：三角肌止点处的痛性结节点。

2. 操作

患者侧卧位，患侧在上，暴露治疗部位，常规消毒。如前述方法治疗，双手相互配合，进刀深度0.5cm，以切断肌筋膜为度。术后用干棉球按压刀口1分钟。

典型病例：邱XX，女，50岁，毛衣编织工人。因长期的工作关系，右手反复地来回梭动机器编织毛衣，致使右肩关节外侧酸痛。疼痛以肩关节外展至90°时明显加重并向前臂及手部放射。根据其运动疼痛特点及疼痛部位我们诊断为肩峰下滑囊炎，经过超微针刀二次治疗后痊愈。

第九节　肩胛提肌炎

一、局部解剖

肩胛提肌起于第1～4颈椎横突的后上缘。其上部为胸锁乳突肌覆盖，下部为斜方肌覆盖，止于肩胛骨内上角和肩胛骨脊柱缘的上部。受肩胛脊神经（C_4～C_6）支配，其主要功能是上提肩胛骨。如止点固定，一侧肌肉收缩时可使颈斜屈。

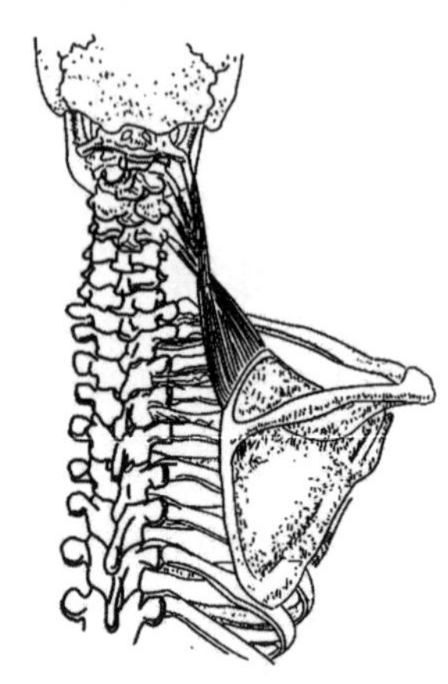

图7－13 右肩胛提肌附着处分布图

二、病因病理

（1）颈部运动产生的应力、扭转力相对集中在第4～6颈椎，所以此处最易发生退变和劳损。跨越第4～6颈椎的肩胛提肌也必然存在劳损。劳损后肌肉为避免损伤，反射性地处于紧张状态（即痉挛），致使肌张力增高，长期这样必然导致其起止点的损伤。也就是说临床上有颈椎病的存在，必然导致肩胛提肌不同程度的损伤。

（2）暴力的损伤，如举重运动或肩扛作业的工人，因活动需要肩胛骨迅速上提向内旋转，肩胛提肌必然突然收缩，由于肩胛骨有斜方肌及大小菱形肌附着，运动时肌肉相互抑制。因此，各肌肉不能同步配合而使肩胛提肌受伤，则出现肌纤维附着处撕裂，或发生撕脱性骨折。受伤处引起毛细血管出血、肿胀、疼痛，淤血机化不良，久之则产生粘连。

三、临床表现

（1）肩胛骨内侧缘疼痛，肩部沉重，颈部不适，肩背部有紧缩感。

（2）提重物时疼痛加重，并向颈肩部及上肢放射。

四、诊断

（1）有急慢性劳损史或颈椎病史。

（2）肩胛提肌的起点第2颈椎横突处和止点肩胛骨内上角可扪及痛性结节。

（3）肌肉牵拉试验阳性：头向健侧前屈时，肩胛提肌被牵拉产生疼痛。

（4）肌肉抗阻试验阳性：上肢后伸耸肩，此时肩胛骨上提，因重力作用，出现疼痛加重，或根本不能完成此动作。

五、治疗

1. 选点

a 点：肩胛提肌起点中的第 2 颈椎横突处的痛性结节点。

b 点：第 7 颈椎横突尖上方的痛性结节点。

c 点：肩胛骨内上角的痛性结节点。

2. 操作

患者均取俯卧位，暴露治疗部位常规消毒，如前述方法治疗，双手相配合进刀深度为 0.5cm，切断筋膜结节，术后用干棉球按压刀口 1 分钟。

典型病例：李 XX，女，48 岁。因经常背靠于床头看电视，从而导致右侧后背及颈部酸痛。按摩及热敷后缓解。检查，耸肩实验阳性，在肩胛骨内上角及第七颈椎横突处可扪及痛性条索。诊断为肩胛提肌损伤，在此二处行超微针刀松解，二次治愈。

第十节　肩胛上神经卡压综合征

一、局部解剖

肩胛上神经是臂丛神经锁骨上部的一个分支。其纤维来自第 4 ~ 6 颈椎，是运动和感觉的混合神经。从臂丛的上干发出，沿斜方肌及肩胛舌骨肌深部的肩横韧带下方通过肩胛切迹进入冈上窝，与其伴行的肩胛上动脉、静脉，则从肩横韧带浅层通过，再进入冈上窝。该神经在经过肩胛切迹和肩胛上横韧带所形成的骨性纤维管较狭窄，固定性较好。在冈上窝发出两根肌支支配冈上肌，以及支配肩及肩锁关节的感觉。然后在冈上肌深面绕过肩胛冈外侧缘进入冈下窝，在冈下窝发出 3 条分支支配冈下肌，另分出几条小分支至肩关节及肩胛骨。

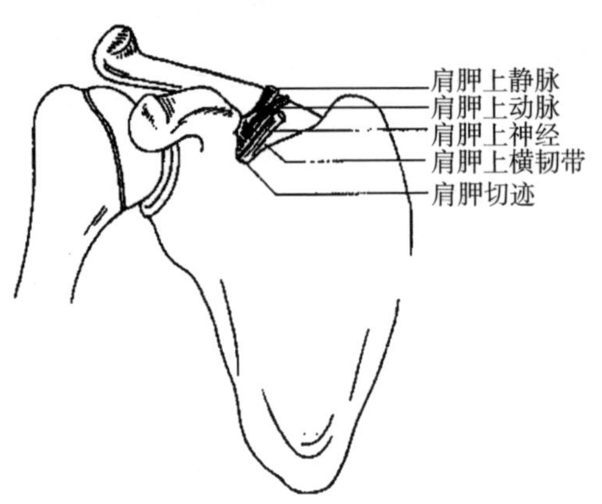

图7－14　肩胛上神经分布示意图

二、病因病理

（1）外伤：肩胛上切迹处的外伤或骨折均可造成该处肌肉、韧带的水肿、渗出而导致粘连。因其解剖相对较固定易形成骨性纤维管的狭窄，形成神经卡压。同时肩关节的前脱位，肱骨上1/3处骨折时，因其过度的暴力牵拉，也易引起该神经的牵拉伤。

（2）肩关节的过度运动，如举重运动员、标枪运动员上肢动作过于猛烈，肩关节周围肌肉骤然收缩，会挤压肩横韧带，使之出血、渗出，刺激肩胛上神经而出现症状，久之产生肩胛上神经卡压。

（3）慢性积累性劳损也是发病的一个原因。长时间保持一种姿势，肩部持续紧张，如挑重担长途行走，或单肩挎重物时间过久。紧张的韧带或神经切迹处，不断地受到挤压，摩擦形成慢性损伤。肩胛上神经也因反复挤压摩擦，出现炎症反应而水肿，最终导致卡压。

三、临床表现

（1）肩部后外侧疼痛，常为持续性钝痛，呈阵发性发作。发作时疼痛难忍，以劳累后加重，夜间为甚，患者不能入睡或痛醒。

（2）疼痛向颈部或肩胛同时放射。一般患者对疼痛具体定位不准确。肩部受压或受凉可诱发。

（3）晚期神经卡压过久可出现肌肉萎缩，表现为冈上肌及冈下肌萎缩明显，肩胛冈突出、冈上窝及冈下窝凹陷，患者出现手臂平举内收、外旋无力。

四、诊断

（1）有肩部外伤史或劳损史。

（2）冈上肌及冈下肌萎缩，表现为外展动作无力，特别是开始30°左右时，肩外展肌力减弱明显，外旋动作无力，或此动作无法完成。

（3）冈上、下窝处和肩胛切迹处压痛明显，可触及痛性、条索样结节。

（4）肩胛骨牵拉试验（+）：令患者将患侧手搭于健侧肩上，并使肘部处于水平位，向健侧牵拉肘部，可刺激肩胛上神经，诱发患肩疼痛。

（5）肌电图检查：肩胛上神经运动传导速度明显减慢，冈上、下肌均有纤颤电位，余可。

五、治疗

1. 选点

a 点：肩胛切迹处痛性结节点即肩横韧带处的劳损点，相当于巨骨穴的位置。

b 点：第七颈椎横突尖上方的痛性结节点（同侧）。

2. 操作

患者均取俯卧位，暴露治疗部位常规消毒，如前述方法治疗，双手相配合进刀深度为0.5cm，切断筋膜结节，术后用干棉球按压刀口1分钟。

典型病例：伍xx，男，45岁，职业无特殊。患者诉颈部及右上肢无力两年余，肩关节外展时疼痛，以外展30°以内疼痛明显，呈间断性发作，常常夜间痛醒，醒后需活动、搓揉肩关节方可重新入睡。综上诊断为肩胛上神经卡压综合征，经超微针刀治疗，三次后痊愈，随访半年无复发。

第十一节　腋神经卡压综合征

一、局部解剖

腋神经卡压综合征也称肩四边综合征。肩四边孔是由大、小圆肌、三头肌长头和肱骨颈内侧围成的，位于肱骨内侧和肩胛骨外缘之间的一个四边形间隙。其大小一般可容一拇指。腋神经从后侧束发出后即斜向后行，贴四边孔上缘穿过该孔沿三角肌深层继续向外前行进入皮下，支配肩背外侧皮肤感觉。

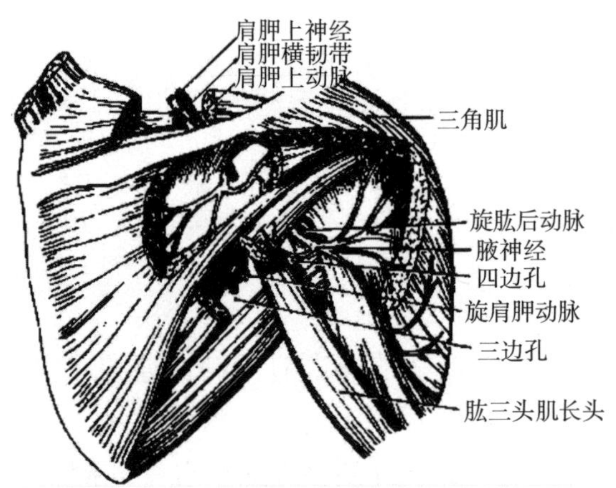

图 7－15　肩四边孔周围肌肉附着处分布

二、病因病理

(1) 后肩部的暴力伤，是本病发病的主要原因。如肩胛部负重物撞击或向后跌倒，腋后方与锐物相撞，导致四边孔周围肌肉、肌腱、骨骼受到挫伤，组织充血水肿、增生、瘢痕形成，使腋神经受挤压，同时水肿、渗出也会累及与腋神经相距很近的桡神经肌支，造成桡神经肌支与腋神经在肩关节下后方卡压，出现其支配肌肉部分失去神经支配，出现萎缩现象。

(2) 大、小圆肌、肱三头肌长头 3 块肌肉分别为四边孔的 3 个边。

大圆肌功能使肱骨内收、内旋，小圆肌功能使肱骨内收和外旋，三头肌长头功能后伸肩关节。当肩关节外展、外旋时，这 3 块肌肉均受到牵拉，分别从上方、下方及内侧对四边孔产生压迫，出现慢性积累性损伤，日久修复过程中瘢痕形成，四边孔间隙相对减少，导致腋神经卡压。

（3）肱骨外踝颈骨折，后期在骨痂形成过程中，可直接或间接对腋神经构成压迫。

三、临床表现

（1）本病多见于青年人，起病缓慢，多有外伤史。

（2）患肢呈间歇性疼痛或麻木，可放射至上臂、前臂和手部。部分患者感肩部沉重无力，上举功能有障碍。

（3）三角肌萎缩，肩外侧皮肤感觉消失，伴肱三头肌肌力减弱。严重时，肩部外展上举不能完成或伴有伸肘功能障碍。

四、诊断

（1）肩部外伤史。

（2）三角肌或伴有肱三头肌肌力减弱或麻痹，严重时伴三角肌萎缩。

（3）肩外侧皮肤麻木或感觉消失。

（4）从后方按压四边孔，有一明显而局限性固定压痛点。

（5）肩关节被动外展和外旋动作可诱发或加重症状。

（6）肌电图提示腋神经损伤。

五、治疗

1. 选点

a 点：肱骨大结节处的痛性结节点。

b 点：肱骨小结节处的痛性结节点。

c 点：盂下结节处的痛性结节点。

2. 操作

患者侧卧位，暴露治疗部位，常规消毒，如前述方法治疗，双手配合，进刀深度为0.5cm，切断筋膜结节，术后用干棉球按压刀口1分钟。

典型病例：张xx，男，19岁，因骑摩托车翻车后致使左上肢上举困难，肘关节屈曲力量可，伸直力量明显减弱。当时左肩关节肿胀明显，皮肤破损，经抗感染脱水治疗一个月后，上肢功能仍然没有恢复。经肌电图检查提示，腋神经损伤。来我处治疗时，检查左上肢后肩部及后上臂皮肤麻木，感觉差，在盂上结节处、肱骨大结节处可扪及痛性结节，诊断为肩四边孔综合征。经超微针刀在上述痛性结节点松解后，患者当即麻木感消失，活动有所缓解。超微针刀松解三次后，嘱患者回家做功能锻炼。三月后患者电话告知已完全康复。

第十二节　旋前圆肌综合征

一、局部解剖

旋前圆肌综合征是正中神经在前臂上段经过旋前圆肌肱骨头和尺骨头之间时，被旋前圆肌两头之间的腱弓卡压而产生的一系列症候群。其浅头起自肱骨内上髁，深头起自尺骨冠突。肌纤维斜向下外，与内上髁头汇合在肱桡肌深面，止于桡骨中下1/3处外侧。当两头汇合时，形成一个旋前圆肌的腱弓。该弓位于Hueter线① 以下3～7.5cm，长约4.5cm。可因尺骨头的构成不同而形成不同形态的腱弓。尺骨头是肌性的，腱弓偏正中神经的桡侧；尺骨头为腱性的，其本身就形成腱弓；尺骨头缺如，腱弓也就不存在。旋前圆肌受正中神经支配，其作用是使前臂旋前，并屈肘。

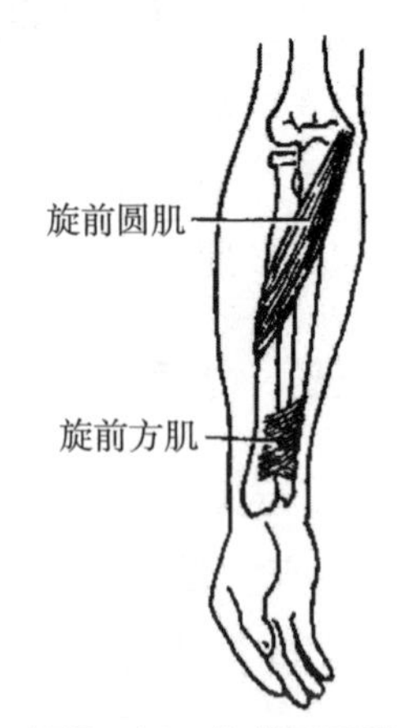

图7－16　旋前圆肌附着处分布

正中神经在上臂无分支，于肘部居肱动脉内侧，与肱动脉同时被肱二头肌腱膜所覆盖。从旋前圆肌深头纤维上、浅头肌纤维下穿过，进入指浅屈肌两头之间的腱弓，并经指浅屈肌内、外侧头之间的腱弓而入前臂浅、深屈肌间。正中神经达前臂后就发出分支，支配旋前圆肌、桡侧腕屈肌和掌长肌等。

二、病因病理

（1）肘部的慢性劳损：前臂的反复旋前运动，和手指的屈曲活动的慢性劳损，可导致旋前圆肌肥大及指浅屈肌紧张而压迫正中神经。

（2）肱二头肌腱膜扩张部增厚，桡侧腕屈肌的肌腱组织水肿等，都可导致正中神经在此处受压。

（3）旋前圆肌、指浅屈肌弓之间形成异常纤维束带，在旋前圆肌两头之间，指浅屈肌起点边缘处，常有发硬的软组织，局部瘢痕形成，局部肿物等，压迫神经而发病。

（4）创伤：肘关节脱位、前臂、肱骨下段骨折、筋膜室综合征、痉挛性脑瘫长期旋后位固定都可造成正中神经卡压。

三、临床表现

（1）旋前圆肌综合征起病一般较缓慢，也可在肌肉扭伤后突发。急性发作常因反复用手抓握或旋前，及两者兼有的活动后发作，如打乒乓球。

（2）患者感肘部疼痛不适，有时向桡侧 3 个手指放射。有时先感到屈指无力，然后才感前臂和手指疼痛，工作时加重，无夜间麻酸史。

（3）严重时正中神经支配区感觉障碍，如桡侧 3 个半手指麻木。

四、诊断

（1）缓慢起病，症状常在反复用手抓握或旋前活动后发作。

（2）肘部疼痛不适，并感拇指、食指麻木。

（3）手屈肌力量减弱，主要是屈指及对掌无力。

（4）抗阻屈腕时，手会向尺侧偏斜。这是因为桡侧腕屈肌麻痹而尺侧腕屈肌仍正常之故。正中神经在旋前圆肌平面受压时，前臂旋前，运动肌力不减，但旋前及屈腕时疼痛加重；在肱二头肌腱膜处卡压时，前臂旋后和屈肘时疼痛加重；在指浅屈肌腱弓处卡压时，中指屈曲会引起前臂疼痛加重。

（5）旋前圆肌起点近端，可扪及痛性结节。

（6）肌电图检查可示异常。

五、治疗

1. 选点

a 点：旋前圆肌起点肌腱膜处的痛性结节点。

b 点：旋前圆肌止点肌腱膜处的痛性结节点。

2. 操作

患者仰卧手放于治疗床边，手掌向上，暴露治疗部位，常规消毒，如前述方法治疗，双手配合，进刀深度为 0.5cm，刀口线与前臂走行平行。切断筋膜结节，术后用干棉球按压刀口 1 分钟。

典型病例：苏 XX，女，60 岁。右手五个手指头发麻数日，小指麻木最轻，以扇扇子时麻木更加明显。根据其动作诊断为旋前圆肌损伤。在桡骨中上 1/3 与下 2/3 交点处上方（即旋前圆肌的止点）的痛性结节点进行超微针刀松解，二次即愈。

第十三节　肱骨外上髁炎

一、局部解剖

肱骨外上髁是肱骨下端外侧的隆起部。该处骨膜和深筋膜紧密结合。为前臂伸肌腱的总起点和旋后圆肌的起点。前臂伸肌腱肌肉排列由外向内依次为桡侧腕长伸肌、桡侧腕短伸肌、指总伸肌、小指固有伸肌、尺侧腕伸肌和肘肌。其肌肉的起、止点为桡侧腕伸肌起于肱骨外侧髁上嵴下方、臂外侧肌间隔，少数肌束起自前臂伸肌总腱，止于第二掌骨底背面。桡侧腕短伸肌起于肱骨外上髁伸肌总腱，肘关节桡侧副韧带，肌间隔及覆盖深筋膜，止于第三掌骨背面。指总伸肌起于肱骨外上髁伸肌总腱，与邻肌的肌间隔，前臂深筋膜，止于第 2 ~ 5 指中节及远节指骨。小指固有伸肌起于肱骨外上髁伸肌总腱，与邻肌的肌间隔止于第5指指背腱膜。尺侧腕伸肌，起于肱骨外上髁伸肌总腱，与邻肌的肌间隔、前臂深筋膜，止于第5掌骨底尺侧的隆起。肘肌起于肱骨外上髁和桡侧副韧带，肌纤维呈扇形向内，止于鹰嘴外侧面，尺骨上端后缘，及肘关节囊。旋后肌起于肱骨外上髁、肘关节桡侧、侧副韧带、环状韧带、尺骨桡切迹下方、深筋膜，止于桡骨体的外侧面及背面。

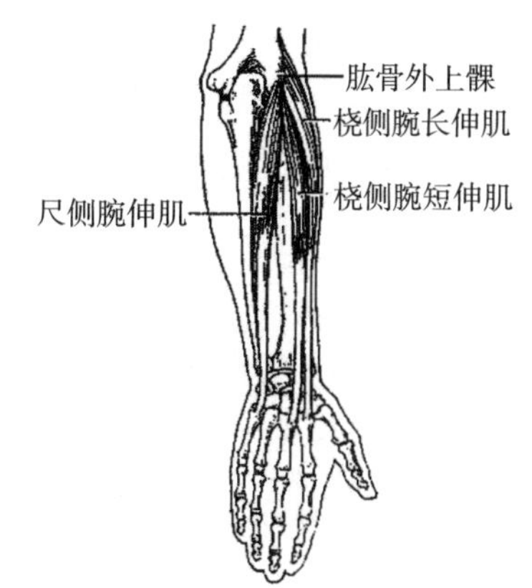

图7－17　肱骨外上髁肌肉附着处分布

二、病因病理

（1）本病多因前臂的经常性反复长时间的活动引起该部位肌肉筋膜过度牵拉，肌纤维撕裂和慢性损伤而出血机化，产生粘连，挤在该处的神经血管束产生疼痛，向桡侧腕短肌方向放射。

（2）肱骨外上髁处劳损，动作多为手指持物状态下，前臂的旋前，腕关节肘关节的屈伸动作，指总伸肌、小指固有伸肌、肘肌、旋后肌相对松弛状态，劳损概率较小。桡侧腕长伸肌和桡侧腕短伸肌处于紧张状态。因桡侧腕短伸肌起始部与肱骨外上髁、肱桡关节、环状韧带密切接触，加之其肌块较桡侧腕长伸肌肥大，力量也较之大，所以不容易劳损，病变只可能累及桡侧腕长伸肌。

三、临床表现

（1）起病缓慢，肘关节外侧疼痛。

（2）以用力握持或提重物时疼痛明显，向前臂放射。

（3）病情严重时，不能倒开水、拧毛巾、单手扫地等。

四、诊断

（1）有慢性劳损史。

（2）肱骨外上髁压痛，并常可在肱骨外上髁外侧缘触及肌腱附着处钙化的锐利骨峰。

（3）肱骨外上髁附着点肌肉抗阻收缩试验阳性：如用力握物或提重物时疼痛。

（4）肱骨外上髁附着点肌肉牵拉试验阳性：伸肘位时握拳屈腕，然后主动将前臂旋前时疼痛，即为阳性，也称 Mills 征阳性。

（5）X 线检查一般为阴性。病史长者偶见肱骨外上髁骨质增生或骨质硬化影像。

五、治疗

1. 选点

肱骨外上髁处的痛性结节点。

2. 操作

患者侧卧位，暴露治疗部位，常规消毒，如前述方法治疗，双手配合，进刀深度为 0.3cm，切断筋膜结节，术后用干棉球按压刀口 1 分钟。

典型病例：余 xx，女，48 岁。右手肘关节处疼痛半年。患者诉因春节单位分过年物资时，因考虑离家不太远，就用手提回家，到家后感肘关节酸痛。从那以后肘关节肱骨外上髁处疼痛持续加重，现手不能提重物，洗脸拧毛巾时疼痛加重。检查在肱骨外上髁处可扪及一山脊样硬结节，并伴有压痛，经过超微针刀松解，横行切断后，一次治愈。

第十四节　肱骨内上髁炎

一、局部解剖

肱骨内上髁是肱骨下端内侧的隆起部。该处骨膜和深筋膜紧密结合，为屈肌总腱和旋前圆肌的起始部。由外向内依次排列为旋前圆肌、桡侧腕屈肌、掌长肌、尺侧腕屈肌及指浅屈肌。肌肉的起止点为旋前圆肌起止点，见本章第十二节。桡侧腕屈肌起于肱骨内上髁屈肌总腱、前臂深筋膜和肌间隔，止于第 2 掌骨底前面。掌长肌起于肱骨内上髁屈肌总腱、前臂深筋膜和肌间隔，止于腕屈肌支持带、掌腱膜。尺侧腕屈肌起于肱骨内上髁屈肌总腱、尺骨鹰嘴内侧缘及尺骨后缘上 2/3 处，止于豌豆骨，经豆钩韧带至钩骨，经豆掌韧带至第 5 掌骨尾前面。指浅屈肌起于肱骨内上髁屈肌总腱、肘关节尺侧副韧带与尺侧腕屈肌的肌间隔、尺骨冠突内侧、桡骨斜线，止于中节指骨底前面。其中尺侧腕屈肌受尺神经支配，其余肌肉都受正中神经支配。主要功能为屈肘、屈指及前臂旋前。

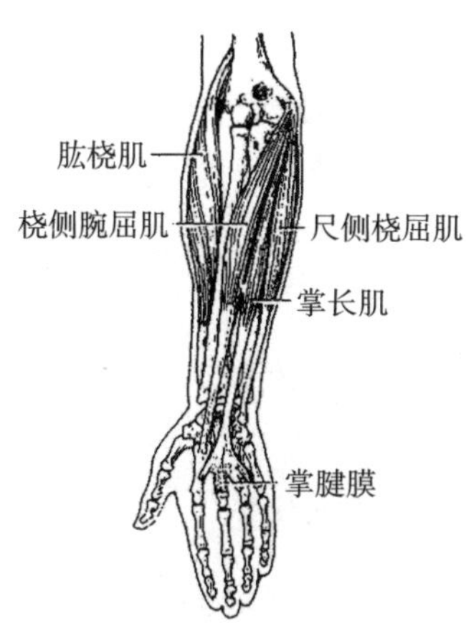

图 7－18　肱骨内上髁背侧肌肉附着处分布

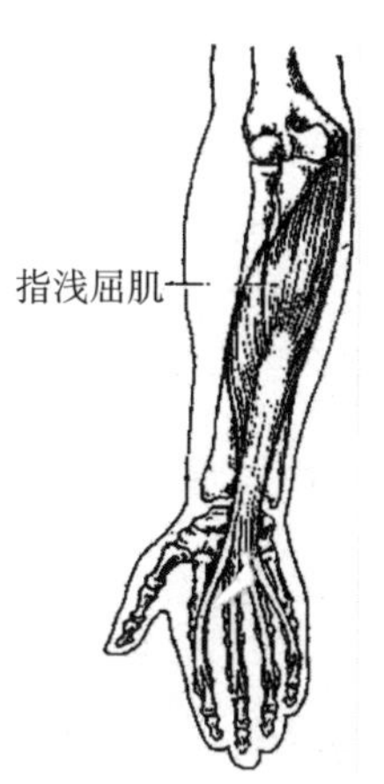

图 7－19　肱骨内上髁掌侧肌肉附着处分布

二、病因病理

（1）本病的病理与肱骨外上髁炎病理相同。多因前臂经常性旋前和反复长时间用力屈腕、屈肘，引起局部肌肉筋膜过度牵拉，肌纤维撕裂、渗血，产生粘连。

（2）反复用力背屈，致使肱骨内上髁筋膜处于紧张状态，而发生疲劳慢性积累性损伤。

（3）肱二头肌腱膜向尺侧移行经过内上髁处，肱二头肌因工作劳动强度大而且频繁，是一块易于劳损的肌肉。如果劳损会牵动腱膜及腱膜周围的腕屈肌，产生腕屈肌损伤的症状，所以多数肱骨内上髁炎最终的治疗肌肉为肱二头肌的喙突点。

三、临床表现

（1）肘关节内侧疼痛，向前臂放射。病情时轻时重。

（2）发作严重时，前臂发软无力，患肢不能提重物、拧毛巾和做前臂旋前动作。

（3）患侧肘关节负重屈曲或端起重物时疼痛。

四、诊断

（1）有慢性劳损史。

（2）肱骨内上髁压痛，可扪及痛性结节或变硬的肌腱。疼痛向尺侧腕屈肌放射。因用力屈腕时，尺侧腕屈肌负重最大，最易劳损。

（3）肌肉抗阻力试验阳性：伸肘、前臂外旋位，被动屈腕或前臂内旋时疼痛加重。

（4）肌肉被动牵拉试验阳性：伸肘时前臂外旋位，被动伸腕时疼痛加重。

（5）X 线一般正常。久病时可见屈肌肌腱钙化影。

五、治疗

1. 选点

同肱二头肌损伤，选喙突点。

2. 操作

患者仰卧于治疗床上，暴露治疗部位，常规消毒，如前述方法治疗，双手配合，进刀深度为0.5cm，切断筋膜结节，术后用干棉球按压刀口1分钟。

典型病例：施XX，男，20岁，大学学生。近日因长时间上网而出现右手肘关节下方疼痛，前臂出现无力、酸困，以拿动鼠标时明显，既往有长时间上网史。诊断为“学生肘”。经超微针刀如上法治疗两次后痊愈。

第十五节　桡侧腕伸肌损伤

一、局部解剖

桡侧腕伸肌位于前臂背面和桡侧，共10块，分浅、深两层。浅层有5块肌肉。由桡侧向尺侧，依次为桡侧腕长伸肌、桡侧腕短伸肌、指伸肌、小指伸肌、尺侧腕伸肌。这5块肌肉共同起自肱骨外上髁。伸腕的3块肌止于掌骨。指伸肌向下移行为4条长腱，分别到达第2～5指的背面扩展成指背腱膜，止于各指的中节和远节骨。

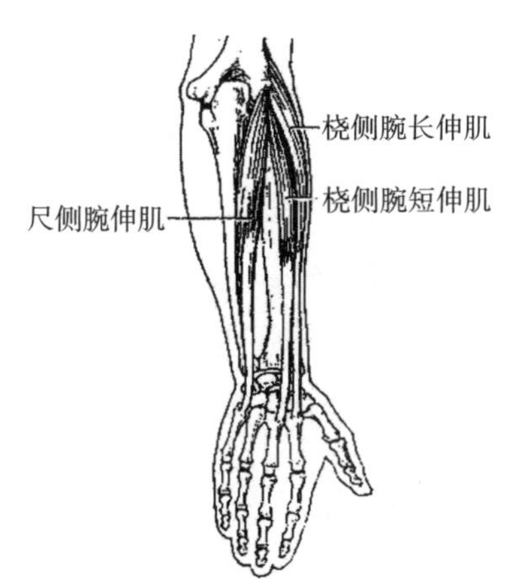

图7－20　桡侧腕伸肌肌肉附着处分布

深层也有5块肌肉。自上而下，由桡侧向尺侧，依次为旋后肌、拇长展肌、拇短伸肌、拇长伸肌和食指伸肌。这5块肌肉除旋后肌起自肱骨外上髁，止于桡骨前外面，其余4块都起自尺、桡骨后面，分别止于拇指和食指。

二、病因病理

（1）本病多因长时间过度地重复前臂、腕部工作或前臂、腕部长期、反复活动而导致的劳损、水肿、渗出、纤维变性、粘连等软组织损伤病。

（2）因解剖位置关系，前臂桡侧下1/3处，拇长展肌与拇短伸肌在桡侧位，斜跨桡侧腕伸肌腱之上。该处没有腱鞘，仅有一层疏松的腱膜覆盖。由于伸肌活动频繁，又无腱鞘保护，均易发生腱鞘及其周围的损伤。

三、临床表现

（1）前臂中下段背面肿胀、疼痛，以腕关节屈伸活动时疼痛加重。

（2）腕背横纹上3~4横指处压痛并可扪及肿大的肌腹。

（3）病变局部皮肤发红、皮肤温度升高，腕关节屈伸时有明显的摩擦音并伴有疼痛。

四、诊断

（1）起病较快，多发生于优势手。有明显的上肢及腕部劳损史。

（2）前臂中下段之背面桡侧肿胀、疼痛、压痛明显，可扪及痛性条索。局部皮肤发红，皮肤温度升高。

（3）握拳、腕关节伸屈时，可感觉到肿胀肌肉之间相互的摩擦音。

五、治疗

1. 选点

a. 肱骨外上髁处的痛性结节点。

b. 腕横韧带背伸，尺骨胫突桡侧缘点。

2. 操作

患者仰卧治疗床上，暴露治疗部位，常规消毒，如前述方法治疗，双手配合，进刀深度为0.3cm，切断筋膜结节，术后用干棉球按压刀口1分钟。

典型病例：胡XX，女，36岁。近日因插秧苗而出现右手腕关节上方10cm处肿胀、疼痛，手腕屈伸时有捻发音，疼痛以活动时加重，休息时减轻。诊断为桡侧腕伸肌损伤，如上述方法超微针刀治疗后，患者立即感到手腕屈伸时疼痛明显减轻。嘱患者回家热敷疼痛部位。后期随访已痊愈。

第十六节　桡管综合征

一、局部解剖

桡管综合征是临床中的常见病，又称骨间背侧神经卡压综合征、旋后肌综合征。

桡管综合征多发生在桡骨中下段。桡神经在上臂远端肱骨外上髁近侧10cm处，由后向前穿过外侧肌间隔，在肱桡肌与肱二头肌、肱肌间走行，并绕过桡骨小头掌侧，通过Frohse弓进入旋后肌深、浅二层之间。肱桡肌组成整个桡管的外侧面。桡侧腕长、短伸肌在其远端的前外侧，内侧由肱二头肌和肱肌组成。在此管内，桡神经分出支配肱桡肌、肱肌、桡侧腕长伸肌的神经分支。桡神经于肱桡关节上、下3cm区域，分为深、浅两支，即骨间背侧神经和桡浅神经。深支为运动支，浅支为感觉支。这两支神经在肱桡关节和环状韧带前方继续下行，经桡骨小头下缘，被桡侧腕短伸肌起始部覆盖。该肌的起始部呈弓形，边缘大多为腱性，该弓的外侧半较旋后肌弓的外侧半略偏内侧，覆盖后者。而内侧半的弓，与外侧多数平齐，成为卡压的解剖基础。骨间背神经通过旋后肌深、浅两层之间。在此之后分为两组。一组为内侧支，支配前臂浅层的肌肉（指总伸肌、尺侧腕伸肌、小指固有伸肌）。一组为外侧混合支，支配深部肌肉（拇指展肌、拇长伸肌、拇短伸肌、食指固有伸肌）。

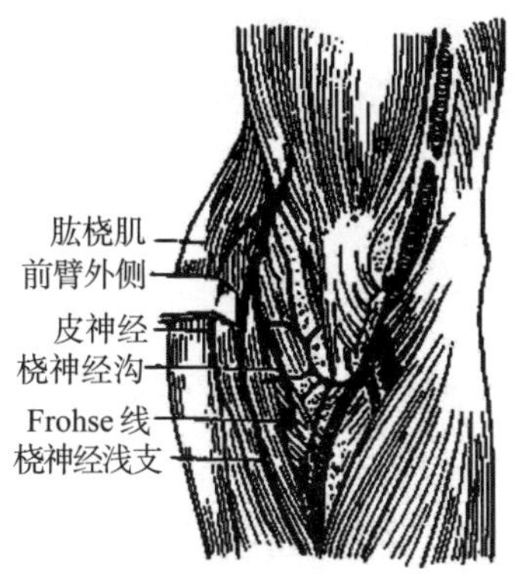

图7－21　桡管处肌肉附着分布

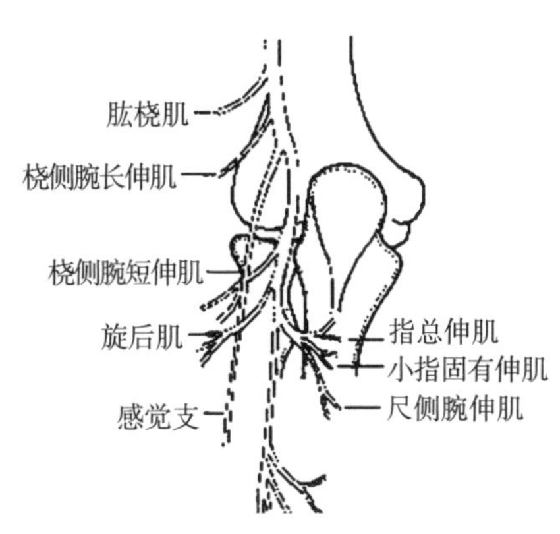

图7－22　桡管处神经附着分布

1908 年，德国解剖学家 Frohse 首先描述旋后肌层近侧有一弧形或半圆形的纤维组织，起于肱骨外上髁顶部，向下 1cm 再折返向上附于外上髁的内侧部分，即肱骨小关节的外侧缘，即为旋后肌腱或 Frohse 弓，故易受牵拉压迫。

与桡神经卡压综合征相关肌肉的起止点的解剖如下：

旋后肌起于肱骨外上髁、肘关节桡侧、侧副韧带、环状韧带、尺骨桡切迹下方、深筋膜，止于桡骨体的外侧面及背面。

桡侧腕长伸肌起于肱骨外侧髁上嵴下分、臂外侧肌间隔。少数肌束起自前臂伸肌总腱，止于第二掌骨底背面。

桡侧腕短伸肌起于肱骨外上髁伸肌总腱、肘关节桡侧侧副韧带、肌间隔及覆盖深筋膜，止于第 3 掌骨底背面。

肱桡肌起于肱骨外上髁上嵴上分（近端的 2/3）、臂外侧肌间隔（桡神经沟的远端），止于桡骨茎突基部外侧面。

二、病因病理

（1）桡神经深支（骨间背侧神经）经过的旋后肌弓和桡侧腕短伸肌弓部位，其底层为较薄的旋后肌深层肌肉组织和桡骨，此处即为固定骨——腱弓管。如遇劳损可在旋后肌弓与桡侧腕伸肌起点覆盖桡神经的腱部粘连结疤，使之卡压而产生症状。

（2）根据解剖，当腕关节屈曲而前臂旋前和握拳时，桡神经浅支均被拉紧，而当腕背伸，前臂旋后伸指时神经松弛。所以当腕关节长期反复活动，特别是职业的需要，桡神经浅支就可能长期反复牵拉、摩擦造成损伤；局部外伤、扭伤可能加重桡神经浅支和两旁的肌腱及深层筋膜的粘连，进一步减少活动度，而诱发该病。

三、临床表现

（1）肘部及肘前外侧近端伸肌群疼痛，可向近远端放射。劳累后加重，休息时不缓解，甚至夜间睡觉时痛醒。

（2）初起时，手部握力减弱，逐渐觉得伸指、伸拇指和外展拇指乏力或消失，主要不能伸直掌指关节，向后 45°伸直困难，指间关节伸直无障碍。

四、诊断

（1）有长期的劳损史。肘关节外侧灼痛、麻痛、针刺样痛。

（2）肘关节桡骨小头处，相当于 Frohse 弓处压痛。桡侧腕长、短伸肌压痛，桡骨小头远侧骨间背侧神经通过旋后肌处疼痛。

（3）关节屈曲、前臂旋前和握拳时，疼痛加重，即肌肉牵拉试验阳性。

（4）骨间背侧神经支配的肌肉部分或全部瘫痪，导致肌力减弱或消失，出现握力、伸腕力减弱，及伸指、伸拇、展拇无力或消失。尺侧腕伸肌瘫痪，握拳时向桡侧偏。前臂旋后肌瘫痪，所以旋后动作无力或消失，出现“垂指而不垂腕，肌肉瘫痪而感觉正常”征象。

（5）肌电图检查可见拇伸肌和指伸肌传导速度减慢。伸指肌出现纤维震颤。X 线可见 Monteggia 氏骨折，也为该病的病因（但骨折不在此疗法范围内）。

五、治疗

1. 选点

a 点：肘关节桡骨小头处的痛性结节点。

b 点：旋后肌肌弓处的痛性结节点。

2. 操作

患者仰卧治疗床上，暴露治疗部位，常规消毒，如前述方法治疗，双手配合，进刀深度为 0.5cm，切断筋膜结节，术后用干棉球按压刀口 1 分钟。

典型病例：龚 XX，女，32 岁，电子元件生产车间工人。因长期高强度、高频率的反复插、检电子元件的工作，导致右前臂麻痛，手部力量减弱。曾拍颈椎 X 光片未见明显异常。根据其症状及工作中的劳损动作，诊断为桡管综合征。经超微针刀在桡骨小头处的痛性结节点进行松解，三次痊愈。

第十七节　腕管综合征

一、局部解剖

腕管是位于腕关节掌侧的骨性纤维管。其三面为骨性，一面为韧带。从远端腕横纹开始，至其远侧约 4cm 处止。桡侧为舟骨及大多角骨；尺侧为豌豆骨、钩骨；背侧为舟骨、月骨、头状骨、大多角骨；掌侧为腕横韧带。腕管内共有 9 根肌腱和正中神经及其伴行的动脉通过。

正中神经位于肌腱与腕横韧带之间，支配拇短展肌、拇指对掌肌、拇短展肌浅头和第一、第二蚓状肌等。临床上有少数变异的人拇指对掌肌和拇短展肌也可由正中神经支配。正中神经的感觉分布区包括手掌的桡侧半，拇、食、中三指和环指的桡侧半掌面，以及这些手指的远侧指间关节至指尖的背侧。正中神经内含丰富的交感神经纤维。因而受卡压时亦可产生灼性疼痛和营养性变。

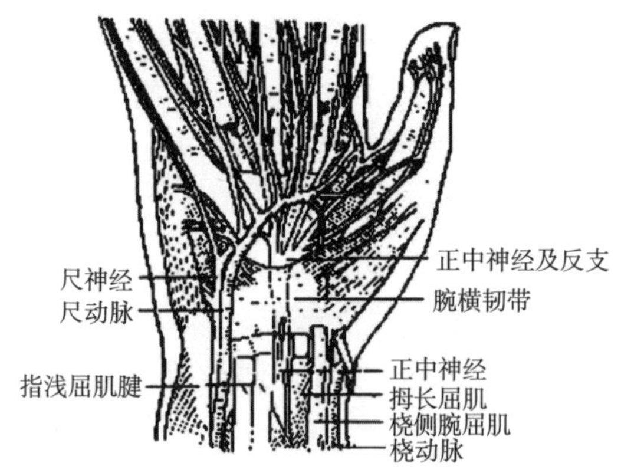

图 7－23　腕管神经血管肌肉附着处分布

正常情况下，腕管的骨性结构相对固定。腕管综合征的劳损多发生于前侧的软组织。腕横韧带的劳损在其中占相当大的比例。其韧带起于豌豆骨及钩状骨钩上，是拱形到达桡侧，并分深浅两层。深层附于大多角骨内缘，浅层附于大多角骨上。其长 2.5～3cm，宽 1.5～2cm，中央最厚部2mm。其下方有肌腱、神经、血管，排列相当紧密，所以任何使腕管变小或其中内容物增多增大的因素都将容易造成对正中神经的卡压。

腕管的大小及正中神经是否受压也随腕关节的活动状态产生改变。在腕关节处于中立位时，各肌腱处于松弛状态，其容积最大，而掌屈时则变小。当伸腕条件下，用力屈指时，正中神经在韧带和屈指肌腱之间为松弛状态，而当屈腕条件下，用力屈指时，则正中神经受压。

二、病因病理

（1）腕管容量减小：正常情况下，屈肌腱在腕管内各有一定的容积，对正中神经功能互不影响。引起容积减小的因素有腕关节劳损或腕部外伤引起腕横韧带增厚，月骨前脱位，腕管构成骨骨质增生，屈肌肌腱挛缩发生粘连，以及腕部骨折及过屈位固定等。

（2）腕管内容物增加：腕管骨性结构相对稳定，腕横韧带缺乏弹性，腕管内内容物的增加而易对正中神经造成卡压。如腕管内有脂肪瘤，腱鞘囊肿；外伤原因导致腕管内出血，正中神经鞘内血肿或尺侧滑脱自发性血肿；妇女妊娠哺乳、更年期等各种原因使肌腱、骨膜韧带、神经等结构发炎或水肿，造成内压增高。

当以上两大原因而导致正中神经暂时或永久的压迫性缺血，开始表现为神经的水肿及充血，腕横韧带近侧神经假性神经瘤，其远侧有萎缩变性。久之，因缺血致使神经内纤维化，髓鞘消失，最后神经干转化为纤维组织，神经内管消失被胶原组织取代，成为不可逆改变。

（3）腕横韧带损伤也可压迫其腕管内的血管，造成整个手掌的血运障碍，特别是在寒冷季节时，因外界的温度低，血管本身就有收缩，发生供血较小，再加上腕横韧带的劳损卡压使血运更加障碍，使手指发凉，呈现指甲苍白等症状。

（4）腕横韧带损伤也可压迫腕管内的屈肌腱，导致肌腱内的腱鞘液运行受阻，使腱鞘发炎，引起指间关节屈伸障碍。

（5）腕横韧带的功能主要是约束和维持整个通过手腕的肌腱及神经、血管的功能。如果约束过度则会导致相应症状的产生。约束过度则是因劳损后导致其痉挛收紧引起的。一般的医家只是注意到腕横韧带腕侧卡压神经的症状，而不注意其卡压血管及屈肌腱所产生的症状，其实腕横韧带同样可以卡压背侧伸肌腱，导致整个伸肌腱所经过的手指关节产生痉挛，而往往手指关节的疼痛会被误诊为类风湿性关节炎。根据内科第5版教材，类风湿的7条诊断标准中只要4条即可确诊。而腕横韧带损伤卡压伸肌腱时所产生的症状，如小关节疼痛，三个以上关节疼痛，疼痛持续时间超过6周，晨起手指有晨僵现象等就已经符合7条中的4条了，所以误诊的病例很多。我们只要松解腕横韧带在手背侧的劳损点即可治疗。

三、临床表现

（1）本病多发于40岁以上妇女，男女比例1∶(2～4.5)。开始表现为指端感觉障碍，随后感到桡侧3个半指疼痛和麻木，以中指为甚，为刺痛或烧灼痛。也可波及5指，夜间为甚，麻醒后需用力按揉方可缓解。

（2）后期，正中神经皮肤感觉减弱或消失，拇指外展、对掌无力、活动笨拙、大鱼际肌萎缩。

（3）少数病情发展可出现神经营养性改变，如拇、食指发绀，指尖坏死，间歇性发白和发绀，或萎缩性溃疡。

（4）手指冰凉发白、麻木、活动不灵活。指头触觉减弱。

（5）指间关节疼痛，屈伸不灵活，以晨起时指头肿胀有晨僵现象，活动后可稍缓解。

（6）拇指及其余4指掌指关节处可扪及结节及压痛，患者活动手指时可出现弹响，或屈指后伸指困难，指关节伸直时屈指也困难，以上症状以拇指为常见，食指、中指掌指关节次之。

四、诊断

（1）局部有损伤史或劳损史。

（2）腕关节僵硬，腕关节屈曲，手掌疼痛麻木加重。

（3）正中神经支配区域麻木疼痛：如大鱼际肌萎缩，桡侧3个半指末节感觉障碍。

(4) 腕横韧带起止点上可扪及痛性结节或在腕横韧带近侧缘外，用手指叩击正中神经部位，手部正中神经支配区有放射性疼痛。

(5) 腕管压迫试验阳性：屈腕同时压迫腕管外的正中神经 1 ~ 2 分钟，手的麻痛感加重，并放射至食指、中指。

(6) 屈腕实验阳性：急剧被动屈腕 1 分钟内出现麻木或麻刺感。

(7) X 线：腕部骨关节损伤后疑诊腕管综合征者，应作 X 线检查，明确骨结构，排除骨性管道狭窄性卡压。

五、治疗

1. 选点

a 点：桡侧舟骨及大多角骨上的痛性结节点。

b 点：尺侧豌豆骨及沟骨上的痛性结节点。

c 点：手背侧，尺骨髁突桡侧缘的痛性结节点。

2. 操作

患者仰卧位，暴露治疗部位，常规消毒，如前述方法治疗，双手配合，进刀深度为 0.3cm，切断筋膜结节，术后用干棉球按压刀口 1 分钟。

典型病例：孙 XX，女，54 岁，工作无特殊。患者双手十个指头发麻三年，右手比左手重。在当地医院于每次发作时输液治疗（具体用药不详）可稍缓解。今经人介绍来我处求治。检查双手发麻均以小指麻木程度略轻，其余四指均麻木，握力减弱。晨起时手指发胀、握拳无力，活动后稍减轻。诊断为腕管综合征，在尺侧豌豆骨上的腕横韧带痉挛最重的地方行超微针刀松解一次，麻木即刻消失。至第四天复诊时诉麻木较治疗前已大有好转，比第一天治疗后即刻疗效略微差一些，继续用该方法每三天松解一次，共松解三次痊愈。

第八章　胸、背部疾病

第一节　胸锁关节损伤

一、局部解剖

胸锁关节由胸骨的锁切迹与锁骨的胸骨端构成，是上肢骨与躯干骨之间唯一的骨联结，关节囊坚韧并有韧带加强，关节囊内有关节盘，使两骨相适应，关节外侧方下为第一肋骨，前端有韧带与锁骨相连，胸骨较固定。锁骨借胸锁关节可做小幅度的上、下、前、后和环转运动。

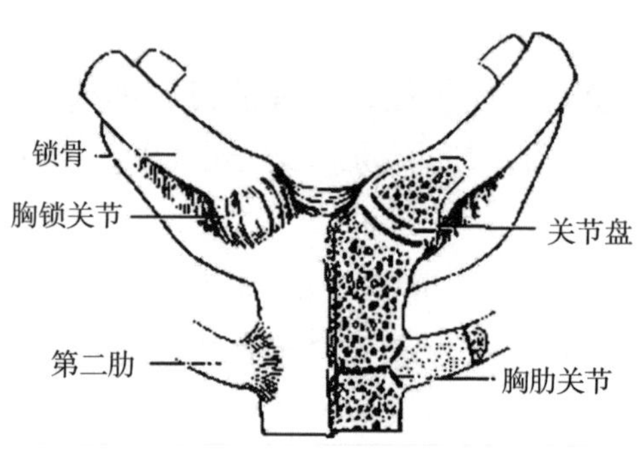

图 8－1　胸锁关节

二、病因病理

胸锁关节因其有韧带加强，一般不易劳损，临床上一般都是由暴力外伤或挑重物劳损而引起的非特异性非化脓炎性病变。当关节损伤而产生水肿、渗出，局部血运障碍，代谢产物不易排出刺激神经末梢痛觉感受器产生疼痛。

肩关节的运动带动锁骨运动，使锁骨与胸骨切迹关节面产生摩擦，加重了渗出、水肿，甚至粘连，关节软骨面因摩擦刺激发生增生，引起关节软骨骨肿大。

颈椎的运动也会通过前斜角肌与第一肋骨前缘内侧的附着点带动第一肋骨及锁骨的上拉运动，这种上拉的运动必然会导致胸锁关节以及第一肋骨与胸骨之间的胸肋关节发生牵拉，久之使关节面上的筋膜增生、增厚来对抗前斜角肌的上拉力量，出现胸锁关节的突起、疼痛。

临床上关节疼痛一般2～3个月可消失，但关节面软骨肿大持续存在，有的病例病情时轻时重，反复发作可迁延数年之久。

三、临床表现

（1）胸锁关节因暴力损伤时关节部疼痛，关节肿大高出皮肤，局部可呈红、紫色。

（2）多数病例急性期渗血机化后疼痛消失，又多因受凉而发作。

（3）关节逐渐肿大、隆起，肿块硬、压痛明显。

（4）锁骨活动时疼痛加重，多为单侧发病，也可两边关节同时患病。

（5）颈椎向患侧转头及仰头时疼痛，低头时缓解，部分患者疼痛向同侧上肢发射。

四、诊断

（1）有外伤史或长期挑重物劳损史。

（2）胸锁关节压痛，关节隆起，活动锁骨时疼痛加重。

（3）X线未见异常，病情长者也可见关节面模糊影。

五、治疗

1. 选点

关节面上下的痛性结节点。

2. 操作

患者仰卧位，暴露治疗部位，常规消毒，如前述方法治疗，双手配合，进刀深度为0.6cm，切断筋膜结节，术后用干棉球按压刀口1分钟。

典型病例：孔XX，女，58岁，一年前因轻微车祸致左肩部被撞伤，当时无大碍，口服两盒中华跌打丸后好转。近两月患者感左侧胸锁关节肿胀并疼痛，胸锁关节处隆起，活动肩关节时疼痛加重。经X光拍胸部平片时未见明显异常，诊断为胸锁关节炎。经超微针刀在胸锁关节处切开其连接的关节囊壁中最为痉挛的条索后，患者诉疼痛明显缓解，经四次治疗后症状消失。

第二节　剑突综合征

一、局部解剖

剑突位于胸骨柄下端，其形状像古代宝剑的尖部，剑突窄而薄，末端游离，剑突中部常有一孔。年幼时剑突为软骨，25岁前胸骨三部仍呈分离状态，随着年龄的增加，到40岁以后骨性化增加，胸骨三部分才完全融合为一整骨，剑突的硬度增加、弹性降低。

剑突为膈肌的附着点。

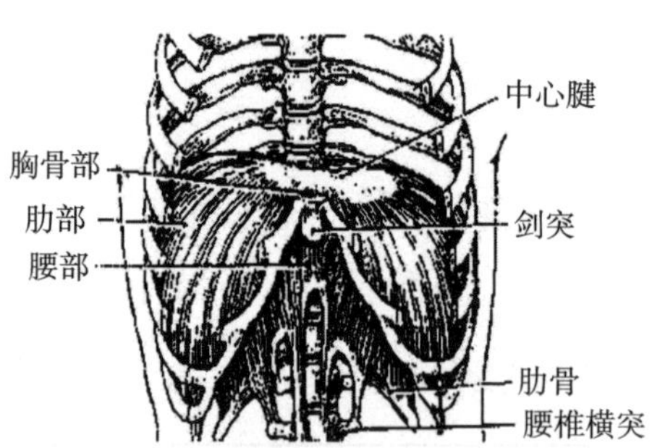

图8－2　剑突深层肌肉附着处分布

二、病因病理

（1）本病临床不是十分常见，发病年龄为中年以上。

（2）发病原因并不十分清楚，可能与中年后剑突的弹性降低、软骨的增生有关。

（3）剑突过长以及包绕剑突的骨膜及周围组织受刺激而发病，病理改变多为骨质钙化过度。

（4）外力的损伤也是其发病的原因，当外力作用于剑突时，引起局部的无菌性炎症反应，使剑突周围的软组织水肿、渗出、粘连等而产生症状。

（5）长期含胸低头工作，胸骨下沉，剑突外筋膜长期处于被牵拉的绷紧状态，血运较差，组织缺血、缺氧，发生变性，产生钙化。

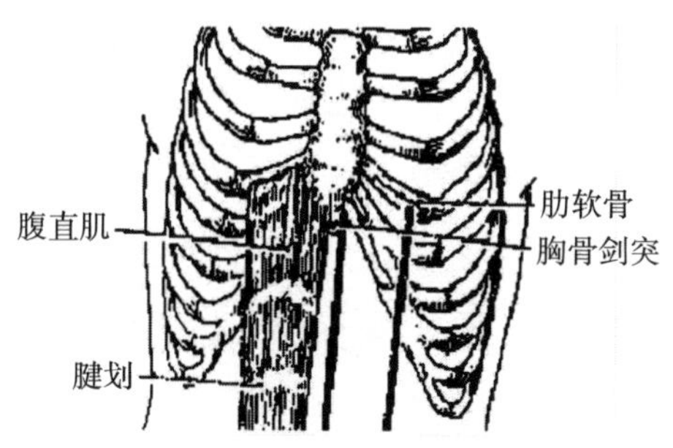

图8－3　剑突浅层肌肉附着处分布

三、临床表现

（1）发病年龄以中老年多见。

（2）以剑突部间歇性疼痛，短者持续数分钟，长者可达数日，疼痛偶可放射到心前区或肩、背，伴有胸闷、恶心等症状。

（3）挺胸深吸气可缓解，弯腰、含胸、饱食后加重。

（4）患者有深吸气，长叹息的习惯。

四、诊断

（1）剑突部压痛可扪及痛性结节。

（2）按压剑突部可扪及弹响，而且出现弹响后患者症状略感缓解。

（3）挺胸深吸气疼痛胸闷缓解，含胸、弯腰、饱食后症状加重。

（4）心电图也可有变化或正常。

五、治疗

1. 选点

剑突下方的痛性结节点。

2. 操作

患者仰卧位，暴露治疗部位，常规消毒，如前述方法治疗，双手配合，进刀深度为0.5cm，切断筋膜结节，术后用干棉球按压刀口1分钟。

典型病例：叶XX，男，40岁，铁路工人。患者诉近半年来感胸闷、心慌、胃部不适，以饱食后为甚。前胸呈间歇性疼痛，深吸气后缓解。检查剑突处压痛，按压时患者十分恐惧（害怕医生将其骨头压断），可扪及条索。诊断为剑突综合征，在此处行超微针刀松解，患者症状立即缓解。经三次超微针刀治疗而痊愈。

第三节　菱形肌劳损

一、局部解剖

大小菱形肌在肩胛提肌的下方，位于同一层，大菱形肌薄而阔，呈菱形，起自上位4个胸椎的棘突，向外下止于肩胛骨脊柱缘的全长。小菱形肌呈窄带状，起自下位二个颈椎的棘突，止于肩胛骨脊柱缘的上部。大小菱形肌之间以菲薄的蜂窝组织层间隔，大小菱形肌的功能是内收及内旋肩胛骨，并向上提肩胛骨，使之接近中线。

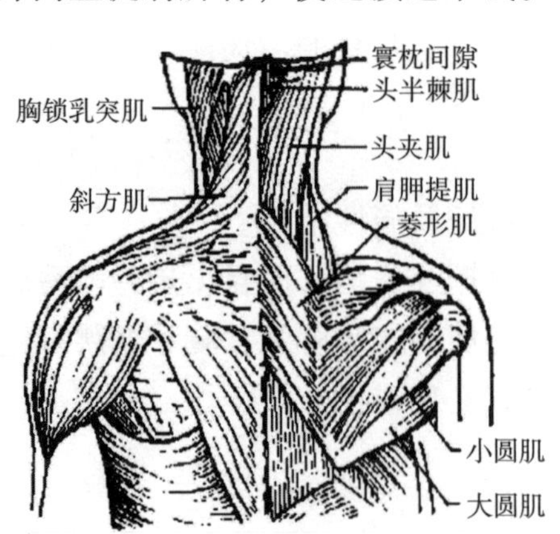

图8-4　菱形肌肌肉附着处分布

二、病因病理

（1）该病急性损伤常由于用力过猛或直接外伤所引起，如用肩扛抬重物，用力向前抛掷、举重等，使肩胛骨向外旋转。直接外力撞击，导致肌纤维断裂出血、水肿、渗出、粘连等一系列软伤症表现。

（2）慢性损伤多为积累性损伤，多因姿势不当引起，如长期在肩胛骨外旋位姿势下工作，使局部的肌肉痉挛，导致脊柱关节错位而造成交感神经损伤，是临床上自主神经功能紊乱的原因之一，椎小关节错位可引起周围软组织损伤而出现渗出水肿。

（3）脊神经根与交感神经一方面受到软组织的无菌性炎症的刺激，或因软组织粘连、深筋膜的牵张而受压迫，另一方面神经继发损害，导致自主神经功能紊乱而使其支配的脏器出现功能障碍，表现为心慌、气短、胸闷等症状。

三、临床表现

（1）上背部脊柱与肩胛骨内缘之间疼痛，为酸痛，后背沉重，如负重物感。

（2）翻身疼痛加剧，偶感胸闷、心慌，久坐时因疼痛而呈挺胸状。

四、诊断

（1）有急慢性劳损史。

（2）在脊柱与肩胛内侧缘的后背部疼痛，如负重物感。

（3）低头双手抱胸时疼痛加重，即菱形肌牵拉试验阳性。

（4）头后伸挺胸，双上肢后伸时疼痛，即菱形肌收缩试验阳性。

（5）在其起止点及中点可扪及痛性结节。

五、治疗

1. 选点

a 点，第六、七颈椎棘突旁的痛性结节点。

b 点，肩胛骨内侧缘上 1/3 处的痛性结节点。

2. 操作

患者俯卧位，暴露治疗部位，常规消毒，如前述方法治疗，双手配合，进刀深度为0.5cm，切断筋膜结节，术后用干棉球按压刀口1分钟。

典型病例： 吴XX，女，48岁。因长期低头绣十字绣而出现右侧后背酸痛不适，在当地卫生院曾以胆囊炎治疗，疗效不显。检查，右侧后背菱形肌处压痛明显，可扪及条索，第六、七颈椎棘突右侧明显增大，并伴有压痛。诊断为菱形肌损伤，经超微针刀如上法治疗二次即愈，嘱患者不要再从事刺绣工作。

第四节　下后锯肌损伤

一、局部解剖

下后锯肌在腰部的上段和下4个肋骨的外侧面，起点位于T_{11}、T_{12}棘突及L_1、L_2棘突，止于下位4个肋骨外侧面。其作用是下降肋骨帮助呼气，受肋神经支配。

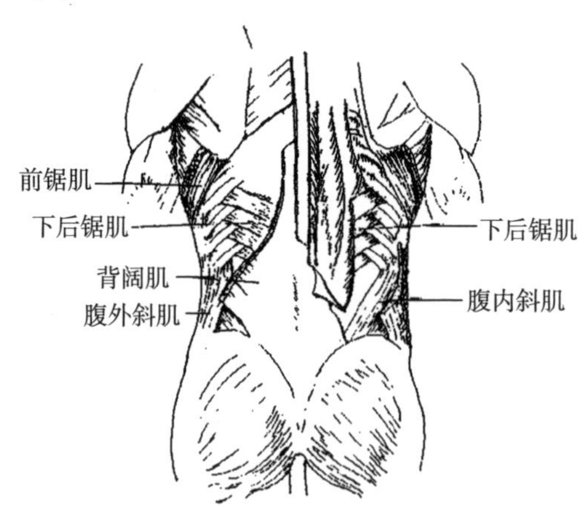

图8-5　下后锯肌肌肉附着处分布

二、病因病理

当人体剧烈运动时，或突然地转身弯腰，和其他不协调的活动，使呼吸节律突然打乱，下后锯肌突然改变正常的伸缩，四条肌束带不能同步适应，有的处在收缩状态，有的处在舒张状态，这样就使收缩状态的肌肉损伤，而舒张状态的肌束会屈曲或卷折，甚至发生轻度移位，而产生软组织中一系列的症状。

三、临床表现

（1）急性损伤，可出现肋部疼痛或剧烈疼痛，不敢深呼吸，强迫性气短，以至做翻身或上半身转身侧弯后伸动作时，病人往往需要憋气、暂停呼吸方可进行。

（2）慢性期患者肋部外侧疼痛，如果肌腱断裂，痛点在下后锯肌止点上，即下四条肋骨的外侧部。

如果是屈曲卷折移位，慢性期痛点多在下后锯肌中段四条肌束上。

四、诊断

（1）有突发性肋外侧疼痛病史。

（2）在肌肉的起点、止点或中点处可扪及痛性结节。

（3）深呼气时疼痛明显，患者咳嗽时疼痛加重或不敢咳嗽。

五、治疗

1. 选点

第 11、12 胸椎、第 1、2 腰椎棘突旁的痛性结节点。

2. 操作

患者俯卧位，暴露治疗部位，常规消毒，如前述方法治疗，双手配合，进刀深度为 0.5cm，切断筋膜结节，术后用干棉球按压刀口 1 分钟。

典型病例： 葛 XX，男，25 岁，前天因打篮球时不慎将左后背扭伤，当时活动受限，不敢深呼吸，强迫体位。于今天用手扶住后腰部、缓慢步态来我处求治。检查，患者左侧肋部疼痛，咳嗽时加重，第 11、12 胸椎、第 1 腰椎左侧棘突明显增大并伴有压痛及结节。诊断为下后锯肌损伤。在以上部位经行超微针刀松解，一次痊愈。

第九章　腰椎间盘突出

一、局部解剖

腰椎脊柱呈生理性前凸，由 5 个腰椎、1 个骶椎和 2 个髂骨、椎间盘、韧带、关节囊、肌肉等相互组成。每个椎骨都由椎体，椎弓及椎弓上的上、下关节突、黄韧带和棘突组成，椎体后缘与椎弓围成椎孔，椎骨连接起来的椎孔形成椎管，脊髓由椎管通过。

椎间盘前侧的纤维环与前纵韧带紧密相连，以加强其坚固性。椎间盘的后壁的纤维环与后纵韧带联系比较薄弱。因后纵韧带自第 1 腰椎平面开始逐渐变窄，至第 5 腰椎和第 1 骶椎平面时，仅余原来宽度的一半，也是髓核最易突出的部位。

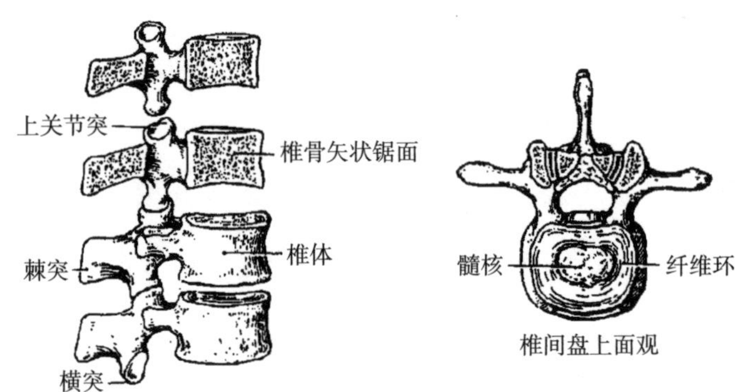

图 9－1　腰椎侧面观

椎间盘介于两个椎体之间，连接上下两个椎体，占脊柱总长度的 1/4，它是由软骨板、纤维环和髓核组成。椎间盘的发育在 20～25 岁时达到顶峰，25 岁以后椎间盘内的血管逐渐退化，其营养物质由软骨板的渗透作用供给。纤维环是坚韧的纤维软组织，它连接上下软骨板并与脊柱前、后纵韧带紧密相连，将髓核固缩于中央，在压力下椎间盘平均分散压力于纤维环，起吸收减震缓冲压力的作用。其作用在20岁左右缓冲压力作用最强，之后随着椎间盘内水分的退化减小，弹性减弱，作用也随之减弱。当人体腰椎附着的肌肉韧带劳损而力量减弱时，人体前屈后伸，左右旋转动作时，特别是负重时易发生椎间盘突出。

二、病因病理

（1）腰椎生理曲度凸向前是应力的集会处，就躯干部整体而言，在负重时，位置越低所负重量越大，因此腰部尤其是下腰部承受的力量最大而最集中。另外，后纵韧带在下腰部仅余原来宽度的一半，支持力量也明显减弱。以上原因，是导致下腰部椎间盘突出的生理基础。

（2）椎间盘突出最重要的原因是脊椎的不稳定性，力学平衡失调所致。它是受椎骨的解剖特点及其相互联系各种韧带的制约和关节面的位置，棘突的形态与倾斜度，椎间盘的相对大小等因素的影响，当腰椎的以上关系发生偏移或劳损时，椎间盘内部受力不均，椎间盘内部物质被挤向一边，出现突出，甚至纤维环破裂，使相应的脊神经受到压迫产生坐骨神经的症状。

（3）临床上椎间盘突出以 L_4、L_5 最为常见，其次是 L_5、S_1 节段椎间盘突出和 L_3、L_4 椎间盘突出。

（4）椎间盘突出总的病理机制为突出的椎间盘组织直接压迫了神经根，或因其突出使局部产生水肿、渗出等炎症反应间接地压迫了神经根，产生相应的临床症状。

三、临床表现

（1）椎间盘突出常见有腰部疼痛，并向下肢放射：当第三、四腰椎椎间盘突出时，表现为腰痛和大腿的前侧疼痛或发麻，但疼痛不过膝盖；当第四、五腰椎椎间盘突出时，表现为腰部疼痛和小腿的前侧及前外侧疼痛或发麻；当第五腰椎、第一骶椎椎间盘突出时，表现为腰部疼痛和小腿的后侧疼痛或发麻；以上部位伴烧灼感等异常皮肤感觉，并伴有皮肤感觉障碍。腰椎间盘突出时的疼痛特点呈间歇性发作，打喷嚏，用力大便及咳嗽等增加腹压动作时症状加重。

（2）多因转身或弯腰姿势不当、用力不平衡，或运动时准备不充分以及受凉时诱发，休息后好转。

（3）腰部活动受限，以前屈受限为甚。

（4）病人腰椎脊柱侧弯，腰椎生理前凸减弱或消失，这是患者为了防止神经根受刺激而采用自身改变体位的方法来放松神经根的一种保护性侧弯，脊柱弯向健侧，也可弯向患侧。当椎间盘突出在受压神经根的内下方时，则弯向健侧；椎间盘突出在受压神经根的外上方时，则脊柱弯向患侧。

（5）腰椎间盘突出日久或严重突出时，伴有下肢肌肉无力或瘫痪，如第四、五腰椎椎间盘突出使 L_5 神经受压，可出现胫前肌、腓骨长肌、腓骨短肌、伸拇长肌麻痹或无力而使足下垂，第五腰椎、第一骶椎间盘突出引起的、第一骶神经受压出现小腿三头肌无力等症状。

（6）巨大型的椎间盘突出至椎管压迫马尾神经，可出现双下肢放射痛、会阴区麻木、大小便失禁，女性有假性尿失禁，男性可出现阳痿等。

四、诊断

（1）有劳损史或腰部 4 次以上的扭伤史。

（2）腰臀部疼痛，伴坐骨神经走行部位疼痛麻木、肌肉运动无力、萎缩、反射减弱或消失。当第三、四节腰椎间盘突出时，第四腰神经根受累，疼痛由腰臀部向大腿前外侧传导，伸膝无力，膝腱反射减弱或消失；第四、五节腰椎椎间盘突出，第五腰神经根受累，疼痛由腰臀部向大腿后侧、小腿前侧和外侧放射，拇趾背伸无力，足背和拇趾麻木。第五腰椎、第一骶椎椎间盘突出时，第一骶神经根受累，疼痛由腰臀部向大腿和小腿的后侧放射至足跟外侧，足趾屈趾无力，外侧的三个足趾感觉麻木，跟腱反射减弱或消失。

（3）患者腰椎出现侧弯，行走拘谨，腰部活动受限，以前屈受限为主，患者弯腰通常不能达到 85°。当腰椎间盘突出椎间隙变小使相应的神经根受压，产生疼痛，并沿神经走行方位放射。

（4）临床辅助检查阳性：①直腿抬高试验两腿相差 50% 或 50% 以

上；②屈顶试验阳性，也称布氏颈征试验阳性；③仰卧挺腹试验阳性。

（5）其他检查：①X 线检查。腰椎间盘突出时，腰椎正位片可见侧弯，左右椎间隙不等宽，棘突偏歪等，X 线也可示正常。侧位片见腰椎生理曲度变直或反张，椎间隙变窄或呈前窄后宽状。椎间盘关节半脱位，严重或晚期者可见椎体前后缘骨质增生。②CT 检查可见椎间盘向后方弧形突出，使硬膜囊受压，侧隐窝前后径缩短等，以及椎管有无狭窄，CT 检查是诊断腰椎间盘突出症的主要手段之一。③MRI 检查时在 CT 的基础上增加了一个侧位的剖面图。可清楚地看清突出的大小及硬膜囊受压的情况，比 CT 检查更清楚、更精确。

五、对椎间盘突出的认识

颈、腰椎间盘突出在临床上十分普遍，几乎占到门诊颈腰痛患者的60%左右，但颈腰椎间盘是否引起症状是一个值得商讨的问题。换句话说，颈腰椎间盘突出与颈腰椎间盘突出症是有区别的。

以腰椎间盘突出为例，传统观点认为，腰椎间盘突出引起坐骨神经痛的机制是髓核突出物单纯机械性压迫腰骶脊神经根所致。长期以来，人们采用手法推拿、腰椎牵引等治疗腰椎间盘突出症取得了良好的疗效，据此推测手法及牵引的力学作用将腰椎突出的髓核还纳复位。这种“复位”的观点一直被当作合理的疗效机理。其实这是一种误解，髓核的突出主要与椎间盘本身的退行性变以及椎体四周的肌肉软组织劳损导致力学平衡失调有关，退变的椎间盘可被压缩，两椎体明显靠近，从而因弹性减退使椎间盘抗负荷能力降低，原先的空间不复存在。所以，即使轻度的髓核突出也难以回复，况且退变损伤的椎间盘几乎没有修复能力。即使假设突出的髓核能够还纳，也不可能持久，随着腰椎的运动，椎间盘压力的增大也定会再度突出。1992 年《中国康复》医学杂志上就刊登了一篇潘习文老师的文章，文章是《100 例腰突症患者治愈前后 B 超对比》。其结论为“腰椎间盘突出不能复位，其疗效的取得是神经根与椎间盘之间的关系得到改变，神经根出现了位移”通过神经根相对位移来减轻或消除随核突出对神经根的刺激与压迫，从而达到改善或解除疼痛症像，我认为腰椎间盘突出，产生及牵引治疗机制是椎间盘突出物的“变位”作用，而非髓核的复位还纳。突出的椎间盘早期 MRI 影像学上的缩小是炎性水肿的吸收及膨胀的髓核组织脱水，后期是自然消退过程，不是椎间盘的简单回纳。

王福根教授在作腰椎管检查术治疗 52 例腰椎间盘突出症引起的腰痛与坐骨神经痛时，对腰椎管内未被麻醉的第五腰神经根（44 条）和第一骶神经根（38 条）用小血管钳轻轻夹压，患者诉说同侧下肢出现既痛又麻的感觉。若将神经根鞘膜外粘连的脂肪结缔组织彻底分离后再轻轻夹压，下肢则引起麻木感，而无痛觉。此试验提示硬膜外或神经根鞘膜外与之粘连的脂肪结缔组织存在无菌性化学性炎症反应，炎性物质刺激硬膜、神经根和椎窦神经，导致腰痛与下肢痛。

宣哲人教授经椎管探查手术证实髓核突出物压迫神经根引起神经机能降解而无硬膜外脂肪结缔组织的继发性无菌性炎症病变者，视不同的压迫程度而出现下肢的麻木或麻痹，临床并无腰腿征像。也就是说炎性反应是产生腰腿痛的主要因素。

王福根教授在对腰椎间盘突出症患者的下腰部深层肌中（棘肌）磷脂酶 A2 活性升高，并经电镜检查证实患者存在椎旁外软组织损害所致的炎症反应，说明此种类症反应可导致腰腿疼痛和肌痉挛。

以上说明腰椎间盘突出不一定会产生症状（当然有的也会因突出物形成机械性压迫而产生症状），无菌性炎症的存在就一定会产生症状，我们不能因为 CT 或磁共振的结果来下椎间盘突出症的诊断。就如阑尾病变时，我们作 B 超检查时看到了患者肾结石，就说患者是肾结石病，那肯定会误诊，阑尾炎与肾结石的临床表现是有明显不同特征的，诊断一个病，一定要结合临床表现，不能单凭一个辅助检查。临床上绝大多数的椎间盘突出是不会产生症状的，有相当多的腰腿病与 CT 或磁共振提示的椎间盘突出无关。它们是由椎管外的软组织损伤所引起，只要对其诊断明确，加以正确的治疗，是很快可以恢复的。即使是椎间盘突出症，我们也要分析原因，为什么椎间盘会突出呢？是什么原因导致它的突出呢？我们认为椎间盘之所以突出与椎间盘周边的软组织劳损有关，因为损伤导致其周边软组织力量减弱，或部分软组织因受炎性物质的刺激而产生痉挛，力学平衡被打破，在椎间盘四周因痉挛软组织存在拉力偏向，不能维持椎间盘四周正常的力量平衡，椎间盘在力量失衡的情况下才突出，也就如我们前面提到的类骨质增生一样，只要有骨质增生，就说明了其上附着的软组织有劳损，换句话说，只要看到椎间盘突出，就一定存在软组织损伤。根据患者的动作或引起疼痛的姿势找出其中的拉力失衡的肌肉软组织，即痉挛的软组织消除了其痉挛的原因，临床效果才会好，这也是临床手术治疗最后，好多患者症状并没有减轻的一个原因。这一点也反向证明，多数腰椎间盘突出症，非手术治疗是可以缓解的，而需要手术治疗的病例只有10%左右，甚至还要少。本书中只讨论可以保守治疗的腰椎间盘突出症，对巨大型腰椎间盘突出症的患者，超微针刀不能治愈，是要做手术或其他方法治疗的。

六、腰椎间盘突出症疗效取得的途径

（1）吸收，其中包括水肿的吸收，也包括突出椎间盘的吸收，达到自我修复。

（2）突出的椎间盘的髓核组织脱水，而使体积缩小，压迫关系得到缓解或消失。

（3）椎间盘周围因劳损而肿胀软组织的自我修复，使其恢复正常，使上下两椎体的压力得到减轻，从而使椎间隙得以增大，有利于椎间盘的回吸，从而对神经根的压迫解除。

（4）牵拉腰椎，牵拉腰椎时，两椎体之间的附着肌肉及其周围的附着肌肉，因持续地牵引，可以达到放松的目的，这种牵引使腰部力量失衡导致腰椎不稳的肌肉得到修复，异常的力学失衡恢复，使椎体间的错缝得到复位，则椎间盘的压力也得到缓解而恢复。

（5）突出椎间盘的自身还纳，对神经根的压迫解除，这一点只是理想，不太易实现，已被多位专家证明可能性不大。

七、治疗

（一）正确地诊断出劳损的软组织

首先我们要根据腰椎间盘突出这一现象找出需要调理的软组织才能达到治疗目的。如何正确地诊断出劳损的软组织呢？我们根据引起疼痛的姿势或引起疼痛的动作（也就是说功能障碍的动作）来分析其中的参与肌肉找出其中受损的软组织。通过四大理论对软组织加以超微针刀松解，达到治疗目的。

根据以上原则我们首先分析腰椎的动作：腰椎因没有肋骨的牵制，活动范围较大，但同时其支持的系统主要靠肌肉软组织支撑，容易导致肌肉软组织劳损。根据其运动方向有三个运动轴，即前屈、后伸；左、右侧弯；左、右旋转。下面分析每个活动轴最易损伤的软组织。

（1）前屈动作（即弯腰的动作，正常人的腰部前屈范围为90°）：此时腰椎的上部相对稳定，主要的弯屈动作在下腰部，以腰骶部最为明显，所以该弯腰的动作最易引起腰骶三角区（即腰椎、骶椎和髂嵴后部形成的夹角称腰骶三角区）所在的软组织形成劳损；后伸动作（即仰腰的动作，正常人的腰椎后伸活动范围为30°）此时下部腰椎相对稳定，主要引起弯曲为上部腰椎的动作，以腰肋三角区（腰椎与肋骨形成的夹角称腰肋三角）所在的软组织易形成劳损。

（2）左、右侧弯动作：正常人腰椎左、右侧弯活动范围为20°，腰椎在做左右侧弯时，腰部两侧的软组织被牵拉，一般侧方软组织的肌筋膜附着在腰椎的横突上，而腰椎横突以第三腰椎的横突最长（也有变异的如第四腰椎横突最长）。最长的横突上附着的肌肉最多，应力也最大，加之因其最长与周围软组织形成摩擦的机会最多，也是最易劳损的部位，所以左、右侧弯动作最易损伤的为第三腰椎横突。

（3）左右旋转动作：正常腰椎左、右旋转的活动范围为30°。腰椎的左右旋转动作，也就是日常生活中的翻身动作，其参与肌肉为腹内、外斜肌，腹内斜肌肌块大、肌力强，腹外斜肌的肌块小、肌力弱。在同一动作中，最易劳损的肌肉自然是腹外斜肌，另外在腰椎椎体的前侧方，也有块肌肉为腰大肌，当其劳损痉挛时也会牵制腰椎的翻身即左、右旋转的动作，所以腰椎左、右旋转动作受限时应考虑腹外斜肌损伤和腰大肌损伤。另外腰骶三角区也会导致翻身困难，在临床诊疗时要加以区别、灵活掌握。

（二）各种病症的分解诠释

根据神经的走行方向和支配区域来判定受压神经，分析神经走行路线，找出卡压的部位，用超微针刀松解，达到治疗目的。

当神经卡压时，会有相应的区域麻木，而出现炎症反应时才会出现疼痛，临床上麻痛几乎是一对孪生姐妹，很少有独立存在的，根据这一特点，以及上文的神经定位诊断，我们分析如下：

（1）引起腹股沟疼痛或麻木的病症：①腹外斜肌损伤，因其腹外斜肌前侧筋膜形成腹股沟韧带；②股直肌损伤，因其起自大腿根部的外侧，为大腿前中央部较浅的一块肌肉，易受到损伤引起水肿，导致腹股沟疼痛；③$L_2 \sim L_3$ 椎间盘突出，因其神经支配区域包括腹股沟，卡压时会引起该处疼痛不适，但临床上此类突出非常少见，我在临床上只见过一例因第二腰椎椎体肿瘤压迫并破坏了该处的神经而导致腹股沟疼痛。

（2）引起大腿后侧疼痛或麻木的病症：$L_4 \sim L_5$ 椎间盘突出、$L_5 \sim S_1$ 椎间盘突出，因其神经都支配大腿后侧肌肉。臀上皮神经卡压综合征，臀中皮神经卡压综合征，臀下皮神经卡压综合征，因其疼痛放射至大腿后侧。以臀上皮神经及臀下皮神经卡压综合征最为常见；股二头肌损伤，因股二头肌两个起点均在此部位，劳损时，坐骨结节和股骨粗隆处有明显压痛，L_3 横突综合征，根据链条理论其疼痛传导至大腿后内侧至膝关节内侧。腰骶三角区劳损，根据链条理论其疼痛会传导至大腿后侧肌筋膜，导致疼痛麻木。

（3）小腿麻木或疼痛的病症：①$L_4 \sim L_5$、$L_5 \sim S_1$ 椎间盘突出，当其突出物卡压神经根时会导致其支配肌的疼痛麻木症状。②梨状肌劳损，当梨状肌内压增高、肌块增大，通过坐骨大孔时导致坐骨神经干性卡压。③骶结节韧带劳损，当骶结节韧带劳损痉挛时，会将骨盆牵拉移位，导致穿过骶髂关节处的 L_5 脊神经后支卡压产生麻木。另外，其无菌性炎症波及神经干刺激坐骨神经，导致相应神经卡压麻木、疼痛的症状。④股内收肌损伤、股内收肌痉挛时，根据前文提到的杠杆理论和链条理论，其疼痛可传至小腿外侧，导致小腿外侧疼痛、麻木。⑤腓肠肌损伤，因其部位位于小腿后侧，损伤时引起局部疼痛。

下面我们将根据以上的分析，将其各自的病症加以分解诠释。

第一节　腰肋三角区劳损

一、局部解剖

腰肋三角区是由腰椎与肋骨形成的夹角，位于躯体的特殊位置，由其自身特点结构的肌筋膜带组成：①此处为胸腰筋膜上部增厚部位，牵引于第 1 腰椎横突与第 12 肋之间的腰肋韧带，形成腰与肋骨的骨与骨之间的相连关系。②以背阔肌、腹外斜肌、后下锯肌、腹横肌、腰方肌及腰大肌等构成纵横交错的肌织网，其中腹横肌以宽阔的腱膜起自胸腰筋膜。在腰肋三角区内其浅面有肋下神经、髂腹下神经、皮神经、髂腹股沟神经及血管通过。

二、病因病理

（1）上述筋膜劳损时，肌筋膜痉挛形成收缩内压，势必产生对神经血管的压迫。血管神经的受压，反馈性地作用于肌肉，使肌肉痉挛进一步加重，互相反复作用的效应，导致痉挛恶性循环。

（2）腰椎因缺乏肋骨的保护、支持作用，稳定性相对来说较差。腰肋三角区位于活动与不动的枢纽部位，极易造成其周边的软组织劳损。

（3）当腰椎后伸时，此时下腰部与髂骨形成一个相对固定的一个整体，腰部的活动主要体现在上位腰椎的后伸动作累及此处的腰肋三角区处的软组织而出现劳损，所以腰肋三角区的病痛特点为后伸腰部时疼痛明显。

三、临床表现

（1）患者表现腰痛，以肾区附近疼痛明显，酷似肾脏疾患，而作相关检查排除脏器病变。

（2）腰部疼痛以向后侧仰腰时疼痛明显，部分患者疼痛向下腰部放射，当腰椎出现前凸增大时，其向后伸腰动作的疼痛部位可能位于下腰部，而腰肋三角区并没有出现疼痛，但存在着压痛。这一点是值得临床注意，治疗部位仍以上腰部查找的压痛点为佳。如按患者述说的疼痛部位治疗，则疗效大打折扣。

（3）第 12 肋骨与腰椎接壤的腰肋关节附近，有压痛并可扪及痛性结节点，L_1、L_2、L_3 棘突旁存在压痛并可扪及痛性结节点。

四、诊断

（1）排除器质性病变的肾区疼痛。

（2）腰椎以后伸时疼痛明显。

（3）第 12 肋骨与腰椎接壤的腰肋关节附近可扪及痛性结节点。

（4）L_1、L_2、L_3 棘突旁可扪及痛性结节。

（5）在腰肋三角区用手掌自上而下推移时，多可触及鸡蛋大小的团块状结节，并伴有压痛。

五、治疗

1. 选点

a 点：第 12 肋骨与腰椎接壤的腰肋关节周围的痛性结节。

b 点：L_1、L_2、L_3 棘突旁的痛性结节点。

2. 操作

患者俯卧位，暴露治疗部位，常规消毒，如前述方法治疗，双手配合，进刀深度为 0.5cm，切断筋膜结节，术后用干棉球按压刀口 1 分钟。

典型病例：患者黄 XX，女，23 岁，是我的一个学生。自诉腰部疼痛，以后伸仰腰时疼痛明显，在其左侧第二腰椎旁开 3cm 处有一黄豆大小的结节并伴有压痛。其师兄弟们已几次在痛点上行超微针刀松解，疗效甚微，求治于我。根据其功能疼痛动作为后伸仰腰动作诊断为腰肋三角区损伤，遂在其左侧 L_2 棘突旁痛点上进行超微针刀松解，一次即愈。之后黄学生对我说："胡老师，今后我发誓记住，不要找痛点，一定根据功能障碍及功能疼痛的动作去选点治疗。"

第二节　腰骶三角区劳损

一、局部解剖

腰骶三角区是由腰骶椎与髂骨结成的三角区，其中有骶棘肌、臀大肌、腰肋韧带、腰骶筋膜、腰部的多裂肌、回旋肌等组成软性支持系统；腰骶关节、骶髂关节组成的硬性支持系统。另外骶髂关节与骶神经与部分腰神经很靠近，腰骶神经干与 S_1 神经后支紧贴骶髂关节的前面通过。

二、病因病理

（1）以上软、硬支持系统一旦发生劳损势必导致区域内软组织内压增高，压迫神经干产生疼痛和麻木等症状。

（2）腰骶三角区内的筋膜劳损会牵拉骶髂关节发生骶髂关节错缝，从而导致一系列骶髂关节错缝的症状。如穿行的神经干卡压，产生疼痛麻木。

（3）当腰椎前屈时，上位腰椎与胸椎相对固定，腰椎活动以下位腰椎为主，所以该区位于动与不动之枢纽，是容易导致劳损的部位。

三、临床表现

（1）患者腰痛，以腰部前屈运动或坐位时为甚（说明：坐位时腰与大腿的角度为 90°，尽力前屈弯腰时腰与大腿的角度也为 90°。根据其角度相同的特点，就腰骶区而言，坐位等同于尽力前屈弯腰的动作）。

（2）因其解剖关系，当此处劳损时刺激或压迫腰骶神经干 S_1 神经后支，而这些神经纤维组成坐骨神经与臀上神经，当其受压迫时会出现相应的神经干性压迫症状，与腰椎间盘突出所致的根性压迫症状极相似，易误诊为腰椎间盘突出症。

（3）由拉杆理论，当此处因筋膜牵拉而导致骶髂关节错缝时，后侧的筋膜痉挛牵拉产生疼痛而前方耻骨联合处，也会出现肌筋膜的紧张移位而出现疼痛。

（4）骶骨棘突旁压痛并可扪及痛性筋结；髂骨内侧缘压痛，以骶棘肌附着点处压痛为常见。

（5）患侧下肢外展外旋困难，“4”字试验阳性，这是由于患侧臀中肌收缩和牵拉使髂骨离开骶骨而发生疼痛之故。

四、诊断

（1）患者腰骶部疼痛或向下肢放射。

（2）患者弯腰或坐位时腰骶部疼痛，伴有耻骨联合处疼痛。

（3）腰骶三角区内压痛并可扪及痛性结节。

（4）“4”字试验阳性。

五、治疗

1. 选点

a 点：骶骨棘突旁的痛性结节点。

b 点：髂骨缘处的痛性结节点。

2. 操作

患者俯卧位，暴露治疗部位，常规消毒，如前述方法治疗，双手配合，进刀深度为 0.5cm，切断筋膜结节，术后用干棉球按压刀口 1 分钟。

典型病例：胡 XX，男，65 岁，职业无特殊。一月前患者出现腰痛伴右下肢麻痛，弯腰时疼痛明显。CT 示 $L_4 \sim L_5$ 椎间盘突出，曾在当地医院治疗一月，具体方法不详，疗效不显。检查患者弯腰时腰部及下肢疼痛加重，以大腿、小腿后侧疼痛明显，腰骶三角区上下缘可扪及痛性结节。分析诊断：①患者为 60 岁以上老人，椎间盘已基本融合，突出产生症状的可能不大。②患者 CT 示 $L_4 \sim L_5$ 椎间盘突出，其症状不应为小腿后侧疼痛。③患者弯腰时疼痛明显。④腰骶三角区可扪及痛性结节。根据以上分析诊断为腰骶三角区劳损，经超微针刀在痛性结节上松解，三次后诸症消除。

第三节　第三腰椎横突综合征

一、局部解剖

腰三横突是由椎弓根与椎板会合处向外突出的骨性结构，位于腰椎生理前凸的顶点，其横突是腰椎横突中最长的，是腰背筋膜中层的附着点，相邻横突之间有横突间肌，横突尖端与棘突之间有横突棘肌，横突前侧有腰大肌及腰方肌，背侧有骶棘肌，腹内、外斜肌和腹横肌借腰背筋膜起于 $L_1 \sim L_4$ 横突，有学者指出有神经后支、外侧支，也有从横突尖部通过的，从解剖上看第三腰椎横突位置深，是腰部应力最为集中的地方，在横突中所承受的应力也最大，与周围的肌肉筋膜韧带及部分肌肉有密切关系。

二、病因病理

（1）因第三腰椎横突是五节腰椎的中心，位于腰椎生理前凸的顶点，在腰部活动中起枢纽作用，尤其是侧方弯腰时，其应力主要集中在此横突上，最易造成劳损。

（2）由于第三腰椎横突最长，上位 $L_1 \sim L_2$ 椎体横突外侧有下部肋骨覆盖，$L_4 \sim L_5$ 横突外侧有髂骨保护，只有第三腰椎横突居中部外侧，缺乏保护，所以横突尖肌肉附着点最易劳损。

三、临床表现

（1）横突劳损出现水肿、渗出的炎症反应，导致纤维化、粘连，使附着其上的韧带及肌肉痉挛，产生疼痛。

（2）腰的中部单侧或双侧疼痛，腰僵硬不能弯，久坐久立疼痛加重，严重者行走困难，翻身困难。

（3）疼痛以晨起时为甚，活动后可缓解，劳作后又加重，疼痛可向大腿后内侧放射，但疼痛不超过膝盖。

（4）由于解剖上腹横肌，腹内、外斜肌借肋腰背筋膜起于 $L_1 \sim L_4$

椎横突，因此附着于横突上的软组织病变可影响这些腹壁软组织而产生腹痛。这种腹痛是由腰部劳损引起，所以又称腰源性腹痛，以第三腰椎横突引起最为常见。

四、诊断

（1）有腰部扭伤史或慢性劳损史。

（2）单侧或双侧发病，病程长并反复发作。

（3）一侧或两侧腰部酸痛，晨起或弯腰时疼痛加重，可向臀上皮神经分布区大腿的后内侧放射。

（4）患者不能久坐或弯腰，劳累后加重，休息后可减轻。

（5）横突尖端可扪及痛性结节。同侧第三腰椎横突可扪及痛性结节。

（6）向健侧侧弯腰时，腰部疼痛明显。

五、治疗

1. 选点

第三腰椎横突综合征，患者的软组织损伤部位位于第三腰椎横突尖上，一般其深度为5～8cm，肾下极左侧平第二腰椎横突，右侧平第三腰椎横突，加上有些腰痛患者有少数伴随有肾下垂的病因，所以，在第三腰椎横突尖上治疗有一定的风险。根据杠杆理论，将腰椎看成一个异形的杠杆，棘突与横突看成杠杆的两端，椎体看成杠杆的支点，当横突应力增大时，在同侧棘突上的应力也会相应增大，这样才能维持腰椎的力学平衡。也就是说，当第三腰椎横突出现劳损，产生结节压痛时，在第三腰椎棘突的同侧可扪及略微增大的结节（多数患者并不感觉此处疼痛），如果我们减轻第三腰椎棘突的应力，人体为了维持脊柱平衡会自动消除横突上的应力，所以同侧第三腰椎棘突旁的痛性结节点即是超微针刀的治疗点。

2. 操作

患者俯卧位，暴露治疗部位常规消毒，左手拇指按超微针刀进刀要求先分离、后固定的方法按住结节，右手持刀，刀口线与身体纵轴平行，切断筋膜结节，切割深度为0.5cm，当左手指下感觉结节痉挛消散时出刀，用干棉球按压刀口1～2分钟，防止出血，以上刀法每3天1次。

典型病例：患者施XX，男，48岁，职业无特殊。患者左侧腰痛，以早晨5点左右腰痛明显，起床活动后减轻，工作劳累后加重。检查见患者左侧第三腰椎横突尖压痛，同侧第三腰椎棘突可扪及痛性条索，向右侧弯腰时，左侧腰部疼痛加重。诊断：第三腰椎横突综合征，治疗在左侧第三腰椎棘突旁痛性结节切断后，第三腰椎横突处的压痛明显减轻。经上法治疗二次痊愈。

第四节　腰大肌损伤

一、局部解剖

腰大肌位于腰椎的前面腹侧，起源于第12胸椎及全部腰椎侧面的横突根部，其纤维走向下外方，经腹股沟韧带深面，止于股骨小粗隆，此肌的作用是屈髋及外旋髋关节，其神经供应来自腰2、腰3、腰4脊神经，覆盖于腰大肌之前的筋膜称腰大肌筋膜，其内缘止于脊柱，外缘与腰方肌筋膜连续。

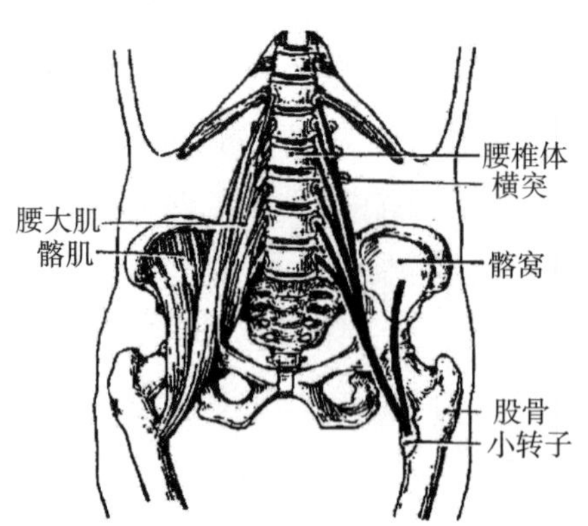

图9－2　腰大肌肌肉附着处分布

二、病因病理

慢性劳损多继发于急性损伤之后，任何活动都是在中枢神经支配下由肌肉协调一致收缩运动产生的，以下情况易发生腰大肌损伤。腰大肌损伤是引起腰突症的主要原因之一。

（1）在没有思想准备的情况下，突然或意外地做某个动作，使腰部脊柱后侧肌肉没有收缩，而腰大肌肌纤维收缩的情况下，所受的力量过大或身体重心的偏移，其他肌肉没有很好地配合而损伤，产生水肿、渗出等一系列软伤症。

（2）在身体过度疲劳、情绪紧张的情况下进行劳作或运动，也可使其他肌肉与腰大肌的协调性不一致而产生肌肉损伤。

（3）对客观估计不足，如误认为一个装满重物的箱子是空的，弯腰抬搬时因腰大肌在无准备的情况下发生收缩产生肌肉损伤。

（4）有慢性腰痛的病人，或一些腰椎先天性畸形的病人，由于病变腰大肌肌纤维的“应激性”较高，轻微刺激就可发生收缩，故在做动作时产生腰大肌损伤的机会多。腰大肌损伤后肌肉水肿，炎性产物刺激引起腰痛。另外，无菌性炎性产物刺激腹膜使腹膜水肿继而刺激肠道产生腹痛。临床上称腰源性腹痛，引起腹泻等，甚至刺激盆腔引起妇科炎性症状，有些男性患者，因无菌性炎症刺激阴部神经而产生阳痿，慢性损伤多为急性损伤之后，腰大肌因受伤产生粘连，肌肉缺血缺氧，在受凉或劳损情况下肌肉水肿痉挛，使腰椎出现侧弯。久之腰椎力学平衡被破坏，产生椎间盘向对侧突出，引起下肢症状。

（5）腰部长期处于半弯曲状态（如果腰部在全弯腰状态时，腰大肌反而是得到放松的）。此时腰大肌与腰椎后侧的竖脊肌均处于紧张的痉挛状态，如果腰部经常地或长时间地处于这一状态（如针灸医生长期处于半弯腰状态下给患者扎针），最易发生腰大肌劳损。

三、临床表现

腰大肌损伤临床十分常见，因为腰部缺乏像胸椎一样的肋骨保护，活动时就易劳损，而腰大肌为腰椎前方的主要受力肌肉，除了自身的劳损之外，腰椎后侧的竖脊肌等肌肉的劳损根据拉杆理论也会导致其痉挛，久之则产生劳损。根据其特点，腰大肌损伤的临床表现如下：

（1）腰大肌损伤时，腰部没有明确的压痛点，部分患者存在叩击疼痛。这是因为腰大肌位于腰椎椎体前侧，按压的力量不易传到肌肉上，而叩击腰部时，肿大痉挛的肌肉产生振动而出现疼痛。

（2）腰痛具有以早晨卧床时为甚，起床后缓解，劳累后加重等一般腰肌劳损的共性。

（3）腰椎生理曲度多数变直，因为腰大肌劳损后痉挛收缩，生理曲度发生改变所致，在夜间腰痛发生时，将双手掌叠加在一起垫在腰部仰卧时，腰痛可暂时缓解。这是人为地抬高腰部，形成生理前凸，改变腰椎生理曲度变直的病理状态，从而缓解腰痛。

（4）咳嗽、解大便等增加腹压的情况下，会导致腰痛加重，因为在腰大肌损伤时，增加腹压的情况下，等于是按压了腰大肌，类似于软组织损伤的压痛道理一样从而产生腰痛。

（5）腰大肌损伤会导致膝关节疼痛。这种情况临床上很多见。因腰大肌附着于股骨小转子，劳损时其筋膜间的粘连会传给股内收肌，而股内收肌部分肌纤维附着在膝关节的内侧。

（6）腰大肌损伤时，会导致腹痛、腹泻以及阳痿、早泄、慢性盆腔炎等症状（前文已说明）。

（7）腹股沟疼痛。腰大肌与髂肌合称为髂腰肌，两块肌肉共用股骨小转子一个止点。当两块肌肉在没有准备或准备不充分的情况下，运动会产生相互摩擦，其两块肌肉的肌筋膜会在腹股沟区形成结节产生疼痛。

（8）腰大肌损伤时表现为向后伸腰时疼痛，坐位起立时疼痛，腰部半弯时疼痛以及双手抱重物时腰痛。

四、诊断

依据临床表现，结合其损伤的病因病理，作出正确的诊断。

五、治疗

1. 选点

腰椎有一个生理前凸的表现，根据弓弦理论，其受力点为 L_1、L_2，L_5、S_1 段此处为弓弦的交接点，L_1、L_2 为上弦交接点，L_5、S_1 为下弦交接点。腰大肌起点位于腰椎横突根部，我们根据杠杆原理，消除腰大肌痉挛即消除横突根部的拉力，只要消除同侧棘突上的拉力即可。根据弓弦理论及杠杆理论，我们只需选取 L_1、L_2，L_5、S_1 腰椎的同侧棘突旁的痉挛结节点加以超微针刀松解即可。

2. 操作

患者俯卧位，暴露治疗部位常规消毒，左手拇指按超微针刀进刀要求先分离、后固定的方法按住结节，右手持刀，刀口线与身体纵轴平行，切断结节筋膜，切割深度为0.5cm，当左手指下感觉结节消散时出刀，用干棉球按压刀口1～2分钟，防止出血，以上刀法每3天1次。

说明：腰大肌损伤我认为是引起腰椎间盘突出的主要原因之一，临床上我们只按腰大肌损伤进行超微针刀治疗，下肢外侧的麻木酸痛感觉也会立即减轻或消失，较牵引等其他方法要快得多。

典型病例：吴XX，男，52岁。患者于一周前弯腰捡物时不慎将腰扭伤。当时感觉腰部无力，行走时变得十分小心，咳嗽及翻身时腰部疼痛。臀部歪向左侧。CT示 L_4～L_5，在当地医院行腰椎牵引、针灸、按摩、理疗治疗。疼痛反而加重。今来我处求治。根据以上临床症状及特点，诊断为右侧腰大肌损伤。在 L_1、L_2 右侧棘突旁的痉挛结节行超微针刀松解后，症状立即减轻，当时患者即可直起腰来，臀部也恢复了常态。经两次超微针刀治疗后痊愈。

第五节　棘上棘间韧带损伤

一、局部解剖

棘上韧带为狭长韧带，起于第7颈椎棘突，向下沿棘突尖部止于骶中嵴，附着于所有胸腰椎棘突上；棘间韧带在棘上韧带下方，为连接相邻两椎棘突的韧带。此两条韧带有限制脊柱过度前屈的作用，当脊柱前屈时，棘上、棘间韧带受牵拉，其承受的张力最大，最容易被屈曲暴力所伤，以腰棘上韧带损伤多见。

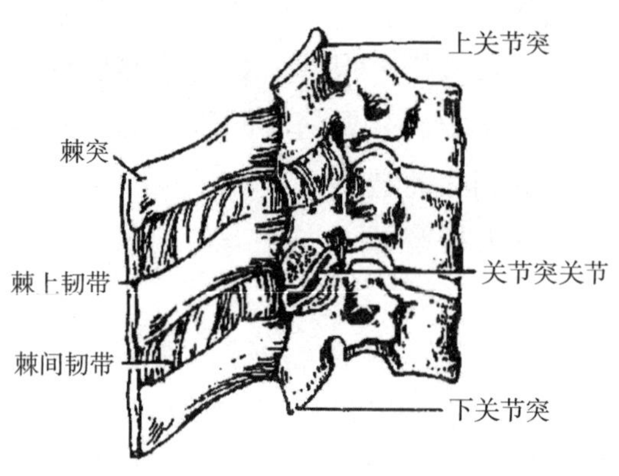

图9－3　棘上、棘间韧带附着处分布

二、病因病理

（1）脊柱过度前屈时，韧带处在弯曲脊柱的凸面，棘上韧带负荷过大，故最易受损，如经常大幅度屈腰锻炼的武术体操运动员、杂技舞蹈演员等最易患此病。

（2）频繁腰前屈活动的积累性损伤。由于不断的牵拉韧带即发生劳损性病变，因此，凡是从事长期弯腰工作的人，棘上棘韧带间都有不同程度的损伤。

（3）直接的暴力打击使棘上、棘间韧带直接损伤而发生病变。

三、临床表现

（1）患者在损伤处有明显的疼痛，以休息时减轻劳累或久坐时为重。

（2）脊柱前屈或后伸时疼痛加重。

（3）卧床时多取脊柱伸直位侧卧，行走时脊柱呈僵硬状态。

（4）受损韧带的棘突间距增宽，并伴有压痛。

四、诊断

（1）有明显的外伤或劳损史。

（2）急性多为撕裂样、针刺样或刀割样剧痛，慢性多为酸痛，持续数日或数月，弯腰疼痛加重，可放射至棘突旁，休息后减轻。

（3）有明显压痛点，常固定在 1～2 个棘突，棘上韧带损伤压痛极为表浅，局限于棘突尖部，棘间韧带损伤压痛点在两棘突间，压痛不是十分明显，但有深在的胀痛。棘上、棘间韧带损伤的可在损伤部位触及胀大的棘突。

（4）腰部 X 线检查多无明显变化；少数可有骨质增生或脊柱畸形。

五、治疗

1. 选点

a 点：T_7 棘突两侧的结节点。因为 T_7 棘突在脊椎棘突中为最高的棘突，其上附着棘上韧带，因解剖的特殊性，此处为棘上韧带应力最集中的部位，也是棘上韧带的起点。将棘上韧带看成一条软组织，超微针刀只要松解应力集中点即可达到治疗效果。

b 点：在棘上或棘间韧带的压痛处，找出与之相邻的上、下两个棘突旁两侧的结节点即是。

2. 操作

患者俯卧位，暴露治疗部位常规消毒，左手拇指按超微针刀进刀要求先分离、后固定的方法按住结节，右手持刀，刀口线与身体纵轴平行，切断结节筋膜，切割深度为 0.5cm，当左手指下感觉结节消散时出刀，用干棉球按压刀口 1～2 分钟，防止出血，以上刀法每 3 天 1 次。

典型病例：周 XX，女，48 岁，啤酒厂洗刷车间工人。患者诉近半年来腰部疼痛，以向前弯腰工作时为甚。检查见 L_4～L_5 棘突间压痛，并且棘突间距增宽，L_4～L_5 棘突两侧明显肿大。诊断为 L_4～L_5 棘间韧带损伤，在 L_4～L_5 棘突两旁的痛性结节点行超微针刀松解。在第一次治疗后，患者在没下治疗床前检查棘突间距即恢复到正常。第四天患者诉略有疼痛，又行超微针刀松解一次后痊愈。

第六节　骶棘肌下段损伤

一、局部解剖

骶棘肌位于脊柱两侧的凸起部，是腰背部强有力的纵肌。起于骶嵴后部，骶骨后面。其纤维向上分为 3 列，外侧列止于肋骨，称为髂肋肌，中间列附于横突，向上达颞骨乳突，称最长肌，内侧列附于棘突称棘肌，其作用使脊柱后伸和维持脊柱的稳定性，受颈、胸及腰部的脊神经后支支配。

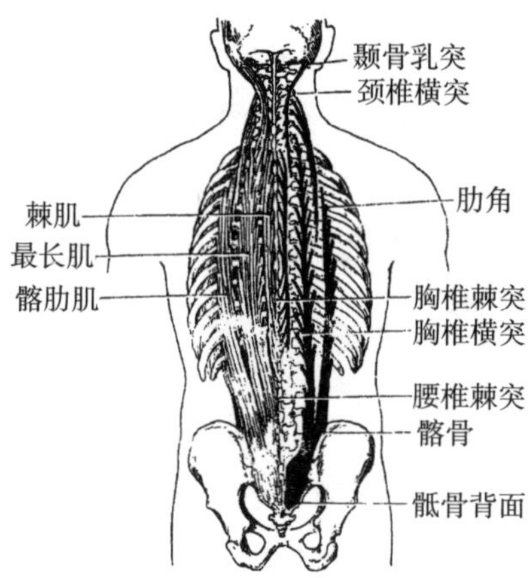

图 9－4　骶棘肌肌肉附着处分布

二、病因病理

骶棘肌病变中以腰骶部分肌肉损伤最常见，多见于外侧列的髂肋肌和中间列的附着点腰椎横突的肌肉。

（1）腰椎是人体上下两个半部活动的主要受力部分，缺乏肋骨的保护，当腰椎前屈后伸活动时，腰骶部分的骶棘肌最易劳损，产生水肿、渗出，久而久之积累性损伤形成粘连，肌肉脱水硬化，严重时甚至骨化。

（2）暴力外伤也是临床损伤中常见的原因，当弯腰搬重物时，在腰椎没有充分准备的情况下，强行搬抬重物使肌纤维断裂拉伤，出现渗血，淤血机化不良，使肌纤维筋膜形成粘连，产生疼痛。

三、临床表现

（1）疼痛：腰骶部疼痛以脊柱两侧为甚。

（2）功能受限：患者因肌肉损伤出现水肿，导致出现腰部前屈疼痛，有的患者甚至不能做弯腰动作。

（3）足跟疼痛：临床上有许多的骶棘肌下段劳损时，仅表现足跟痛，而没有其他的症状。只是医者在检查时，在髋骨内侧缘附着点处有压痛及结节。其主要是链条式的传导而导致跟骨附着肌的痉挛所致。

四、诊断

（1）有暴力外伤史和劳损史。

（2）肌肉牵拉试验（+）：向前弯腰，腰部疼痛及不能弯腰。

（3）肌肉抗阻试验（+）：弯腰搬重物时，腰部疼痛加重或不敢搬重物。

（4）骶棘肌腰骶部可扪及痛性条索或结节，第 11 肋、12 肋尖端和第三腰椎横突尖可扪及痛性结节。

（5）X 线片可正常或在骶棘肌腰骶部示肌肉透亮度增加，此为肌肉钙化影（早期肌肉劳损后人体通过自身调节，将大量的钙质沉积在肌肉上，达到增加肌肉硬度的方法来增加其力量的一种表现）。

五、治疗

1. 选点

a 点：腰骶部的痛性结节点，多位于骶骨后面。腰骶三角区的顶角尖部的附近。

b. 第三腰椎棘突旁的痛性结节点。

c. 第 11 胸椎、第 12 胸椎棘突旁的痛性结节点。

2. 操作

患者俯卧位，暴露治疗部位常规消毒，左手拇指按超微针刀进刀要求先分离、后固定的方法按住结节，右手持刀，刀口线与身体纵轴平行，切断结节筋膜，切割深度为0.5cm，当左手指下感觉结节消散时出刀，用干棉球按压刀口1~2分钟，防止出血，以上刀法每3天1次。

典型病例： 雷XX，男，54岁，豆腐加工工人。因长期弯腰劳作而出现腰骶部疼痛两年，呈间断性发作。一般在家自行服用活血药丸及外贴药膏（具体用药不详）可缓解。近来因天气变冷及劳累后又发作。检查见患者弯腰时腰骶部疼痛加重，由弯腰位直立时需用手扶双膝才可将腰伸直。骶棘肌下腰部位肌腹明显变硬，在骶骨边缘可扪及痛性结节。诊断为骶棘肌损伤。治疗用超微针刀在骶骨边缘痛性结节点上松解，3次痊愈，随访半年无复发。

第七节　髂腰韧带损伤

一、局部解剖

髂腰韧带为肥厚而坚韧的三角形韧带，起于第4、第5腰椎横突，呈放射状止于髂嵴的内唇后半，在骶棘肌的深面，髂腰韧带覆盖于盆面腰方肌筋膜的加厚部，内侧与横突间韧带和骶髂后短韧带相混，使腰5和髂骨连接更为稳定，可限制腰5的旋转、防止腰5在骶骨上朝前滑动，抵抗体重引起的重力。

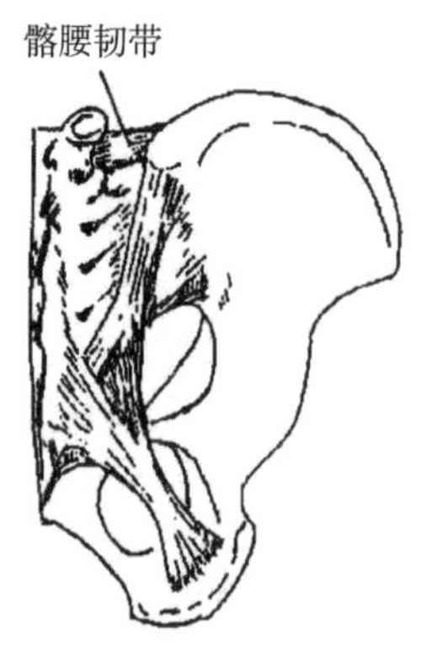

图9-5　髂腰韧带附着处分布前面观

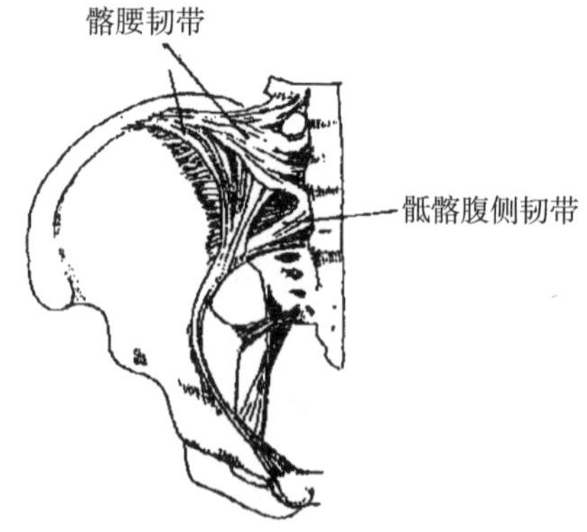

图9-6　髂腰韧带附着处分布后面观

二、病因病理

（1）骶椎基本不活动，因此第五腰椎处在活动与不活动的枢纽部位，腰部频繁的活动牵拉髂腰韧带，容易产生劳损。

（2）腰部在过度屈曲、扭转、侧屈的情况下负重引起髂腰韧带急性损伤。当髂腰韧带损伤后，炎性代谢产物和渗出水肿的刺激使韧带痉挛，产生疼痛。

（3）身体过度肥胖，尤其是腹部增大的男性，因腹部的肥胖，使肚子的重量增加，向前下方的拉力增大，后方骶腰韧带长期处于痉挛状态来抵抗腹部前下方的拉力而导致痉挛劳损，产生疼痛。

（4）髂腰韧带劳损易导致骶髂关节活动，而其关节的活动极易卡压穿行于骶髂关节的腰 5、骶 1 节段的脊神经后支，产生类似腰 5、骶 1 节椎间盘突出的症状。

三、临床表现

（1）髂腰韧带损伤后在第五腰椎两侧或一侧产生深在性疼痛。

（2）病人不能指出具体的痛点。

（3）腰部屈伸、侧屈旋转活动受限。

（4）搬抬重物时容易引起剧痛。

（5）患侧下肢麻木疼痛与腰 5、骶 1 脊神经卡压症状一样。

四、诊断

（1）有腰部的外伤史或劳损史。

（2）在髂腰韧带起点 L_4、L_5 腰椎横突外侧缘与髂骨嵴之间的髂腰角处有深在性压痛和叩击痛。

（3）髂腰韧带牵拉试验（+）：患者正坐，向患侧背后转身，此时髂腰韧带被牵拉，产生疼痛加重为阳性。

五、治疗

1. 选点

a 点：L_4、L_5 棘突旁的痛性结节点。

b 点：腰骶三角区。髂嵴内侧缘的痛性结节点。当髂腰韧带劳损后，力量随之减少，人体为了增强其力量，一方面除了增加其钙质沉着外，另一方面还会新增生一些筋膜附着在其表面上加强支持作用，绑捆在韧带上达到增强其力量的目的，久之则在髂腰韧带上方出现痛性结节钙化点。

2. 操作

患者俯卧位，暴露治疗部位常规消毒，左手拇指按超微针刀进刀要求先分离、后固定的方法按住结节，右手持刀，刀口线与身体纵轴平行，切断结节筋膜，切割深度为0.5cm，当左手指下感觉结节消散时出刀，用干棉球按压刀口1～2分钟，防止出血，以上刀法每3天1次。

典型病例：邱XX，女，67岁，体型肥胖。患者诉右侧腰骶部疼痛数月，以久坐时加重，活动后略减轻，行走过久后症状加重，站立时不能向右侧看到自己的足跟。检查见患者腰骶部叩击痛，右侧 L_4～L_5 棘突旁可扪及痛性条索，骨盆X光片示右侧髂嵴内侧缘可见增生的钙化影。分析诊断为髂肌韧带损伤，用超微针刀在 L_4～L_5 棘突右侧松解，三次而愈。嘱患者少久坐，积极减肥。

第八节　臀上皮神经卡压综合征

一、局部解剖

腰背部脊神经后支的外侧支向外下走行，其肌支支配骶棘肌，皮支下行至臀部称臀上皮神经。臀上皮神经来源于 T_{11}～L_4 脊神经后支的外侧支，其中以 T_{12}～L_3 脊神经为主，其穿出横突间韧带骨纤维孔之后，走行于 L_2、L_3、L_4 横突的背面，紧贴骨膜，经过横突间沟，穿过起于横突的肌肉至其背侧下行，在距离身体中线约7cm处，穿过髂嵴后部，分布于臀上部皮肤。在这个部位，它穿越一个由上部腰背筋膜与下部髂嵴后缘所构成的骨纤维孔道，即“入臀点”。臀上皮神经进入臀部以后，继续在浅筋膜中走行，可达腘窝平面之上，分布于臀部外侧及大粗隆部皮肤，司该区的皮肤感觉功能。

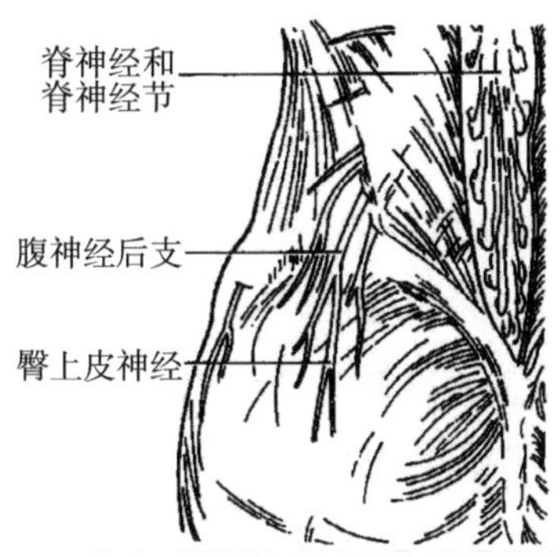

图 9－7　臀上皮神经走行分布

二、病因病理

（1）腰部的重要肌肉骶棘肌和背阔肌，在运动过程中，承受力量很大易受损伤而痉挛，腰部深浅筋膜也易被拉伤，臀上皮神经及其骨性纤维管道也被肌肉筋膜牵拉挤压，另外筋膜深部脂肪组织从该孔隙处向浅层疝出，嵌顿而引起臀上皮神经卡压，或固定臀上皮神经的骨性纤维管被周围的炎症侵蚀，使神经水肿增粗，出现腰臀部疼痛。

（2）根据解剖学研究及临床观察发现，臀上皮神经易受损伤主要是力学因素和其解剖学特点所造成的，尤其是静力学损伤因素多见。腰臀部肌肉在维持人体姿势方面发挥着重要的作用，长时间的肌肉紧张、痉挛可使筋膜增生肥厚，刺激摩擦臀上皮神经，如果局部有渗出则神经周围软组织张力更高，对神经的损伤也更重，相应的神经卡压症状则由此而产生。

三、临床表现

（1）患侧腰臀部尤其是臀部疼痛，呈刺痛、酸痛或撕裂样疼痛，且疼痛常持续发生，很少有间断。

（2）疼痛向大腿后侧腘窝处放射，疼痛一般不超过膝关节。

（3）主动或被动变换体位时及咳嗽时均可引起剧痛。

（4）一般疼痛部位较深，区域模糊没有明确的界限并伴有麻木感。

（5）严重者，可见腰臀肌甚至下肢肌肉萎缩，有时能反射性地引起股内收肌紧张性痉挛或疼痛。

四、诊断

（1）大多数病人有腰部扭伤史或受风寒史。

（2）患侧臀部在距中线 10cm 以内，一般 7cm 左右，髂嵴下 2.5cm 以上部位可扪及痛性结节或条索，压之向大腿后侧放射。不少患者在 $L_1\sim L_4$ 横突上，神经出筋膜处压痛，或者压此部位可使臀部、大腿部酸胀疼痛加重。

（3）患侧腰肌紧张，弯腰向健侧扭动可使臀部出现牵扯痛，对侧下肢直腿抬高受限，但无神经根刺激征，屈膝屈髋试验阳性。

五、治疗

1. 选点

a 点：L_1、L_5 棘突旁的痛性结节点。此处的筋膜一旦劳损增生、粘连，必然导致走行于横突背面的皮神经形成牵拉，导致卡压。

b 点："入臀点"周围痛性结节点，即臀部距中线 10cm 以内，髂嵴下 2.5cm 以上部位的痛性结节点，此处为臀上皮神经最易形成卡压的部位。

2. 操作

患者俯卧位，暴露治疗部位常规消毒，左手拇指按超微针刀进刀要求先分离、后固定的方法按住结节，右手持刀，刀口线与身体纵轴平行，切断结节筋膜，切割深度为 0.5cm，当左手指下感觉结节消散时出刀，用干棉球按压刀口 1～2 分钟，防止出血，以上刀法每 3 天 1 次。

典型病例：于 XX，男，65 岁。一周前患者因姿势不当导致腰部扭伤。当时腰痛伴右侧臀部疼痛，并向右下肢放射，疼痛较剧烈，呈间断性发作。在当地医院 CT 报告提示为腰椎间盘突出，口服布洛芬疗效欠佳。今来我院就诊。检查在右髂嵴下方中线旁开 7cm 处有一明显的压痛点，呈横行条索状牵拉。诊断为臀上皮神经卡压综合征，用超微针刀在此处松解，三次而愈。

第九节　腹外斜肌损伤

一、局部解剖

腹外斜肌位于腹部的浅层，以许多肌齿起自下方八个肋骨的外后面，与前锯肌背阔肌肌齿交错，肌束向下前内方伸展，其前部的肌纤维以宽阔、菲薄而坚韧的腱膜抵止于腹白线，参与构成腹直肌鞘及腹白线，腱膜下缘卷曲增厚构成腹肌沟韧带，其最后部的肌纤维几乎垂直向下抵止于髂嵴的前半部。腹外斜肌的作用是前屈、侧屈并向后旋躯干。

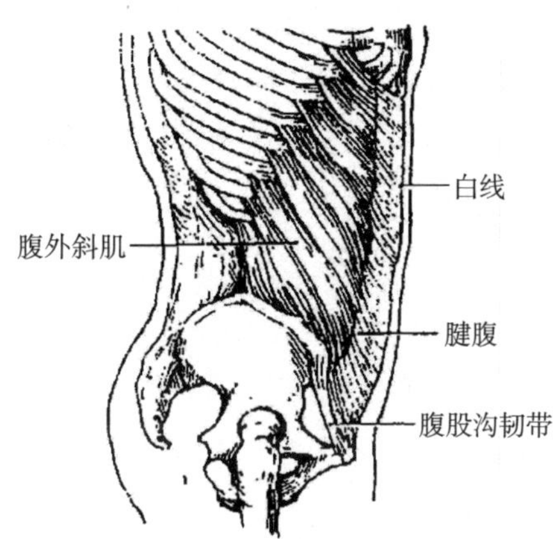

图9－8　腹外斜肌肌肉附着处分布

二、病因病理

（1）腹外斜肌的损伤一般为外伤引起，当人体躯干处于前屈位时，做内旋动作而损伤。

（2）人体频繁前屈旋转活动使腹外斜肌或髂嵴附着点发生劳损，由于应力集中起止点，所以当其损伤后出现微小血管的撕裂性出血、机化而粘连，使肌肉萎缩，而出现一系列软伤症状。

三、临床表现

（1）主要症状为疼痛，起点损伤患者多诉肋痛，止点损伤患者多诉腰痛。疼痛向腹股沟放射。

（2）肌肉损伤有时影响呼吸，腰部活动不便。

（3）单侧腹外斜肌病变时，病人多呈侧屈，躯干稍后旋姿势，双侧病变时肋骨常下降，腰部稍前凸位姿势。

（4）患者翻身时疼痛，旋转腰部时疼痛。与腰大肌的区别为咳嗽时不痛，而腰大肌损伤时多伴有咳嗽时疼痛。

四、诊断

（1）有外伤史。

（2）在下八肋腹外斜肌起点处疼痛，或可触及痛性结节，在止点髂嵴前部处疼痛或可扪及痛性结节或条索。

（3）肌肉抗阻试验（+）：躯干抗阻前屈旋转时疼痛加重为阳性。

（4）肌肉牵拉试验（+）：令病人侧屈，后伸旋转时，腹外斜肌被牵拉而产生疼痛加重为阳性。

五、治疗

1. 选点

a 点：先找出下八肋的外后面的痛性结节点，然后沿着肋骨向后寻找，确定椎体，椎体棘突旁同侧的结节点（一般位于 T_{10}、T_{11}、T_{12} 棘突旁为常见），这一点是先根据链条理论，找出与之相应肋骨连接的椎体，再根据杠杆理论，只需消除椎体同侧棘突上的结节拉力即可，通过人体本身的平衡调控系统，则腹外斜肌痉挛也得到解除。

b 点：腹外斜肌前侧肌纤维附着点处的痛性结节点，一般位于髂前上棘前外唇，脊柱旁开 7～10cm 处的交接点。此点上用手可触及增生的筋膜与腹外斜肌肌腱相粘连，对腹外斜肌的活动起到了限制，因筋膜之间的束缚，产生疼痛。

2. 操作

患者俯卧位，暴露治疗部位，常规消毒，左手拇指按超微针刀进刀要求先分离、后固定的方法按住结节，右手持刀，刀口线与身体纵轴平行，切断结节筋膜，切割深度为 0.5cm，当左手指下感觉结节消散时出刀，用干棉球按压刀口 1 ~2 分钟，防止出血，以上刀法每 3 天 1 次。

典型病例：朱 XX，女，36 岁。一周前患者因弯腰转身时不慎将腰扭伤，当时腰部疼痛，在家服用布洛芬和外贴追风膏后缓解。近日又因跑步时再次将腰部扭伤，当时患者不敢深呼吸，腰部弯向左侧，卧位时翻身困难。检查时在左侧腰部可明显地触及痛性条索，T_{11}、T_{12} 游离端可触及结节及压痛。诊断为腹外斜肌损伤，在 T_{11}、T_{12} 肋骨游离端行超微针刀松解，两次痊愈。

第十节 骶髂关节紊乱症

一、局部解剖

骶髂关节是由骶骨与双侧的髂骨共同构成的一个微动关节，该关节与骶神经从部分腰神经丛很靠近，腰骶神经干与 S_1 神经后支紧贴骶髂关节的前面通过。

二、病因病理

（1）骶髂关节是微动关节，近代通过电脑脊椎运动测定以及步态分析仪对骨的动态观测，发现在呼吸、步形等各种活动时，存在着骶髂关节多轴线的协调活动，因而使身体活动更加省力和灵活。比如，呼气时骶骨运动方向使脊柱拉直，骶骨尾端接近耻骨方向，骶骨底向后上方活动；吸气时，脊柱弧度增加、骶骨尾端与耻骨距离增加，骶骨底向前下活动；步行时，左脚支持体重，右脚离地向前迈进时出现：①髂右侧倾、骶骨相应在左斜轴向前旋转（称左斜轴——左旋）。②腰椎段向左侧弯而 L_3、L_5 椎椎体向右旋。③躯干 T4 段出现代偿性左侧弯椎体向左旋。基于以上运动的存在，当人体在突发性用力不当或长久地用一只脚站立时，骶髂关节会出现劳损，产生疼痛，以及相应的神经卡压现象。

（2）骶髂关节与骶神经丛、部分腰神经丛很靠近，当关节及周围软组织发生病变劳损时，容易累及腰骶丛神经，特别是 S_1 脊神经的后支紧贴骶髂关节的前面通过，相互关系尤为密切，因而由这些神经纤维所组成的坐骨神经与臀上神经在骶髂关节紊乱时，常呈现受累的症状，产生相应的临床表现。

三、临床表现

（1）腰骶部疼痛，向腰及下肢放射。

（2）行走及弯腰、下蹲时痛症加重，单侧下肢支撑身体时疼痛明显，单腿跳动时加重。

（3）腰痛伴单侧下肢痛，活动时加重，休息时缓解，腿跳动时加重。

四、临床诊断

（1）腰骶部可扪及条索及痛性筋结点。

（2）腰骶部疼痛，下肢发麻、酸痛。

（3）单腿跳动时下肢麻痛加重。

（4）X 光见骶髂关节处透亮度增加，关节面模糊，尾椎线偏离耻骨联合。

五、治疗

1. 选点

骶髂关节面及髂脊缘的后上方筋结点，一般在临床上伴随有腰痛的患者，筋结点多位于髂嵴缘的上方 1.5cm 范围内，而伴随臀部及下肢症状的患者，筋结点多位于髂嵴缘下方 1.5cm 范围内，如果患者腰部及臀部、下肢均有症状，筋结点则在髂脊上下 1.5cm 的范围内寻找。

2. 操作

患者俯卧位，暴露治疗部位，常规消毒，左手拇指按超微针刀进刀要求先分离、后固定的方法按住结节，右手持刀，刀口线与身体纵轴平行，切断结节筋膜，切割深度为 0.5cm，当左手指下感觉结节消散时出刀，用干棉球按压刀口 1～2 分钟，防止出血，以上刀法每 3 天 1 次。

典型病例：孙 XX，女，28 岁，左侧腰骶部疼痛 2 年。2 年前，患者自生产后因受凉而出现左侧腰骶部酸痛发麻并向左下肢放射，活动时加重，休息及保暖时减轻。检查见患者不敢单腿跳动，骶髂关节处可扪及痛性条索。X 线片可见左侧骶髂关节区透亮度增加，关节线模糊。诊断为骶髂关节炎，经超微针刀在骶髂关节处松解，4 次痊愈。

第十章　臀部、下肢疾病

第一节　臀肌损伤综合征

一、局部解剖

臀部由多块肌肉组成，它们是臀大肌、臀中肌、臀小肌、梨状肌、闭孔内肌、闭孔外肌、股方肌、阔筋膜张肌。其中臀大肌位于臀部的最浅层，略呈四边形，大而肥厚，起于髂骨和骶骨的背面，肌束斜向外下，止于股骨上端的后面，可使髋关节后伸；臀中肌和臀小肌位于臀部的上外侧位，臀中肌为臀大肌所覆盖，臀小肌又在臀中肌的深面，两肌都经过髋关节的外上方，止于股骨大转子，两块肌肉都具有使髋关节外展和旋内的作用；梨状肌大部分起自第2、3、4骶椎前孔侧方的骨面上，通过坐骨大孔，出骨盆进入臀部，处于股骨大粗隆与坐骨结节之间，以狭细的肌腱止于股骨大粗隆尖，闭孔内肌，起于闭孔，及其周围骨部；上孑孓肌起于坐骨棘，下孑孓肌起于坐骨结节，止于股骨转子窝；闭孔外肌起于闭孔筋膜外面及周围骨面，止于股骨大转子窝；股方肌位于臀大肌深面，起于坐骨结节外面，止于股骨大转子间嵴。

二、病因病理

（1）本病多因长期反复劳损积累所致，或因髋关节快速地运动臀部肌肉在没有准备或准备不充分时发生急性扭伤，产生相对应动作的肌肉发生肌纤维损伤、断裂和毛细血管出血，产生疼痛。

（2）臀部的后群肌肉除起点不同外，几乎都是止于股骨大转子及其周围，任何一块肌肉的损伤必然导致邻近肌肉之间的肌筋膜产生粘连，这也是链条理论的一个重要表现，随着病程的日久则病变筋膜累及的面积也越大，往往相互连累（临床上很难将其一一分开，这也是将以上这么多肌肉混合在一个病来描述的道理）。产生痉挛甚至压迫神经血管，出现各自的相应症状。

三、临床表现

（1）臀部酸痛、麻木或向一侧下肢放射。
（2）下肢有麻木、发凉感。
（3）臀部压痛阳性，按压时多数下肢有串痛酸胀感。
（4）直腿拉高试验阳性。
（5）走路时呈外“八”字步态。

四、诊断

（1）依据临床表现可诊断。
（2）臀部有慢性劳损史或曾有急性软组织扭伤史。

五、治疗

1. 选点

根据臀部后群肌肉共同止于股骨大转子这一解剖特点，我们选定股骨大转子为我们的治疗部位。

2. 操作

患者患侧向上侧卧位，屈膝、屈髋各90°，治疗部位常规消毒。左手拇指按超微针刀进刀要求先分离、后固定的方法按住结节，右手持刀，刀口线与身体纵轴平行，切断结节筋膜，切割深度为0.3～0.5cm，当左手指下感觉结节消散时出刀，用干棉球按压刀口1～2分钟，防止出血，以上刀法每3天1次。

典型病例： 陈XX，男，42岁，右侧臀部疼痛2月。以下蹲时为甚，行走劳累后加重。检查见患者右侧臀中肌处可扪及痛性条索，俯卧位时患侧臀部不能向外上方后伸。诊断为臀中肌损伤，经超微针刀治疗，2次痊愈。

第二节　梨状肌损伤

一、局部解剖

梨状肌大部起自第2、3、4骶椎前孔侧方的骨盆面上，通过坐骨大孔，出骨盆进入臀部，处于股骨大粗隆与坐骨结节之间，以狭细的肌腱止于股骨大粗隆尖，形如梨状，其内宽外窄，几乎完全充满坐骨大孔，梨状肌将坐骨大孔分隔为两部分，即梨状肌上、下二孔。梨状肌上孔有

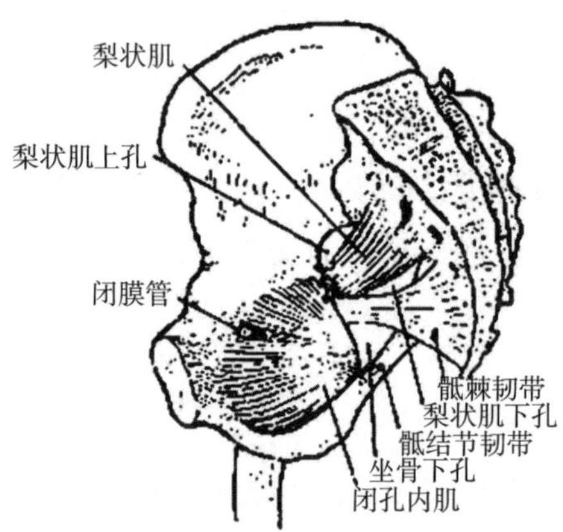

图 10－1　梨状肌肌肉附着处分布前面观

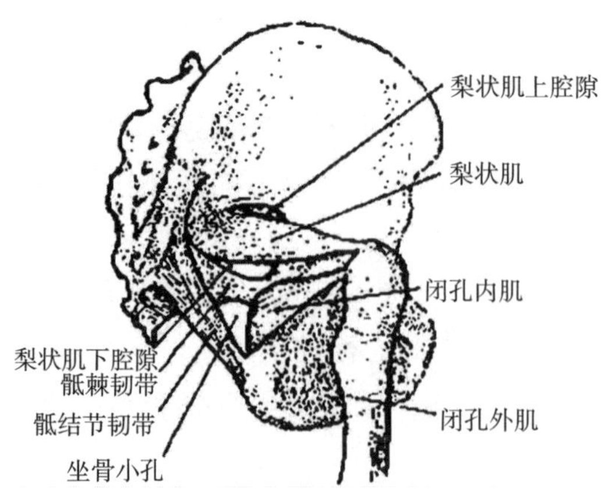

图 10－2　梨状肌肌肉附着处分布后面观

臀上皮神经及臀上动、静脉通过，而梨状肌下孔有坐骨神经，股后皮神经、臀下神经、阴部神经及臀下动、静脉通过。其中坐骨神经最有临床意义，该肌由第 1、2 骶神经支配，功能主要为髋关节伸展时外旋髋，当髋关节屈曲时外展髋，与上、下孑孓肌一同发挥作用。

二、病因病理

（1）下肢的屈伸、展、旋任何活动对梨状肌均有影响，因此极度的髋关节外展外旋等，极易损伤梨状肌，突然由蹲位站起时，因各肌肉协调不一致也易损伤梨状肌，另外臀部的外伤也可直接或间接导致梨状肌损伤。

（2）慢性的劳损或感受风寒湿邪：如骶髂关节劳损，炎症波及梨状肌起点，使梨状肌发生水肿、渗出、粘连等一系列软组织损伤症。

（3）梨状肌反复受到损伤后，由于肿胀、肥大、变性、增生，甚至持续挛缩，肌块体积相对增大，在通过坐骨大孔时，则易压迫同样穿过坐骨大孔的血管、神经，从而产生相应的症状。

三、临床表现

（1）起病可急可缓，病人主诉臀部疼痛，一般在臀部中央部位相当于梨状肌投影部位，并向髋部与大腿后侧、小腿后外侧直至足趾放射，以劳累后加重。

（2）约 75% 的病人有间歇性跛行，休息后减轻，有时疼痛向阴部放射，会阴部坠胀感，阴囊、睾丸抽痛，阳痿，排便异常等。

（3）有些患者可出现患肢发紧、发凉等症状。

（4）大小便、咳嗽等增加腹压的动作可诱发患肢疼痛加重，或痛加重。

四、诊断

（1）有外伤史及慢性劳损史。

（2）臀部疼痛向下肢放射痛，伴有发麻，病程长者可见臀部及小腿肌肉萎缩。

（3）触诊有梨状肌紧张、增厚、压痛，偶尔感到部分肌束呈条索状隆起，臀点、腘窝点等坐骨神经径路常有显著的压痛，但腰部一般无压痛。

（4）直腿抬高试验：令病人仰卧，患肢抬高30°～60°时逐渐加重，而抬高超过60°后，疼痛反而减轻。此外，亦常见小腿外侧皮肤感觉过敏或减退及跟腱反射改变等。

（5）肌肉牵拉试验（+）即梨状肌紧张试验（+）。

五、治疗

1. 选点

股骨大转子周围筋结点（同上一节臀肌损伤综合征）。

2. 操作

患者患侧向上侧卧位，屈膝、屈髋各90°，治疗部位常规消毒。左手拇指按超微针刀进刀要求先分离、后固定的方法按住结节，右手持刀，刀口线与身体纵轴平行，切断结节筋膜，切割深度为0.5cm，当左手指下感觉结节消散时出刀，用干棉球按压刀口1～2分钟，防止出血，以上刀法每3天1次。

典型病例： 朱XX，男，70岁。患者诉左侧臀部及下肢麻痛2月，每次于天气变化或久坐以及行走劳累时加重。CT提示未见腰椎间盘突出。检查梨状肌紧张实验（+），左侧梨状肌可扪及条索并伴有压痛。诊断为梨状肌损伤，在股骨大转子梨状肌附着点处行超微针刀松解，4次痊愈。

第三节　骶结节韧带损伤

一、局部解剖

骶结节韧带和骶棘韧带构成梨状肌下孔内侧壁，其外侧为坐骨神经及坐骨神经滋养血管，下方有阴部血管及神经通过。骶结节韧带为骶骨与髂骨之间的联结，起自坐骨结节内面，呈扇形扩展而附着于骶骨及尾骨侧缘的全长。骶棘韧带也是骶骨与髂骨之间的联结，它位于骶结节韧带的前方，自坐骨棘起始与骶结节韧带交叉，止于骶骨前侧缘。这两条韧带的作用是使骶骨牢固地组成骨盆后壁。

二、病因病理

（1）局部的外伤、劳损及寒冷的持续刺激，可使韧带纤维组织发炎，表现为局部组织水肿、渗出，及大量的纤维蛋白析出，后期逐渐形成粘连，引起骶尾部疼痛。

（2）当骶结节韧带及骶棘韧带发生劳损后除引起骶尾部深处的疼痛外，炎性产物及代谢产物对骶丛神经的刺激，也可引起下肢疼痛和会阴区不适感、甚至阳痿等。

（3）按摩手法过重也是引起疼痛的原因，当医者手法刺激过大引起韧带及临近组织水肿、渗出，继而出现一系列的软组织损伤症状。

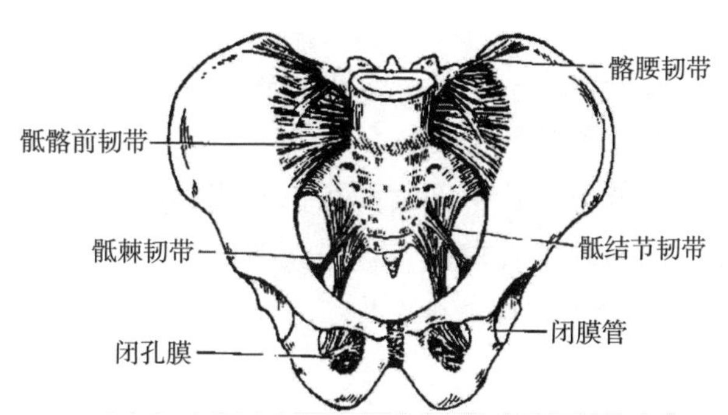

图 10－3　骶结节附着处分布前面观

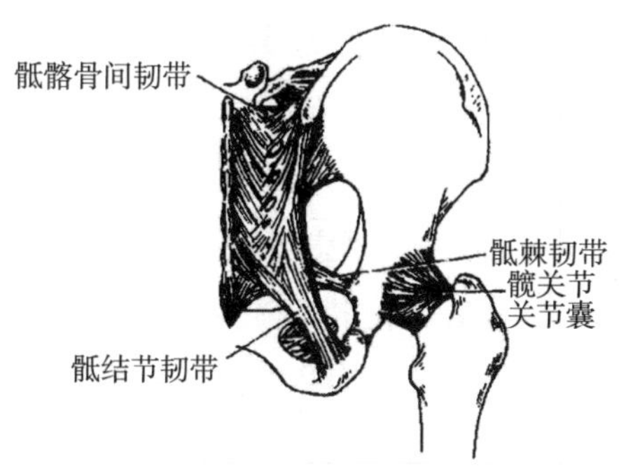

图 10－4　骶结节附着处分布后面观

三、临床表现

（1）骶结节韧带劳损临床十分常见，多数被误诊为腰椎间盘突出症，其表现为骶尾部疼痛，沿坐骨神经走行方向放射，并伴有坐骨神经支配的股后、小腿前后及足部诸肌群的运动障碍和小腿外侧、足底和足前部的感觉障碍。

（2）严重者甚至出现大、小腿的肌萎缩、肌无力、足下垂等坐骨神经损伤综合征。

（3）骶棘韧带损伤时，因其炎症也会刺激骶丛的阴部神经，所以引起会阴区不适，排尿异常，严重者甚至引起阳痿、早泄等现象。

（4）患者骶结节韧带在臀部的投影区压痛，可扪及痉挛的韧带条索（双手做左右骶结节韧带对比按压时最为明显）。

四、诊断

（1）骶部有慢性劳损或受伤、受凉史。

（2）病人不能患侧臀部坐位。

（3）在坐骨结节与骶骨下部之间可扪及明显压痛，并向下肢放射。

（4）骶棘韧带因其位置较深，在骶尾背侧找不到痛点，但肛门指诊时，在骶尾骨前面可扪及明显的条索样阳性物，并有明显压痛。

五、治疗

1. 选点

在骶骨结节韧带的起点，可扪及与骶结节韧带走行相垂直的捆挪条索。

2. 操作

患者俯卧位，局部常规消毒。患者患侧向上侧卧位，屈膝、屈髋各90°，治疗部位常规消毒。左手拇指按超微针刀进刀要求先分离、后固定的方法按住结节，右手持刀，刀口线与身体纵轴平行，切断结节筋膜，切割深度为0.5～1cm，当左手指下感觉结节消散时出刀，用干棉球按压刀口1～2分钟，防止出血，以上刀法每3天1次。

典型病例：方XX，男，45岁。患者臀部下方疼痛并向下肢放射3月余，每于行走及劳累后加重。曾做腰椎CT检查，未见异常。梨状肌紧张试验（－），在右侧骶结节处可扪及韧带劳损，经超微针刀松解3次痊愈。

第四节　髂胫束损伤

一、局部解剖

髂胫束位于大腿的外侧，接受臀大肌及阔筋膜张肌肌束的纤维，为阔筋膜的加厚部分，特别坚实，是全身最长的筋膜。其上方起自髂嵴外唇，由阔筋膜张肌深、浅两层筋膜的环行纤维中间夹以一层坚韧的纵行纤维而成，为一纵行带状腱膜，后部与臀大肌延续，越过大转子后方附着于股骨嵴，继续下行止于胫骨外侧髁。髂胫束本身并无收缩力，可起到防止髋关节过度内收的作用，对维持人的直立姿势非常重要。

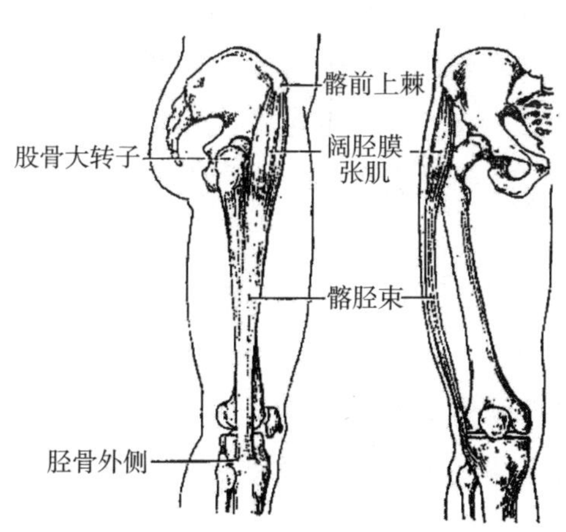

图10－5　髂胫束肌肉附着处分布

二、病因病理

（1）由于人体大腿部位的肌肉体积大、力量足、活动频繁，故使阔筋膜张肌张力增大，产生摩擦的机会增多。

（2）髂胫束解剖位置表浅，易受外邪风寒湿和外伤等因素的影响而发生病变，日久使其变粗增厚或挛缩，重者可影响髋关节的内收。

（3）经常弯腰和坐位工作时，髋关节处于屈曲位，使阔筋膜张肌处于前屈状态，日久该肌劳损缩短变性，发生无菌性炎症。

（4）一侧下肢或腰部病变，使患者只能用健侧下肢单腿负重、行走，久之则使髂胫束滑囊充血，组织液渗出水肿，出现肿胀、疼痛。

（5）当损伤日久滑囊与髂胫束粘连，使髂胫束受力不均而劳损。

三、临床表现

（1）髂胫束损伤时临床表现复杂，除本身疼痛、大腿内收受阻外，因其无菌性炎性产物的刺激，特别是起点损伤筋膜可牵连刺激缝匠肌，产生缝匠肌损伤的症状，引起膝关节内侧缝匠肌附着点处疼痛。另外，根据拉杆理论，我们将股骨看成一根电线杆，股骨四周的肌肉看成固定电线杆的四根铁丝，股骨外侧髂胫束的痉挛，必然也会导致内侧肌肉的痉挛（如内收肌痉挛），这样会导致内收肌止点膝关节的内侧产生疼痛。

（2）因其紧张的髂胫束经过大转子外侧，髋关节活动时产生摩擦而发生弹响，髂胫束挛缩可引起髋关节屈曲、外展、外旋及膝关节屈曲外翻，小腿外旋畸形，由此并能产生足部代偿性与马蹄内翻畸形。

（3）髂胫束损伤能导致骨盆倾斜和代偿性脊柱侧凸，双侧损伤时可引起腰前凸明显增大。

四、诊断

（1）大腿外侧有挫伤史，或膝关节屈曲劳损史。

（2）髂胫束循行部位压痛，以髂前上棘外侧髂嵴、胫骨外髁及大粗隆附近多见。

（3）髂胫束牵拉试验（+）：患者仰卧下肢伸直，将患侧下肢内收，此时髂胫束被拉长，产生疼痛。

（4）髂胫束紧张试验（+）：患者仰卧，健肢在下，屈膝屈髋以消除腰椎前凸的影响，检查者一手握患肢踝部，屈膝 90°，另一手固定骨盆，然后外展患侧大腿，同时伸直大腿，使之与躯干处于同一直线（即水平位）。正常时迅速除去支持，则因阔筋膜张肌收缩，肢体不下落或稍举上，然后方渐次下落。如挛缩的髂胫束，则肢体可被动维持于外展位，并可在髂嵴与大粗隆间摸到髂胫束，即为阳性。

（5）患者不能跷二郎腿（患肢在上的跷法）。此动作等于牵拉了髂胫束，产生疼痛。将患者下肢跟骨、膝关节并拢不能做下蹲、起立动作，如强行做该动作，患者往往将膝关节分开或直接摔倒。

五、治疗

选点及治疗：如梨状肌损伤，在大转子处寻找横向生长的筋结点，用超微针刀切开即可。

典型病例：李XX，男，48岁，教师。患者左侧膝关节内侧疼痛半年，在当地医院以膝关节内侧副韧带损伤行小针刀、针灸等治疗无效后转入我院，其他两名医生分别又各治疗一疗程（行针灸、按摩、拔罐等治疗）无效。今经别人介绍而来我处门诊求治。检查见患者不能跷“二郎腿”，双膝关节、足跟并拢时患者不能下蹲，在左髂胫束处可明显地扪及条索，诊断为髂胫束损伤，需在股骨大转子处髂胫束的附着点处行超微针刀松解，但患者坚持认为自己是膝关节内侧副韧带损伤，而拒绝在股骨大转子处治疗。原因是只感膝关节内侧痛，而股骨大转子处没有主观的痛点，加之自己是文化人，看了相关的书籍而不相信我的诊断。后经其同伴相劝而勉强接受超微针刀松解，经一次治疗后膝关节内侧痛当即消失，行走自如。

第五节　股外侧皮神经炎

一、局部解剖

股外侧皮神经为感觉神经，源于L_2、L_3脊神经后根。自腰大肌外缘伸出后，该神经斜越髂肌深面，至髂前上棘，并在其内侧通过腹股沟韧带下方达股部，然后沿缝匠肌外侧下行，距髂前上棘下方5~10cm处穿出大腿阔筋膜，并分成前、后支至股前外侧皮肤，司该区皮肤感觉。

二、病因病理

（1）因本症常见于中年以上并多有腰腿病史，所以认为其发病与退化性腰椎病有密切关系。

（2）该神经在通过腹股沟韧带或穿出大腿阔筋膜处时，因局部组织纤维化被紧束压迫，从而产生该神经的卡压症状。

（3）少数病人因内脏下垂、妊娠、疝气、腹部手术，以及长期紧束硬质腰带或裤带里常装重物，导致体外的刺激、压迫因素，也可使其产生症状。

（4）如感染、受凉、糖尿病、过度吸烟或嗜酒等各种中毒，以及动脉硬化，下肢或盆腔静脉曲张等血管疾病，均可能与股外侧皮神经炎的发病有关。

三、临床表现

（1）股外侧皮神经卡压病大多为单侧性，起病可急可缓。

（2）主要症状为股前外侧皮肤出现各种异常感觉。如麻木、僵硬、刺痒、烧灼或压迫感，此外亦常伴有疼痛，且多呈刺痛性质。

（3）本病轻者呈阵发性出现，重者则转为持续性，甚至可影响睡眠。

（4）患者感觉异常和疼痛，通常在行走、站立时出现或加重，患者产生裤子带刺的错觉，坐位或躺下休息后，多很快减轻或消失。

四、诊断

（1）多数患者有腰臀部闪伤、扭伤史，女性多见。

（2）患侧臀部疼痛，呈刺痛、酸痛或撕裂样痛，急性期疼痛较剧烈，且有大腿串痛，但都不超过膝部，有麻木发凉症状。疼痛的部位较浅，区域模糊，但大多位于大腿外侧没有明显的分布界线。

（3）患者常起坐困难，由坐位改直立位或伸直位下坐时，感觉腰腿部使不上劲，严重时疼痛加重，不能直接起坐，需双手扶物或他扶持方能起坐。

（4）弯腰活动受限，患侧下肢直腿抬高受限，但无神经根刺激体征。在髂前上嵴内直下 2～4cm 处可触及一滚动、高起的条索状物即肥厚的股外侧皮神经。其压痛明显，疼痛难忍，其周围软组织肿胀、钝厚。

五、治疗

1. 选点

髂前上棘前下方 2～5cm 处的斜行筋膜结节点。

2. 操作

患者仰卧，治疗部位常规消毒。左手拇指按超微针刀进刀要求先分离、后固定的方法按住结节，右手持刀，刀口线与身体纵轴平行，切断结节筋膜，切割深度为 0.3cm，当左手指下感觉结节消散时出刀，用干棉球按压刀口 1～2 分钟，防止出血，以上刀法每 3 天 1 次。

典型病例：患者朱 XX，男，62 岁。腰痛伴左大腿外侧麻木、酸胀 3 个月，并向左下肢放射，劳累时加重，休息后减轻。CT 提示 L_5～S_1 椎间盘突出，椎间盘向椎管突出 1.2cm。曾在我市 3 家医院诊断，均告之需手术治疗方可。因其家人担心手术的意外及术后后遗症，所以求治于我处。经检查诊断为腰肌劳损合并股外侧皮神经卡压综合征。遂按腰肌劳损刀法和股外侧皮神经综合征的刀法在髂前上棘内下方 3cm 的筋膜结节上松解，2 次痊愈，其家属看到如此之疗效而惊奇。其实只不过是诊断精确而已，其症状的产生与腰椎间盘突出无关。

第六节　股二头肌损伤

一、局部解剖

股二头肌位于大腿后侧，长头起于坐骨结节，短头起于股骨粗隆中、下部，二头合于一个肌腱止于腓骨小头，构成腘窝的外上壁。

股二头肌的作用：伸大腿，屈小腿和使小腿稍外旋，受坐骨神经支配。

二、病因病理

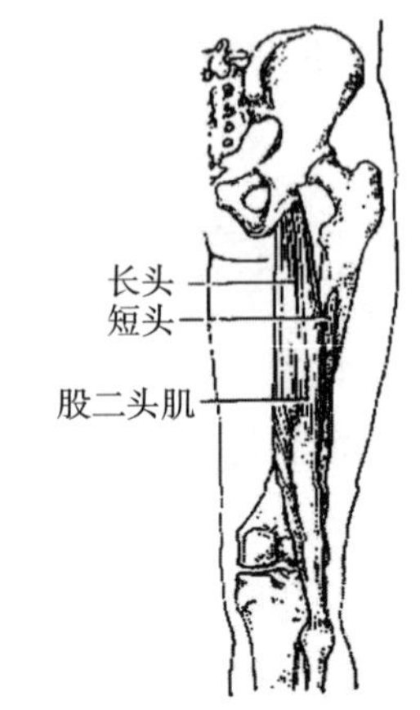

图 10－6　股二头肌肉附着处

（1）运动性损伤：由于快速地跑动，用力过猛或用力不当，使其肌肉损伤，产生炎性反应，出现水肿、渗出等软伤症；也有些杂技演员因屈膝倒挂时准备不充分或倒挂时负重过大，使股二头肌承受过大的挂力而产生急性损伤，出现痉挛、水肿等。

（2）积累性损伤：长期久坐的患者，因座位与坐骨结节经常性地产生摩擦，导致局部发生无菌性炎性反应，久之使肌肉的起点发生劳损，出现疼痛，导致肌力下降、髋关节后伸无力或受限。

三、临床表现

（1）股二头肌损伤在临床上较为常见，在运动损伤中占首位，多因间接外力所致，损伤部位以近端附着点最为常见，其次为肌腹损伤。

（2）病人感觉膝外侧及大腿后外侧疼痛。伸大腿屈小腿和小腿外旋时疼痛明显或不能完成该动作。

四、诊断

（1）有明显的损伤史。

（2）受损部位疼痛、肿胀、发硬，下肢不能伸屈，重复受伤动作疼痛加剧。

（3）行走跛行，伤侧坐骨结节或受伤肌腹压痛明显，陈旧性伤部可摸到硬结。

（4）肌肉的抗阻收缩及被动牵伸试验（＋）：当下肢做伸大腿和屈小腿时，肌肉处于收缩状态，此时疼痛加重为抗阻试验阳性；下肢伸直位，髋关节屈曲，此时股二头肌处于被牵拉状态，肌肉疼痛加重，为牵拉试验阳性。

五、治疗

（1）选点

a. 腓骨小头的筋结点。

b. 股骨粗隆上方的横行筋结点。

（2）操作

a 点取患侧在上的侧卧位，b 点取俯卧位，治疗部位常规消毒。左手拇指按超微针刀进刀要求先分离、后固定的方法按住结节，右手持刀，刀口线与身体纵轴平行，切断结节筋膜，切割深度为 0.3cm，当左手指下感觉结节消散时出刀，用干棉球按压刀口 1～2 分钟，防止出血，以上刀法每 3 天 1 次。

典型病例：方 XX，女，53 岁。患者左侧膝关节外侧下方疼痛，行走时加重，呈跛行状态。在当地医院以膝关节外侧副韧带损伤行针灸、针刀、理疗等相关治疗，疗效欠佳。今来我院治疗。检查见患者仰卧位时，臀部抬起时感膝关节腓骨小头处疼痛明显，诊断为股二头肌损伤。经超微针刀在腓骨小头上方松解后疼痛明显缓解。3 次超微针刀治疗后痊愈。

第七节　股四头肌损伤

一、局部解剖

股四头肌覆盖在大腿前面，由股直肌、股内侧肌和股中间肌及股外侧肌 4 块肌肉组成。4 块肌肉均有单独的起点，在下部互相融合成一个坚强的股四头肌腱，包绕髌骨的前面和两侧，继而向下延伸为髌韧带，止于胫骨粗隆。

股直肌长而厚，是纺锤形双羽状肌，直头起于髂前下棘，折头起自髋臼上缘，二头合为一个肌腹，该肌的上下端都是肌腱，肌束呈羽状排列，止腱附着于髌骨的上缘。

股外侧肌为一扁平而坚强的肌肉，起于股骨大转子的下部及股骨粗线外侧面，肌束斜向下内，移行为腱，止于髌骨的外侧缘，屈膝时其下端呈圆形隆起。

股内侧肌为一大而扁平肥厚的肌肉，起于股骨粗线内侧面，肌束斜向下外，移行为腱，止于髌骨内侧缘，股内侧肌远端由于其上覆盖的筋膜较薄，纤维移行，止点靠下，因此肌块较为突出，肌肉收缩时更为明显。

股中间肌为一扁平肌肉，前面是腱性并凹陷以容纳股直肌，起于股骨体前面的上 3/4 处，肌束直行向下，移行为腱，在股直肌止点下方止于髌骨上缘。

股四头肌的作用：是膝关节强有力的伸肌，股直肌是双关节肌肉，为 4 块肌肉中最长的，除有伸膝关节功能外，还有屈髋关节的作用，在伸膝屈髋运动中，因其肌块较小，临床运动性损伤中极易累及，也是股四头肌损伤最为常见的一块肌肉。股四头肌的神经支配是股神经。

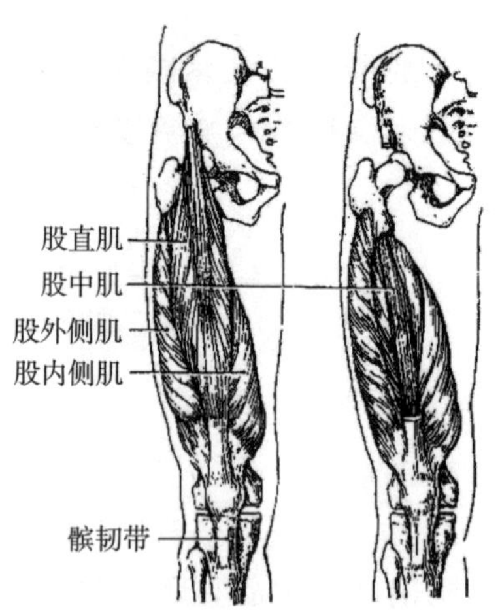

图 10－7　股四头肌肌肉附着处分布

二、病因病理

（1）运动性损伤：如跑步、跳跃、踢足球，髋膝关节由屈曲位突然伸直，股四头肌猛烈收缩或被过度牵拉而损伤，肌肉最长肌块较小的股直肌最易损伤。

(2) 外伤性损伤，由直接的暴力撞击引起，使肌肉不同程度地出血、水肿、渗出，出血广泛者可导致骨化性肌炎。

(3) 股四头肌肌腱断裂伤，膝关节位于半屈位时，突然强烈收缩股四头肌是引起其肌腱断裂的主要原因。当膝关节做最后 50°～60°伸直时，股四头肌用力收缩并受到阻力，可使股直肌在髌骨上缘或肌腱中部断裂，前者比后者多，并常见呈完全断裂。

三、临床表现

(1) 急性外伤后，局部疼痛，髋膝关节屈伸受限，主动收缩股四头肌，疼痛加重。肌腱断裂者，疼痛剧烈，行走困难或跛行，皮下有青紫淤血。

(2) 慢性损伤或急性损伤后期者，大腿前内外侧酸胀疼痛，不能骤然踢腿，出血严重时，大腿前侧血块吸收不良，肌块呈瓦片状硬结覆盖在大腿的前侧并伴有压痛。

(3) 主动收缩和被动牵拉疼痛，股四头肌损伤后屈髋抬腿或下蹲位站起，此时股四头肌处于收缩状态，出现疼痛加重或动作受限，下蹲时股四头肌处于牵伸状态，出现疼痛加重或动作受限。

四、诊断

(1) 有外伤史，劳损史或局部感染史。

(2) 伤处疼痛、肿胀、局部压痛明显或肌块发硬，久者肌肉萎缩。

(3) 髋膝关节活动功能障碍，走路跛行。

(4) 股四头肌收缩或牵拉试验阳性。

(5) 肌腱断裂时，可在撕裂部摸到裂隙。

(6) X 线检查无异常。

五、治疗

1. 选点

a 点：股直肌起点处髂前下棘的痛性筋结点。

b点：髌骨上缘的内外侧及中点上方的痛性筋结点。

2. 操作

患者取仰卧位，屈膝屈髌90°局部常规消毒。左手拇指按超微针刀进刀要求先分离、后固定的方法按住结节，右手持刀，刀口线与身体纵轴平行，切断结节筋膜，切割深度为0.5cm，当左手指下感觉结节消散时出刀，用干棉球按压刀口1～2分钟，防止出血，以上刀法每3天1次。

典型病例：刘XX，男，40岁。三月前走路时因脚滑致使右侧大腿前侧肌肉拉伤，当即行走困难，呈跛行状态，右侧腹股沟疼痛，向下肢放射，行走时需用手扶住患侧髋部。经当地医院做CT提示L_4～L_5椎间盘突出，并行相关保守治疗，疗效欠佳。经人介绍来我处就诊，检查见患者拇趾背伸试验正常，跟腱反射正常。髋关节屈伸时，腹股沟疼痛明显，诊断为股直肌损伤。用超微针刀在股直肌起点髂前下棘处的结节点松解，一次痊愈。

第八节　缝匠肌损伤

一、局部解剖

缝匠肌呈扁带状是人体最长的肌肉，起自髂前上棘，斜越大腿前面的全长，经过股直肌、股内侧肌前面，至下端变为一个扁平薄腱，越过股薄肌及半腱肌的浅面，至膝关节内侧，止于胫骨粗隆内侧面和胫骨前缘上端内侧，一部分移行于小腿筋膜。其功能一侧收缩使大腿屈、外展和旋外，使小腿屈和旋内（如踢毽子）。两侧收缩，使骨盆前倾。

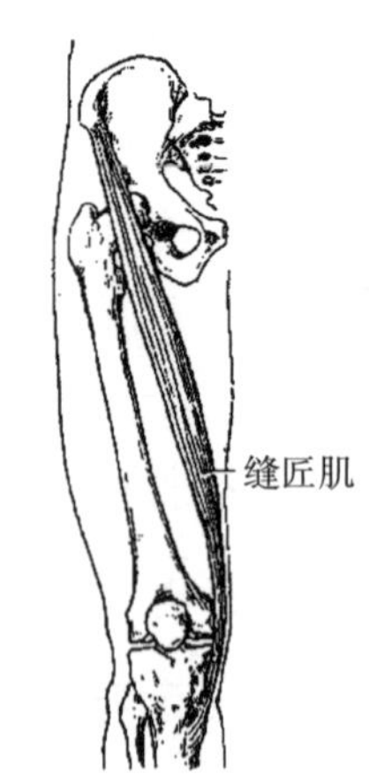

图10－8　缝匠肌肌肉附着处分布

二、病因病理

（1）缝匠肌因其跨越髋关节和膝关节，且

两个关节的活动范围及活动轴多的特点，运动时动作复杂，参与的肌肉较多，在人体无准备的情况下突然地做某一下肢动作，各肌群之间未能协调一致，导致肌肉产生损伤。

（2）缝匠肌临近的肌肉损伤时，炎性产物对缝匠肌的刺激产生症状，或肌肉与肌肉之间的炎性粘连，缝匠肌收缩时因牵拉而产生疼痛。

（3）不协调的运动也可直接导致缝匠肌的损伤，肌纤维断裂出现渗血、水肿、粘连等一系列软伤症。

（4）长期从事踢毽子的人，因缝匠肌始终处于一个收缩、放松、收缩的状态易形成劳损。

（5）快速短跑的运动员，因其髋膝关节快速地屈伸，也易导致缝匠肌损伤出现水肿、粘连等一系列症状。

三、临床表现

（1）缝匠肌损伤以急性损伤多见。

（2）患者髋关节处疼痛，膝关节内侧疼痛，局部皮肤常青紫，也可正常。

（3）患者行走困难，以抬腿时疼痛明显，行走跛行，髋关节处于内收、内旋位。

（4）髂前上棘及胫骨粗隆处压痛明显，沿缝匠肌直行方向可触及紧张的肌腹。

四、诊断

（1）有急性损伤史或慢性劳损史。

（2）患者髋关节处疼痛，膝关节内侧疼痛，行走困难以抬腿时疼痛加重。

（3）缝匠肌起点、髂前上棘处可扪及痛性结节或条索，膝关节内侧胫骨粗隆，可扪及痛性结节或条索。

（4）缝匠肌收缩试验（＋）：患者做髋关节屈曲、外展，膝关节屈曲和旋内的动作，即踢毽子，此时缝匠肌处于收缩状态，疼痛加重，或因疼痛根本不能完成此动作。

（5）缝匠肌牵伸试验（+）：即患者仰卧将下肢伸直，将髋关节呈旋内位后伸髋关节，此时缝匠肌处于紧张牵伸状态，疼痛加重，即为阳性。

（6）“4”字试验阳性，提示缝匠肌损伤。

五、治疗

1. 选点

髂前上棘处的痛性结节点。

2. 操作

患者仰卧位，治疗部位常规消毒。左手拇指按超微针刀进刀要求先分离、后固定的方法按住结节，右手持刀，刀口线与身体纵轴平行，切断结节筋膜，切割深度为0.5cm，当左手指下感觉结节消散时出刀，用干棉球按压刀口1~2分钟，防止出血，以上刀法每3天1次。

典型病例：贾XX，女，48岁。患者1月前出现左髋关节疼痛向膝关节内侧反射，行走时加重，休息后减轻。检查见患者左髂前上棘处可扪及痛性结节。患者左下肢不能做踢毽子的动作。诊断为缝匠肌损伤，经超微针刀在其肌肉起点髂前上棘处切割2次而痊愈。

第九节　股内收肌损伤

一、局部解剖

股内收肌位于股骨的内侧，共5块，由股薄肌、长收肌、耻骨肌、短收肌和大收肌组成，分3层排列。浅层外侧有耻骨肌，内侧有长收肌，股薄肌位于最内后侧的表面。长收肌的深面为短收肌，短收肌的后内侧为大收肌，是收肌群中最强大者。

股薄肌起于耻骨下支前面下方，以扁腱止于胫骨粗隆内下方的骨面，起内收股、屈膝的作用。

长收肌为长三角形扁肌，是股三角的内界，它以圆腱起于耻骨体前面，肌束斜向下外后，并扩展移行为腱，止于股骨粗线内侧唇中1/3

处，有内收、内屈并内旋股的功能。

耻骨肌起于耻骨梳及耻骨上支，肌束斜向外下，绕过股骨颈向后，止于股骨的耻骨肌线，有前屈、内收股骨的作用。

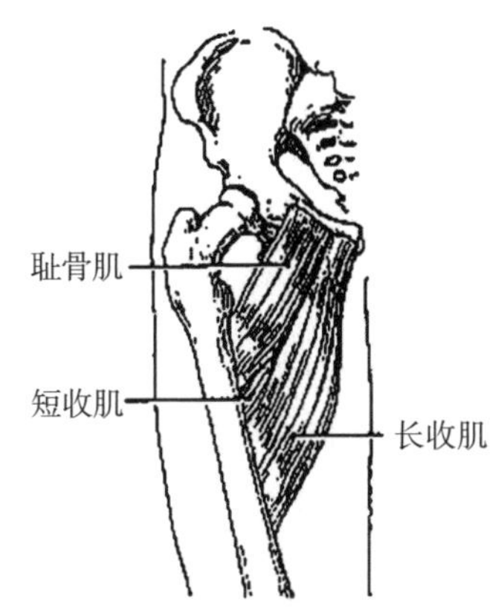

图 10－9　股内收肌肉附着处分布

短收肌起于耻骨体及其下肢的前面，肌束斜向外下，止于股骨粗线内侧唇的上 2/3 处，有内收、内屈并内旋股的作用。大收肌起于耻骨下肢与坐骨、坐骨结节。大收肌起于坐骨结节的部分，垂直向下行；起于坐骨支与耻骨支的部分，上分肌束横行向外，以下的肌束逐渐向下倾斜，两部合并，止于股骨粗线内侧唇全长。起自坐骨结节的部分，以圆腱止于股骨内侧髁的收肌结节。大收肌坐骨部分有伸及内收、外展大腿的作用，其余部分有内收及内旋股的作用。

二、病因病理

（1）运动性损伤：股内收肌损伤多因跑、跳、劈腿、跨拉、骑马以及骑自行车滑跌时，下肢被迫外展等所致，使其起、止点出现撕裂伤，导致出血、肌纤维断裂、渗出等刺激闭孔神经引起的症状。

（2）积累性慢性损伤：多因弯腰、蹲、坐位工作，使该肌处于收缩状态，肌力平衡受到破坏，或因长期用力内收大腿，引起内收肌的慢性损伤，导致无菌性炎症、粘连产生症状。

（3）风湿性疾病或久居寒冷潮湿之所，受风寒之侵袭可累及内收肌群，致使肌肉变性、挛缩、僵硬、钙化，形成骨化性肌炎，甚至血供不足而致肌肉萎缩。

三、临床表现

（1）大腿内侧疼痛，近腹股沟部疼痛较重，可以是持续性或牵扯样疼痛，也可为撕裂样痛。

（2）行走跛行，不能迈大步和不能用力踩地。患侧下肢足尖内撇，用足底内侧着地跛行。

（3）一些病人有臀部痛或放射性坐骨神经痛症状；严重者髋、膝关节呈半屈曲状态被动体位。

（4）病程后期因内收肌挛缩，髋膝不能伸直，大腿呈内收状态不能外展。

（5）一些病人沿大腿内侧、膝内侧、小腿内侧、内踝或中内侧有放射痛或麻木感，女性病人可有痛经、生殖器痛、性交痛、性欲冷淡等表现；男性可有阳痿、早泄表现、性功能减退或消失，部分病人可有肛门痛、骶尾痛，会阴部不适或麻木感、刺痛感，尿频、尿急、尿潴留、大小便失禁、小腹痛、食欲缺乏、消化不良等表现，也有一些病人表现为膝关节内侧或外侧痛。

四、诊断

（1）有股内收肌的扭伤、挫伤或劳损史。

（2）大腿内侧疼痛尤以耻骨部位为甚，严重者足尖不敢着地行走。

（3）耻骨上、下支，股骨粗隆、坐骨结节、胫骨粗隆内下压痛或可触及硬结、条索状物。

（4）内收肌抗阻试验（+）：患者仰卧，双下肢屈膝屈髋，双足内侧靠近合并，足底着床，医者双手分置患者双膝内侧，缓慢由内向外推压膝关节内侧，使大腿外展、外旋并嘱患者内收大腿以对抗，患肢大腿内侧疼痛加剧者为阳性，正常者可自行分开大腿与床面至多形成10°～20°角。

（5）内收肌牵伸试验（+）：病人仰卧、屈曲两侧髋膝关节，两足底对紧，令病人自动将两下肢相对外展，让外踝接近床面，正常人两大腿自行分开，大腿外侧可接触或靠近床面，与床面所形成的角一般不超过20°，股内收肌有病变者则大腿不易完全分开，与床面所形成的夹角超过20°，在此位置将两膝分别下压，被动分开时，可产生弹响或大腿根部与内侧的疼痛。有时可引起臀部的疼痛即阳性。

（6）病程久者，内收肌变硬，X线片可显示内收肌部位钙化影，部分患者可显示耻骨骨部有骨质增生。

（7）内收肌损伤在临床上比较少见，多数是因急性扭伤所致。因其肌块及肌力较大，不易产生自主的劳损，而大部分损伤为腰大肌劳损传导所致，所以治疗上以治疗腰大肌为主。

五、治疗

1. 选点

a点：大腿根部内侧和前内侧的内收肌起点处的痛性筋结点。

b点：胫骨粗隆内下方的痛性筋结点。

2. 操作

患者取仰卧位，治疗部位常规消毒。左手拇指按超微针刀进刀要求先分离、后固定的方法按住结节，右手持刀，刀口线与身体纵轴平行，切断结节筋膜，切割深度为0.3～0.5cm，当左手指下感觉结节消散时出刀，用干棉球按压刀口1～2分钟，防止出血，以上刀法每3天1次。

典型病例：龚XX，女，32岁。一周前，患者因练习舞蹈动作时将右大腿内侧肌肉拉伤，当时局部疼痛，行走跛行。行冰敷处理后疼痛缓解，至今仍感大腿内侧疼痛，右大腿不敢牵拉外展。患者因是舞蹈职业，不敢轻视而来就诊。检查见其大腿外展时疼痛明显，耻骨缘可扪及痛性条索，经超微针刀一次松解后，当即恢复原有的活动范围。

第十节　股神经卡压症

一、局部解剖

股神经走行在腹股韧带上方的沟中，在腹股沟部，腹股沟韧带和髂耻骨之间形成骨性通道，其后侧及外侧为髂骨，内侧为髂耻骨梳韧带，前方为腹股沟韧带。髂腰肌及股神经和股外侧皮神经都在其中通过到股部。

髂耻骨梳韧带的一端附着于腹股沟韧带，自前外侧斜向后内侧，另一端附着于髂耻骨隆起。将腹股沟韧带与髂骨之间的腔隙分隔为外侧肌腔隙和内侧的血管腔隙。

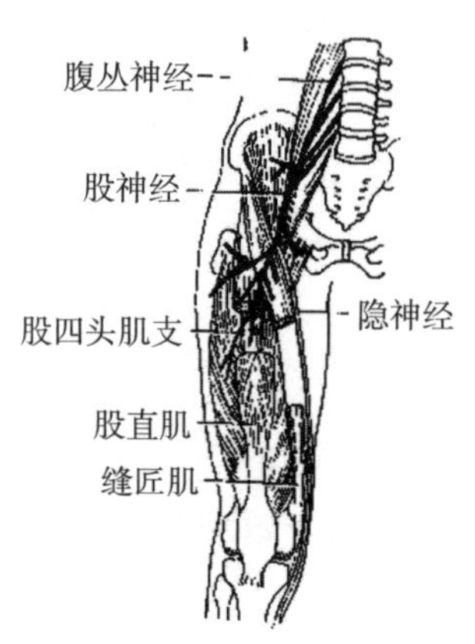

图 10－10　股神经附着处分布

在股三角区，上界是腹股沟韧带，外侧界是缝匠肌内缘，内侧界由长收肌及其筋膜组成，在股三角内，股神经主干很短，先后分成前后两段。

髂腰肌被髂腰肌筋膜所包绕。在腹股沟韧带下方，髂腰肌筋膜增厚形成纤维弓，其前方为人体最厚的筋膜——阔筋膜所覆盖，此处为一致密不可膨胀的鞘管。股神经有许多分支，其皮神经有股中间皮神经，股内侧皮神经及隐神经，肌支支配股四头肌、耻骨肌和缝匠肌等。

二、病因病理

（1）邻近肌肉韧带的急慢性损伤，引起充血、水肿、渗出、增生引起股神经的粘连。产生相应神经支配部位的一系列神经卡压症状。

（2）长期从事屈髋工作者及部分风湿病史的患者，因为髂腰肌处于收缩状态或病理状态，易发生积累性损伤，产生一系列股神经卡压症。

（3）股三角内压力增高，如股动静脉出血、股动脉穿刺等，均可引起股三角压力增高，使股神经受压迫产生症状。

（4）骨盆骨折及骨折处的血肿，或血肿机化的瘢痕组织造成对股神经的压迫。

三、临床表现

（1）本病多为单侧发病，起病有急有缓，临床以急性损伤常见。

（2）早期急性卡压，根据神经的走向常表现髂骨部疼痛，同时可引起股下部、膝和小腿前内侧的持续性疼痛及酸困感，以屈髋时加重，髋关节屈曲不能伸直，患肢不能着力，站立时靠健肢着地。

（3）跑步和行走可诱发本病。

四、诊断

（1）有急慢性股三角区肌肉韧带劳损史。

（2）髂骨部疼痛向下肢内侧放射，髋关节被迫屈曲固定位，屈伸髋关节时均可使疼痛加重。

（3）膝反射减弱或消失，伸膝无力，股四头肌瘫痪或肌力下降。

五、治疗

1. 选点

在腹股沟区，股动脉搏动处，外侧 3 ~4cm 处的痛性横行筋结点。

2. 操作

患者仰卧，治疗部位常规消毒。左手拇指按超微针刀进刀要求先分离、后固定的方法按住结节，右手持刀，刀口线与身体纵轴平行，切断结节筋膜，切割深度为0.5cm，当左手指下感觉结节消散时出刀，用干棉球按压刀口 1 ~2 分钟，防止出血，以上刀法每3 天1 次。

典型病例： 胡 × ×，男，45 岁，晨起跑步时因踩空而滑倒，当时感右侧腹股沟区疼痛，行走时跛行，疼痛向下肢放射，尤其是右膝关节内侧疼痛明显，行走主要是以左下肢用力支撑。在右腹股沟股动脉外侧4cm 处可扪及一横行条索，手按压时上述疼痛加重。诊断为腹股沟神经卡压症，经超微针刀一次松解，患者即恢复正常。

第十一节　腘绳肌损伤

一、局部解剖

腘绳肌由股二头肌、半腱肌、半膜肌组成，位于大腿后侧，又称股后肌群。

股二头肌位于大腿后外侧，其长头以短腱起于坐骨结节，短头起于股骨粗线外侧唇中下分，至下端两者融合为一腱，止于腓骨头，其功能是伸股屈膝，并微使膝关节外旋。

半膜肌位于大腿后内侧，起于坐骨结节，在缝匠肌与股薄肌肌腱深面，肌束向下移行为长腱，止于胫骨内侧髁后方的横沟及腘肌筋膜。

半腱肌位于大腿后侧皮下，半膜肌的内侧及深面为内收肌。起于坐骨结节的上外部，肌束向下，经膝关节的后内侧，止于胫骨粗隆内侧，其功能是伸大腿、屈小腿及使小腿微旋内。

腘绳肌是股四头肌的拮抗肌，主要功能为屈膝，除此之外股二头肌在膝盖半屈时能外旋小腿，其长头可助伸髋，半腱肌和半膜肌有伸髋、膝半屈时内旋小腿的作用。

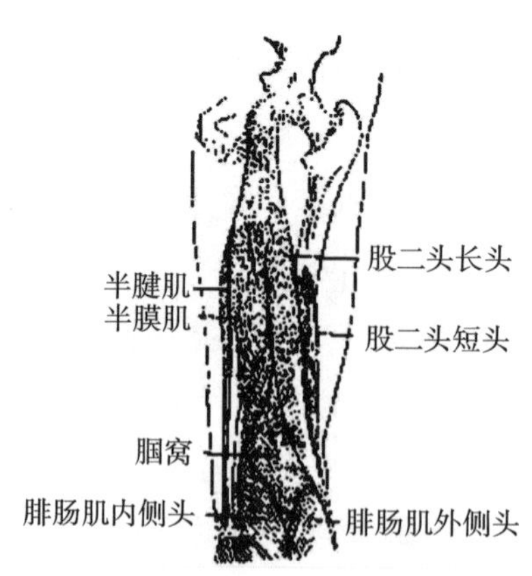

图 10－11　腘绳肌肌肉附着处分布

二、病因病理

（1）大腿后侧肌群外形细长，肌腱部分亦较长，因而收缩与弹性较小。在没有活动开或过度被动牵拉时，极易损伤肌纤维或肌腱。

（2）跑步、跳跃、体操、舞蹈等运动，如压腿、踢腿等动作或突然踏空，使腘绳肌猛烈收缩或过度牵拉，极易使该肌起止点处撕伤，甚至肌腱断裂、出血、水肿、渗出等，易形成瘢痕、粘连，压迫周围神经、血管而产生症状。

（3）外伤使膝关节畸形，股骨和胫骨骨折、膝关节稳定性差，腘绳肌长期受到不平衡力的牵拉，造成慢性劳损，形成软组织损伤的系列症状，影响膝关节屈伸，日久肌肉挛缩，人体保护性屈膝使粘连更为广泛。

（4）腘绳肌由半腱半膜肌与股二头肌组成。一般半腱半膜肌的肌块较大，不易劳损，股二头肌相比之下则易于劳损，所以凡是该肌损伤时我们均按股二头肌损伤治疗。

三、临床表现

（1）急性损伤者大腿后侧、臀部及腘窝部疼痛、肿胀，局部有淤斑，行走时疼痛加剧，有时可向前、向下放射，如肌纤维断裂，疼痛剧烈，伤处可触及凹陷裂隙。

（2）陈旧性损伤及慢性劳损者，踢、抬腿时疼痛，由半蹲位站起时困难，上楼时患肢无力，髋关节活动范围缩小，膝关节可屈曲呈一定角度而难以伸直或伸直时疼痛，不能久站与久行，受凉时加重。

四、诊断

（1）有外伤史或慢性劳损史。

（2）大腿后伸肿胀、酸困、僵硬或皮下有淤斑，局部压痛明显，肌纤维断裂者可触及凹陷及膨大的断端。

（3）下肢伸直困难，腘绳肌起止点可触及痛性结节。

（4）肌肉牵拉试验（+）：直腿抬高试验阳性，即腘绳肌被牵拉而产生疼痛。

（5）肌肉抗阻试验（+）：患者俯卧位，患侧膝关节屈曲至90°，医者一手固定骨盆，另一手按压小腿下段，令患者尽力屈膝，如疼痛加重，或屈膝无力即为阳性。

（6）X线检查无明显异常。

五、治疗

1. 选点

a点：腓骨小头处的痛性筋结点。

b点：股骨粗隆外侧处的痛性筋结点。

2. 操作

患者俯卧，暴露治疗部位，局部常规消毒。左手拇指按超微针刀进刀要求先分离、后固定的方法按住结节，右手持刀，刀口线与身体纵轴平行，切断结节筋膜，当左手指下感觉结节消散时出刀，用干棉球按压刀口1~2分钟，防止出血，以上刀法每3天1次。

典型病例：毛XX，男，57岁。患者大腿后侧疼痛半月余，伴有膝关节外侧酸痛，行走时疼痛明显。检查见患者直腿抬高试验（+），下楼时膝关节后外侧疼痛明显。诊断为腘绳肌中的股二头肌损伤，治疗用超微针刀按股二头肌损伤治疗，3次而愈。

第十二节　膝　　痛

一、局部解剖

膝关节由股骨、胫骨的内、外侧髁和髌骨构成，是人体最大、最复杂的一个关节。关节囊附于各关节面的周缘，关节囊宽阔而松弛，周围有韧带增强，囊的前壁自上而下有股四头肌腱、髌骨和髌韧带。髌韧带是股四头肌腱从髌骨下缘抵止于胫骨粗隆部分，厚实、强韧。关节囊的滑膜层结构较复杂，除在髌骨的下方突入关节腔形成数条滑膜皱裂外，还从髌骨的上方突入股四头肌与股骨之间，形成髌上窝。膝关节的两侧分别有胫侧副韧带和腓侧副韧带加强。在膝关节囊内，股骨内、外侧髁的相对面与胫骨髁间隆起前后附有强韧的前、后交叉韧带，牢固地将股、胫两骨连在一起，防止胫骨向前后移位。在股骨与胫骨关节之间还有两块半月形的纤维软骨板，分别为内侧半月板和外侧半月板，它们分别位于胫骨内侧髁和外侧髁的上面，内侧半月板较大，呈“C”形；外侧半月板较小，呈“O”形。半月板周缘肥厚，并附着于关节囊，内缘锐薄游离，它的上面微凹，下面平坦，从而使股骨和胫骨两髁的关节面在形态上更相适应，加强了关节面的稳定性，半月板不仅增加关节窝的深度，而且在跳跃和剧烈活动时又可起缓冲作用，当膝关节处于屈位时，半月板可同股骨髁一起对胫骨髁作旋转运动。

膝关节层单轴关节，沿冠状轴作屈伸运动，但在半屈位时还可作小幅度的旋内和旋外运动。

二、病因病理

（1）运动性损伤：膝关节在做运动时，准备不充分或无准备的情况下，发生关节周围、肌肉韧带因承载过多的拉力而发生损伤，这种损伤为两个方面，一方面，肌肉韧带的断裂而发生的无菌性炎症刺激。另一方面，因受外力的牵拉，部分毛细血管被拉断而出现渗血。局部的淤血也是加重其损伤的一个因素。肌肉韧带在修复过程中会调集身体的钙质堆积在相应损伤的肌肉韧带上，通过增加受损软组织的密度，久之由钙质沉着到硬化、骨化的过程，也就是人们常说的骨质增生。

（2）久居湿地感受了湿邪，或因受凉毛细血管收缩关节血液供应能力减弱（如经常骑摩托车，双膝关节受凉），局部的代谢产物不能及时地排出，刺激周围伤害感受器而引起疼痛。

（3）部分地区水质的原因：如水中含有过量的氟，人体吸收后导致关节沉积、变形，刺激周围的神经血管，导致疼痛。

（4）饮食因素：部分病人因长期大量地进食含嘌呤高的食物，加之人体对嘌呤的排泄功能出现障碍而导致痛风石的堆积，引起疼痛。

（5）患者体重增加的因素：随着人们生活水平的不断提高，肥胖已成为中老年的常见问题，身体重量的增加必然导致膝关节负重的增加。

膝关节在屈伸过程中，身体重量每增加 1 公斤，则膝关节运动时所承受的重量增加为 4 公斤，以 4 倍的增加力影响膝关节的运动。长久的超负荷的负重，导致膝关节产生劳损。

三、临床表现

（1）患者膝关节疼痛、肿胀。

（2）膝关节疼痛受风、湿、寒加重，得热缓解。

（3）功能障碍：患者膝关节屈伸不利，以上楼或下楼疼痛明显，部分患者下蹲困难或不能下蹲，少数不能行走。

（4）膝关节形态改变：严重膝关节病变时，关节变形呈“O”型腿或“X”型腿。

四、诊断

根据膝关节的特点，我们将膝关节的疼痛分为前面痛、后面痛、内侧痛及外侧痛几个方面来进行分析，以便于临床更加直接了解膝痛症。

（一）膝关节前面疼痛的病症

膝关节前面疼痛的病症有：

（1）髌骨软化症，该病是髌骨周围软组织损伤，而发生的粘连瘢痕、挛缩，导致了髌骨、股骨关节面的不吻合、使髌骨关节活动不灵活、髌骨的微循环与营养供应发生障碍所致，就运动而言，当膝关节处于半屈曲位时，髌骨软骨面所受的压力最大，也最不稳定，关节活动时接触范围最大，故髌骨软骨面受损机会最多，患者往往做这些动作时，膝痛特别明显。

（2）股四头肌损伤：因其下部止点股四头肌肌腱，包绕髌骨的前面和两侧，向下延伸为髌韧带，止于胫骨粗隆。就运动面言，股四头肌为伸膝关节的主要肌肉，除膝关节前面痛外，还表现为上楼负重时疼痛明显等特点。

（3）膝关节退行性关节炎。当膝关节四周肌肉发生劳损而出现退行性变化时，膝关节因运动障碍，无菌性炎症刺激而导致关节肿胀，膝关节前方酸痛。

（4）髌上滑囊炎：膝关节的髌上内外侧滑囊因囊液的回流受阻，炎性囊液刺激以及囊液空间对周围肌肉软组织的压迫或牵拉，导致膝关节前侧疼痛。

（5）髌下脂肪垫劳损：髌下脂肪垫，填充于髌骨、股骨和胫骨的缝隙之间，附着于髌骨下 1/2 后方与髌韧带后方，略呈三角形，由脂肪组织构成，它位于膝关节前，有增加关节稳定、减少髌骨、髌韧带与关节囊、骨关节面摩擦的作用，起着衬垫缓冲作用和润滑作用，就运动而言，脂肪垫可承受髌骨和股骨的运动而向上移动，这样避免了在膝关节伸屈时把脂肪垫挤入关节腔的可能性，当脂肪垫劳损，发生水肿或脂肪垫肥大、股四头肌力量减弱或在膝过伸时，都可因脂肪垫体积增大和向上移动发生障碍而被挤压在膝关节之间，部分患者诉在膝关节活动时有被“卡住”的现象，这并非半月板损伤的交锁现象，有多数患者会告之下楼时，膝关节疼痛明显，尤以前膝关节前面疼痛为主。

（二）膝关节后面痛

膝关节后侧疼痛，在膝关节疼痛发病率中占 1/5～1/4，不容忽视，其相关病症有：

（1）胫神经损伤腘窝正中胫总神经，病变可引起膝后正中疼痛，并有向小腿后侧放射性麻痛症状。

（2）腘绳肌止点损伤：腘绳肌由股二头肌、半腱肌、半膜肌组成，其中股二头肌止于腓骨小头，而半腱肌止于胫骨粗隆内侧，半膜肌止于胫骨内侧髁后方的横沟及腘肌筋膜。就运动而言，主要功能为屈膝，除此之外股二头肌在屈膝盖时能外旋小腿，其长头可助伸髋。损伤时患者多诉膝关节后侧疼痛，以下楼时明显，因下楼时屈膝动作承载的力量较大。

（3）腓肠肌损伤：因腓肠肌内侧头起自股骨内侧髁上的三角形隆起，外侧头起自股骨外髁的压迹后侧端。当其损伤时会引起膝后内外侧疼痛。腓肠肌为小腿后侧的主要肌肉，内侧头和外侧头在起始处各有一黏液囊，内侧头较强，起点也稍高于外侧头，二头相会，约在小腿中移行为腱组织而止于跟骨结节，其作用为屈小腿、屈足及稍旋外。

（4）跖肌损伤：跖肌是一个退化的肌肉，有小的梭形肌腹及很长的细腱，在腓肠肌外侧头附着区之上，起自股骨外上髁，一部分起自关节囊下方腓肠肌，前面有比目鱼肌和腘肌，在小腿下 1/3 处，与跟腱结合或独自止于跟骨结节。当其损伤时，也会导致膝关节后侧痛。

（5）腘肌损伤：腘肌短而扁，起自股骨外上髁后下方的小窝，起点处也有一个恒定的腘肌囊，向下内行并扩大而止于胫骨后腘线以上部分，其作用是紧张膝关节囊，屈小腿和使小腿旋内。损伤时也是导致膝后痛的原因之一。

（6）髌上滑囊炎和髌下脂肪垫炎（在膝前痛已论述）：髌上滑囊炎和髌下脂肪垫损伤时，除了因体积增大而引起膝关节前面痛以外，还会引起膝后疼痛，其具体解释为，将膝关节骨性部分看成竖立的电线杆，而四周的肌肉则看成电线杆四边的铁丝，当髌上囊因回流受阻而囊液增多，体积增大，以及髌下脂肪垫肥厚而体积增大时，膝关节前侧的软组织会产生痉挛，根据拉杆理论，则膝关节后侧的软组织也会产生痉挛，而引起膝后痛。

（三）膝关节内侧疼痛

膝关节内侧疼痛，占膝关节病变的 1/2～1/3，其发病原因比较复杂，具体的病症有：

（1）髂胫束损伤：髂胫束位于大腿的外侧，其上方起自髂嵴外唇，由阔筋膜膜张肌深浅两层筋膜的环行纤维中间夹一层坚韧的纵行纤维而成，为纵行带状腱膜，是全身最长的筋膜，后部与臀大肌延续，越过大转子后方附着于股骨嵴，继续下行止于胫骨外侧髁。就其运动而言其本身并无收缩力，主要起到防止膝关节过度内收的作用，为内收肌的拮抗肌，对维持人的直立姿势起非常重要的作用，多数医家只根据其解剖关系仅考虑到引起膝关节外侧疼痛，而据我临床观察，髂胫束损伤是引起膝关节内侧痛的主要原因之一，具体的解释：根据拉杆理论，我们将股骨看成电线杆，四周肌肉看成固定电线杆的四根铁丝，如外侧的铁丝拉紧（髂胫束因损伤而痉挛），则内侧的铁丝也将绷紧（内收肌反射性地痉挛），那么在内收肌的止点，膝关节处胫骨粗隆内下方及股骨内侧髁的内收肌结节处出现疼痛。

（2）股内收肌损伤：股内收肌位于股骨的内侧，共 5 块，由股薄肌、长收肌、耻骨肌、短收肌和大收肌组成，其中股薄肌起于耻骨下支前面下分，以扁腱止于胫骨粗隆内下方的骨面，大收肌起于耻骨下支与坐骨结节，以圆腱止于股骨内侧髁的收肌结节，其他几块肌肉虽然止点位于股骨粗线内侧唇的中 1/3 ~ 上 2/3 处，并没有涉及膝关节内侧部分，但只要其中的任何一块肌肉收缩，必然会牵连到膝关节内侧止点肌肉的筋膜，产生痉挛而引起膝关节内侧痛。

（3）膝关节内侧副韧带损伤：膝关节的内侧副韧带对膝关节的稳定性起着十分重要的作用，起自于股骨内上髁，向下散开止于胫骨上端内侧面，呈扁宽的三角形，其底向膝前，尖指向膝后，覆盖于膝关节的内侧面，向下散开的内侧副韧带，止于胫骨内侧髁及胫骨上端内侧缘，在内收肌结节附近分前、后两股，前股为扁平长纤维囊，起自股骨内上髁至胫骨体内侧面，前股的深部纤维与关节囊融合，并有一部分与内侧半月板相连。就其运动功能而言，此韧带可以因膝关节的屈伸而前后滑动，当膝关节完全伸直或屈曲时，韧带紧张，膝关节稳定，当膝关节处于半屈位时，内侧副韧带处于松弛状态，膝关节此时的稳定性最差。所以内侧副韧带既可防止膝关节过度外翻，又可阻止胫骨的旋转。日常生活中，膝关节不可能保持完全的休息状态，损伤时易产生膝关节内侧痛，在完全下蹲时膝关节内侧疼痛明显。

（4）缝匠肌损伤：缝匠肌呈扁带状，是人体最长的肌肉，起于髂前上棘，斜越大腿前面的全长，至膝关节内侧，止于胫骨粗隆内侧面和胫骨前缘上端内侧，一部分移行于小腿筋膜，就其运动功能而言，一侧收缩使大腿屈、外展和旋外，使小腿屈和旋内，如踢毽子的动作，两侧收缩使骨盆前倾，当该肌劳损时会引起膝关节内侧止点处疼痛。

（5）腰大肌损伤：腰大肌位于腰椎前面腹侧，起源于第 12 胸椎及全部腰椎侧面的横突根部，止于股骨小粗隆。当该肌肉出现劳损时，肌肉出现痉挛，因股内收肌与之相邻，根据链条理论，会导致股内收肌肌筋膜也痉挛，而股内收肌引起膝关节内侧痛的病因前面已论述。所以腰大肌损伤时，间接性地引起膝关节内侧痛。

（6）腰三横突综合征：第三腰椎横突是腰椎横突中最长的，为腰背筋膜中层的附着点，其前侧有腰大肌及腰方肌。背侧有骶棘肌，腹内、外斜肌和腹横肌。就其解剖上看，第三腰椎横突位置深，是腰部应力最为集中的地方，其横突中所承受的应力也最大，其一旦损伤，应力进一步增大时，根据杠杆原理必然会导致附着于横突根部的腰大肌也会痉挛，产生相应的应力，而腰大肌损伤，导致膝关节内侧痛的原因前面已论述清楚，所以说腰三横突综合征会导致膝关节内侧痛，至本书稿写完，笔者一共只观察到 5 例腰三横突劳损导致膝关节内侧痛的病例，临床上可以说是比较少见的。

（四）膝关节外侧痛

膝关节外侧痛的病变为膝关节痛病中最为少见的，通常有以下几个原因：

（1）膝关节外侧副韧带损伤：膝外侧副韧带呈圆条索状，位于膝关节外侧，起自股骨外侧髁的外面，止于腓骨小头的外侧面。其运动功能为限制膝关节内翻和胫骨旋转活动的作用，外侧副韧带在膝伸直时绷得最紧，屈膝时外侧副韧带松弛，可允许膝关节略有内翻和旋转运动，临床上膝关节内侧面有对侧下肢的保护，不易受暴力而使膝内翻，故外侧副韧带发生过度牵拉损伤的机会也就少。而当其一旦损伤，必然会导致膝关节外侧疼痛。

（2）髂胫束损伤：髂胫束为一扁平位于股骨外侧附着于胫内外侧髁的一块小肌束，当其损伤时，必然因痉挛牵拉而导致止点损伤，也就是说膝关节外侧的疼痛。

（3）股内收肌损伤：股内收肌损伤时会引起膝关节内侧痛，前文已论述。也有少数的患者，如膝关节外侧的伤害感受器的敏感程度或者说其疼痛阈值低于膝关节内侧时，根据拉杆理论，当股内收肌损伤痉挛时会引起外侧的髂胫束也痉挛，这样就会导致膝关节外侧先出现疼痛。

（4）股二头肌损伤：股二头肌位于大腿后外侧，长头起于坐骨结节，短头起于股骨粗隆中、下部，二头合于一个肌腱止于腓骨小头，当该肌肉出现损伤时，多数患者在膝关节外侧腓骨小头处疼痛明显，此为肌肉的起止点疼痛。

五、治疗

（一）治疗思路

膝关节是人体最大、最复杂的关节，它既有较坚强而稳定的支撑功能，也有灵活的伸屈活动功能。这种坚强的稳定性和灵活的活动性，不单是骨的结构特殊所致，而主要是靠关节周围的软组织，如韧带、肌腱、关节囊、脂肪垫等作用而实现的。组成膝关节的骨比较粗大而坚定，一般情况下，致伤因素作用于膝关节是不容易损伤骨组织的，而软组织却常常容易造成损伤。在膝关节的前侧，有一块髌骨，髌骨是人体最大的籽骨，我们都知道，籽骨的功能是协调关节运动，也就是说，髌骨本身没有动力，它的稳定性和活动性主要受周围肌腱、韧带等软组织的牵拉和控制，髌骨无骨膜，其后面全是软骨，后面有 7 个关节面，不同的活动过程中，关节面的接触是不同的。例如，膝伸直时，仅髌下部与股髌面接触，微屈时，髌中关节面与股髌面接触，较大屈曲，髌上部关节面与股骨接触，在屈曲 120°时，接触面最大。髌骨在伸屈时有 7 ~ 8cm 活动范围，膝关节主要是伸屈功能，主要靠髌骨的上下移动来协调膝关节的运动，当膝关节四周的肌肉或韧带因损伤出现痉挛时，通过筋膜的连接作用，会导致髌骨的活动协调能力受限，也就是说髌骨的活动范围受到限制。这样就会导致整个膝关节的运动功能受限而产生疼痛，临床上我们只需要将髌骨的活动范围给释放出来，恢复其协调膝关节运动的籽骨功能，膝关节功能受限则迎刃而解，膝关节活动功能恢复，那么膝关节疼痛也就不复存在。治疗上我们只需将附着于髌骨周围痉挛的增生病理筋膜切断，则髌骨的功能就会得到恢复，膝关节的疼痛也会随之好转。

（二）选点

为了便于记忆和描述，我们以右膝关节为例，我们将髌骨看成一个钟表的表面，12 点位对应髌上韧带，6 点位对应髌下韧带。当膝关节上楼疼痛时，此时以股四头肌损伤为主，我们选定 11 点位、12 点位和 1 点位方位上髌骨边缘的痛性筋结点为治疗部位；下楼疼痛时，我们选用 5 点位、6 点位、7 点位上髌骨边缘的痛性筋结点为治疗部位；膝关节内侧痛时，我们选用8点位、9点位、10点位上髌骨边缘的痛性筋结点为治疗部位；膝关节外侧痛时，我们选用2点位、3点位、4点位上髌骨边缘的痛性筋结点为治疗部位。如患者不能正确描述膝关节疼痛部位时，我们要在髌骨的周围进行循按，找出其中痛性筋结进行切断。

需要说明一点的是在6点位及12点上附着的为髌下韧带及髌上韧带，均为人体的固有韧带。超微针刀治疗时不可横行切割，这样会切断其部分纤维，导致膝无力。而髌上韧带一旦劳损，则在韧带的附着点附近会出现横行的病理筋膜方可。对髌上、下韧带极大地进行保护，防止治疗后膝无力。

（三）操作

患者取仰卧位，屈膝、屈髋，充分暴露膝关节，髌骨四周常规消毒，根据以上选点原则，医者用左手拇指指尖在髌骨相应点位沿髌骨缘循按，找出痛性条索筋结点后按压固定，右手持超微针刀，刀口线平行于髌骨骨缘，将其切断，一般进刀深度为3～5mm。术后用干棉球按压刀口防止出血。多数患者3次左右即可治愈。对严重的膝关节周围的软组织损伤则要根据膝关节前、后、内、外的疼痛部位来判断其损伤的相应肌肉软组织，然后按本书中前面提及的办法进行松解，这样才能治疗痊愈。

典型病例：胡XX，男，72岁，膝关节疼痛半年，以下楼时为甚，劳累后加重，休息后减轻。X光平片见髁间棘略变尖。检查时见内外膝眼穴压痛阳性，诊断为髌下脂肪垫劳损。治疗用超微针刀在5点位、6点位、7点位髌骨的周围将其痉挛的筋膜切开后，当即下楼即感疼痛减轻。经二次超微针刀治疗而痊愈。

第十三节　外踝疼痛综合征

一、局部解剖

足关节包括距小腿关节（又称踝关节），跗骨间关节、跗跖关节、跖趾关节和足趾间关节等，它们都是因相应名称的骨组成，在临床上容易发生损伤的关节为踝关节和附骨间关节。踝关节是由胫、腓二骨的下端和距骨联结而成，关节囊的前、后壁都薄弱而松弛，两侧有韧带增强。其中内侧韧带坚韧，外侧韧带薄弱，在足过度内翻时，较易发生损伤。跗骨间关节的结构较复杂，功能也较重要，它与距小腿关节联合运动时，能作内翻和外翻运动。在崎岖不平的地面上或斜坡上站立和行走时，足的内翻和外翻运动对维持人体的直立姿势具有重要的作用。其他足关节的关节囊都很紧张强厚，韧带发达，所以这些关节的活动性较小，不易损伤。

与外踝疼痛相关联的肌肉有腓骨长、短肌。腓骨长肌位于小腿外侧侧面的浅层，起自腓骨小头及腓骨上 1/3 处，长腱绕过外踝的后面，沿骨外侧面突起的下方向前，以后从骰骨跖面的沟内斜跨过足底止于第一跖骨粗隆、第二跖骨底和第一楔骨跖面。腓骨短肌在腓骨长肌下方的深面，起自腓骨外侧面的下半及肌间隔，其腱绕过外踝的后下方，在骰突的上方沿跟骨外侧面向前，止于第五跖骨粗隆。腓骨长肌和腓骨短肌的作用是屈足、展足、提起足的外侧缘。

二、病因病理

（1）踝关节的内侧韧带比外侧韧带紧张而坚实，外踝又比内踝低，加之膝关节有一定的生理内翻角，所以人脚着地时，都是在轻微的内翻位上使足外侧先落地，所以临床上我们常见的都是内翻扭伤，外踝部疼痛肿胀。

（2）踝关节扭伤后韧带及部分关节骨面形成一定的无菌性炎症反应，筋膜在修复时产生牵拉、粘连，导致关节的活动受限，活动时产生疼痛。

（3）腓骨长肌和腓骨短肌在通过外踝后方和下方时，表面覆盖于腓骨肌上、下支持带之下（腓骨肌下支持带的小腿十字韧带外侧部）。频繁的屈足、展足活动，腓骨肌腱鞘炎，引起外踝后侧和足外侧疼痛。足跖屈时疼痛加重，足过度的背伸、外翻和扭转，以及足踝部过度的内收、内翻都能对肌腱产生异常牵拉，而发生肌腱损伤，也可使肌腱浅面的纤维带破裂，而使肌腱向前滑脱，这种损伤与踝关节扭伤经常合并发生。

三、临床表现

（1）踝关节扭伤后患者踝关节外侧疼痛，局部因出血而青紫、肿胀，足不能着地，即便是能走也是跛行步态，迁延日久，淤血机化不良变为慢性损伤，形成筋膜粘连，产生疼痛，疼痛向足背放射。

（2）少数损伤严重者，外侧韧带可从其附着区上发生撕脱，在撕脱的同时带下一小块骨组织，形成撕脱性骨折。在压痛最明显处，可摸到游离发硬的骨片。

（3）患者足外踝疼痛，并向足背、足跟外侧放射。病变部位疼痛、麻木、麻刺感，影响行走，以足背伸外翻动作时上述症状加重。

（4）对腓骨长、短肌腱滑脱的病人，其肌腱经常脱钩而滑走于外踝之上，并且有弹响，但不影响行走。

四、诊断

（1）有急性踝关节扭伤史。

（2）拇指指腹在外踝下缘按压腓骨长肌和腓骨短肌腱有明显压痛及筋膜结节。

（3）足背屈内翻时疼痛加重，足部不能做内翻活动。

（4）X 光片对撕脱性骨折病人可明确诊断。

五、治疗

1. 选点

在外踝下方和后方的骨缘滑动按循时的痛性筋结点。

2. 操作

患者仰卧位，治疗部位常规消毒。左手拇指按超微针刀进刀要求先分离、后固定的方法按住结节，右手持刀，刀口线与身体纵轴平行，切断结节筋膜，切割深度为 3cm 左右。当左手指下感觉结节消散时出刀，用干棉球按压刀口 1 ~2 分钟，防止出血，以上刀法每 3 天 1 次。

典型病例：李 XX，男，30 岁，篮球运动员。患者在 2 年内不同时间地发生右外踝扭伤3次，经外敷药膏及按摩治疗而减轻。现感足背酸痛，以打球时加重，足外踝经常肿胀，经休息后可自行消退。足部有意内翻用力时足背疼痛加重。检查在外踝边缘可扪及痛性条索，诊断为外踝陈旧性扭伤，经超微针刀在外踝边缘痛性结节松解后一次痊愈。

第十四节　内踝疼痛综合征

一、局部解剖

内踝疼痛临床最为常见的病症为踝管综合征和胫骨后肌腱鞘炎，现将其相关的解剖分述于下：

踝管又称跖管、跗管，是进入足底之门户，位于内踝后下方，系由骨纤维组织构成的一条管道，其浅面为分裂韧带，深面为距骨、跟骨及关节囊组成的弓状面，分裂韧带宽2～2.5cm，长6～7cm，斜跨于胫骨内踝和跟骨结节之间，跖管是小腿内后区及足底深部筋膜组织间隙之骨纤维组织形成的通道，其中有肌腱、神经、血管通过，其肌腱排列自前至后有：胫后肌、趾长屈肌、拇长屈肌，而在后两者之间有血管神经囊，包括胫后支静脉（前侧）、胫后神经（后侧）。血管神经囊在跖管内分出跟支，即跟动脉和跟神经，分布于足跟内侧，出跖管后即分终末支及跖内侧和跖外侧血管和神经，跖内侧神经为感觉支，支配足底和部分足趾，跖外侧神经为运动支，支配足部内在肌。

二、病因病理

（1）踝部的扭伤、劳损、骨折畸形愈合导致内踝筋膜痉挛粘连，形成牵拉而产生疼痛。

（2）局部的腱鞘囊肿、神经鞘瘤、骨疣、骨质增生、血肿、感染等因素，使踝管容积变小，而压迫胫神经和胫后动、静脉，使支配区域发生血运障碍，神经功能障碍。

三、临床表现

（1）久站、久行后，内踝后方及足底出现酸痛、麻木，休息后减轻，疼痛严重时，出现足底灼痛、麻木或蚁走感，以夜间为重，白天活动略减轻。其灼痛可放射至小腿内侧及膝。

（2）足背极度背伸时，症状加剧，严重病例可见足底血管压迫血运不畅的症状，如足底内侧及足趾皮肤干燥、发凉、苍白、血管搏动减弱，或轻度发绀，趾甲变形失泽、变脆，汗毛脱落以及内在肌轻度萎缩等。

四、诊断

（1）踝部有外伤史。

（2）内踝后饱满，胀硬或胫后神经形成梭形肿胀，大多数病人内踝后方有压痛，轻叩内踝后方有压痛，并常可诱发或加剧足底麻木和刺痛感。

（3）第2~4跖骨处疼痛和感觉障碍，走路和站立时出现，在路面不平时行走疼痛加剧。

（4）足背屈和足跖屈抗阻试验可使症状加重。

（5）个别病例可见测定胫后神经传导速度减慢，拇趾或小趾展肌显示纤颤电位。

（6）X线片显示少数病例可见距骨内侧有骨刺形成。

五、治疗

1. 选点

内踝边缘筋膜的痛性结节点。

2. 操作

患者仰卧位，暴露治疗部位，局部常规消毒。左手拇指按超微针刀进刀要求先分离、后固定的方法按住结节，右手持刀，刀口线与身体纵轴平行，切断结节筋膜，切割深度为3cm左右，当左手指下感觉结节消散时出刀，用干棉球按压刀口1~2分钟，防止出血，以上刀法每3天1次。

典型病例：赵XX，女，46岁。一周前，患者在田地间劳作时不慎将脚扭伤，当时感踝关节内侧疼痛，在家自行贴药膏后疼痛减轻，但活动或劳作时内踝仍然疼痛。今来我处就诊。在内踝边缘下方可扪及痛性条索，诊断为内踝疼痛综合征，经超微针刀2次治疗后痊愈。

第十五节　跟　痛　症

跟痛症是跟骨周围疼痛病的总称，多因长久行走、劳损所致，多发于中老年人，超微针刀从运动的观点来诠释跟痛症的发病及治疗，疗效立竿见影。

一、局部解剖

跟骨为最大的跗骨，呈不规则长方形，前部窄小，后部宽大，向下移行于跟骨结节，人足的主要作用是行走和站立，有负重和运动躯体的两大功能，人站立时，是仅以后方的跟骨结节和前方的第1、第5跖骨头三点着地，足心则向上作穹隆状形成足弓，足弓分为前后方向的纵弓和内外侧方向的横弓，足弓缘。建筑学上的拱形结构，坚固轻便，保证人体站立时稳固，行走和跳跃时缓冲震荡，使体内器官，特别是脑部组织受到保护，同时也使足底血管、神经免遭压迫。

足跟下部的皮肤是人体中最厚的部分，皮肤与跟骨及跟腱间有特殊的弹性纤维组织构成的脂肪垫。脂肪垫中含有许多纤维组织隔，将其分隔成许多小房。每个小房中充满了脂肪，并由斜行及螺旋排列的纤维带所加强。在压力的作用下，小房形状改变，但内容不变，压力解除后恢复原状，因此，脂肪垫可缓冲压力，减轻振动。跟腱止于跟骨结节，其浅面可有一皮下滑液囊，其抵止处的深面常有一恒定的跟腱囊。

跖筋膜及趾短屈肌附着于跟骨结节前方。维持纵弓的跖筋膜，起自跟骨跖面结节，向前伸展，沿跖骨头面附着于5个足趾的脂肪垫上，再止于骨膜上，它们的关系有如弓和弦，在正常的步态中，跖中关节背屈，趾短屈肌收缩，体重下压之重拉力，均将集中于跟骨跖面结节上，上述各种解剖结构和在人体中的重要作用，随着机体素质的下降，长期慢性劳损，以及某些持久的站立、行起的刺激，均可发生跟骨周围的疼痛。

二、临床症状

（1）足跟底部疼痛，部分患者行走后好转，劳累后又加重，也有部分患者一开始行走时足跟底部就明显疼痛，休息后可缓解。

（2）足跟底部压痛，通常有三个常见的压痛点，分别位于内外踝连线，通过足底的部位，距后足跟2.5cm。

（3）足内翻或外翻时伴有足底疼痛出现，并伴有活动障碍。

（4）足后跟疼痛以行走活动时加重，休息缓解。

三、病因病理

（一）跟骨本身的病变

如跟骨骨折、跟骨肿痛、跟骨的特异性炎症（如结核、骨髓炎、类风湿性关节炎等）以及跟骨的畸形（如：扁平足、足跟过大畸形）均能引起足跟痛，另外多发于学龄期儿童的跟骨骺骨软骨炎，也表现为进行性加重的足跟痛，其原因为跟骨骨后上缘过分突出使该部软组织挤压于鞋和足跟之间而产生疼痛。

其疼痛部位多位于跟骨的后上方，距骨后方的三角子骨，距骨的后唇处常明显压痛，疼痛多为间断性发作，步行及跖屈时疼痛加重。

（二）运动性损伤的因素

人体的日常工作生活中，最为常见的也是最为频繁、最易损伤的动作如：颈部的低头、仰头动作；腰部的屈伸动作；髋部的屈伸动作；膝部的屈伸动作以及踝部的屈伸动作。就颈椎而言，频繁的屈伸，最易劳损的部位为颈6、7椎棘突。因为它们位于颈胸结合部，加之颈7棘突最高，上面附着的肌肉韧带所承载的应力也是最大，所以最易劳损。当其劳损时会以链条理论的传导方式，传至足跟部引起足跟疼痛；腰部的屈伸，最易劳损，最为牵拉的部位位于骶尾部，在骶尾部骶棘肌的附着点在腰部弯曲时，受的拉力最大，极易产生劳损，然后以链条理论传导至足跟，从而产生足跟痛；髋关节的屈伸受臀部肌肉的控制，所以臀肌的劳损处最为集中的部位在股骨大转子。当其劳损时会沿着髂胫束向下以链条理论的方式传至足跟产生足跟痛；膝关节屈伸活动，会导致髌下脂肪垫劳损，当髌下脂肪垫劳损后会以拉杆理论传至膝关节后方，引起膝后方的肌肉如腓肠肌痉挛，日久痉挛会牵拉跟腱，引起劳损，必然会产生足跟或跟腱疼痛；踝关节的屈伸运动，如：经常长时间的行走锻炼者，内外踝关节的劳损，必然导致附着于内外踝部的筋膜产生挛缩，牵拉跟骨，使之位移，力线发生改变，从而产生疼痛。

（三）骨盆的旋转因素

当骨盆上的附着肌肉或韧带发生劳损时，以及骶髂关节发生炎症时，因该部位软组织痉挛，产生牵拉导致骨盆移位。骨盆移位可在骨盆X光片上明确看到尾骨偏移，另外可出现长短腿（患者俯卧，双下肢伸直，比较双下肢的长短，然后屈曲膝关节90°，再次比较双下肢的长短，如果在没屈曲前长的那个下肢在屈膝关节90°后，反而变短了，则说明患者存在骨盆移位的症状。或者原来短的腿更短，也说明患者存在骨盆移位）。当双下肢长短不一的情况下，两腿的受力不一样，久而久之承重的腿就会出现劳损而导致足跟痛。

骨盆也有左右移位的现象，这在超微针刀影像诊断学中将详细介绍。总之，前后的移位与腰大肌及骶棘肌有明显的对应关系，都可导致跟痛症。

四、诊断

（1）有外伤或劳损史或特异性炎症病史。

（2）足跟或跟腱处疼痛，以行走时加剧。

（3）足跟或跟腱压痛。

（4）X光侧位片可见跟骨或跟腱处软组织略有增厚或局限性密度增高影。

（5）与颈椎或腰椎及下肢的劳累劳损相关，并同时出现疼痛。

五、治疗

1. 选点

颈缘性原因，选在颈6、7棘旁的筋结点。

腰缘性原因，选在骶棘肌下段附着点处的筋结点。

髋缘性原因，选在股骨大转子处的筋结点。

膝缘性原因，选在髌骨缘4、5、7、8点位的筋结点。

骨盆移位的原因，选在腰骶三角区的筋结点或相应腰大肌治疗点。

踝缘性的原因，选在内、外踝突起处骨缘的筋结点。

2. 操作

根据病性，患者选定合适的体位，常规消毒。左手拇指按超微针刀进刀要求先分离、后固定的方法按住结节，右手持刀，刀口线与身体纵轴平行，切断结节筋膜，切割深度为0.5cm左右。当左手指下感觉结节消散或痉挛松解时出刀，用干棉球按压刀口1~2分钟，防止出血，以上刀法每3天1次。

典型病例：杨XX，男，70岁。患者双侧足跟疼痛1月余，左侧为甚。晨起时疼痛明显，活动后减轻，劳累后又加重。X线片检查可见双侧足跟骨刺。问诊时，患者诉年轻时在井下挖煤工作，弯腰机会较多，现仍感腰骶部酸胀不适。检查见腰骶部骶棘肌附着点处压痛阳性，并可扪及结节。诊断为足跟痛综合征，为腰源性因素。就在骶棘肌附着点处行超微针刀松解，2次后患者走路已无疼痛。

后　　记

超微针刀自发明以来已有十几个春秋，在社会上进行推广也有四年。让我很欣慰的是很多的学生打来感谢的电话和短信，告之此方法在临床上运用后如虎添翼，使原来不太敢治的病变得易治，极大地规避了风险，将原来紊乱的思绪整理得清楚明了，明白了每一个症状产生的机理，行医起来变得很自信。最为可贵的是，有很多的学生沿用此法的思路对其他书中没有提到的病进行了开发，更加完善了超微针刀疗法，这也是我在培训班上一再强调的，要学到该疗法的“大法”而不是“术”，只要理论正确，运用什么方式去治疗是次要的，不要拘泥于一招一式的运用。

还有少数学员因诊断思路的不完善而出现当场效果好，远期疗效差的现象，或者大部分问题解决了，最后的一点酸痛、麻木现象却怎么也解决不了。出现以上问题，主要是以下几个方面的原因：

（1）诊断思路不对。诊断一定要根据运动医学思路去分析诊断，而不是根据患者所描述的痛点去诊断。另外即使诊断出病损的软组织以后，还要根据四大理论去分析是否还有与之相关联的肌肉、软组织损伤，做到不遗漏一块劳损的肌肉和软组织，这样才能提高疗效。

（2）手感指下不明。超微针刀疗法因刀口太小，切割部位必须精准，所以手感就显得极为重要。再加上有很多的切割部位与患者所感知的疼痛部位不是一致的，对诊断带来一定的难度。这时就要靠手指去感受其中的病损筋膜达到辅助诊断的目的。在行切割松解时，也靠指下的感觉来判断治疗效果。只有指下筋膜痉挛程度极大减轻时，才可达到治疗目的。

（3）切割松解不到位。肌肉软组织当筋膜松解一点点时即可放松，达到可喜的疗效，也就是说当面见效，而经过一段时间，一般为 24 小时后，症状又重复出现，所以切割松解筋膜一定要达到 50% 以上松解，这样疗效才能得到巩固。如果以数字来说明的话，把当时的效果比喻为100 分，则第二天的疗效会下降为70 分，这是正常的疗效。如果第二天疗效降为零分，则是筋膜松解得不够，应加大切割刀数或精确切割的部位。

对少数学员所述超微针刀松解后病症不但没有减轻反而加重了的现象，这首先得肯定你的诊断是对的。超微针刀切割松解时，进刀深度只有0.3～0.5cm。因进刀浅不会伤及重要的神经及血管，加上四大理论的运用，我们早已将危险部位的刀法移到安全的部位松解。如果诊断错误，在正常的部位切割是不会产生症状加重的，疼痛不减轻反而加重，则说明诊断是正确的，否则0.3～0.5cm 的深度不会使症状加重。症状加重则应该是治疗部位的切割太过，使局部水肿，加重了痉挛，使症状加重。处理上只要在切割部位刺血拔罐，则第二天会明显有效。

以上是我在几年的培训学生中所收集的一些经验和教训，希望广大读者在运用时引以为戒。如果此书能给同道打开另一个治疗疼痛的法门，则是功德一件。

因本人水平有限，书中有些医理论述欠清，请同道斧正。本着共同提高、共同进步的原则，欢迎商榷。

图书在版编目(CIP)数据

超微针刀疗法 / 胡超伟著.—武汉：湖北科学技术出版社，2015.3(2020.6，重印)

ISBN 978-7-5352-4853-4

Ⅰ.①超… Ⅱ.①胡… Ⅲ.①软组织损伤—针刺疗法 Ⅳ.①R245.31

中国版本图书馆 CIP 数据核字(2011)第 209177 号

责任编辑：宋志阳　　封面设计：喻　杨

出版发行：湖北科学技术出版社　　电话：027-87679468

地　　址：武汉市雄楚大街 268 号（湖北出版文化城 B 座 13-14 层）　　邮编：430070

网　　址：http://www.hbstp.com.cn

印　　刷：武汉市卓源印务有限公司　　邮编：430026

720×1000　1/16　14.25 印张　8 插页　218 千字

2015 年 3 月第 2 版　　2020 年 5 月第 8 次印刷

定价：68.00 元